常见风湿病患者临床440问

● 主编 娄玉铃 李满意

中国中医药出版社

·北 京·

图书在版编目（CIP）数据

常见风湿病患者临床 440 问/娄玉钤，李满意主编 . —北京：中国中医药出版社，2015.5

ISBN 978 - 7 - 5132 - 2441 - 3

Ⅰ. ①常… Ⅱ. ①娄… ②李… Ⅲ. ①风湿性疾病 – 常见病 – 诊疗 – 问题解答 Ⅳ. ①R593. 21 – 44

中国版本图书馆 CIP 数据核字（2015）第 058099 号

中 国 中 医 药 出 版 社 出 版
北京市朝阳区北三环东路 28 号易亨大厦 16 层
邮政编码 100013
传真 010 64405750
北京中艺彩印包装有限公司印刷
各地新华书店经销

*

开本 710×1000 1/16 印张 19.5 字数 325 千字
2015 年 5 月第 1 版 2015 年 5 月第 1 次印刷
书 号 ISBN 978 - 7 - 5132 - 2441 - 3

*

定价 40.00 元

网址 www.cptcm.com

常见风湿病患者临床440问

编 委 会

主　审　娄多峰

主　编　娄玉铃　李满意

编　委（按姓氏笔画排序）

潘宏伟　陈小朋　杨林江

秦　涛　贾军辉　王颂歌

杨　英　刘红艳　张胜富

陈传榜　王淑静　宁珍丽

李向红　高　莉　曹雅坤

张　芳　刘红梅　路彦凯

林祥艳　楼云峰　娄伯恩

内容提要

　　以四肢关节慢性疼痛表现为主的风湿病，多数是疑难病，不仅致残率较高，而且严重摧残着患者的身心健康。针对风湿病患者临床现状和需求，河南风湿病医院娄玉钤院长和李满意等院内专家，细心观察，认真记录，以疾病为纲，在数十年风湿病工作经验的基础上，以一问一答的形式，科学、严谨、系统地解答了风湿病患者及其家属在就医诊病中经常遇到的440个问题。内容涉及风湿病基本知识40问、类风湿关节炎103问、强直性脊柱炎67问、骨关节炎76问、干燥综合征48问，痛风66问、肩关节周围炎40问等。问问有答，题题有解，均为患者关心的问题。本书主要供风湿病患者及其家属阅读解疑。

前　言

　　风湿病是具有运动系统慢性疼痛表现的一大类疾病，多数是疑难病，有较高的致残率，如类风湿关节炎、强直性脊柱炎、骨关节炎、干燥综合征、痛风等。

　　在日常的诊疗过程中，几乎每位风湿病患者及其家属无一例外地都会提出一系列与疾病有关的问题，这些问题涉及病因、病理、表现、辅助检查、诊断、鉴别诊断、中医治疗、西医治疗、新疗法、综合治疗、康复、运动、护理、预防、饮食、调理及工作、学习、生活等。对于这些问题，临床工作者应给予详细、认真、科学、合理的解答，这是我们的责任。自1995年我院建院伊始，就十分重视这项工作，多次组织临床专家面对风湿病患者及家属举行讲座、现场答问；将各种临床问题的解惑以科普知识小册子、风湿病导报等形式发给患者及其家属；在我院网站上设立科普专栏及医患交流平台；我院申请并由主管部门批准成立了"河南风湿病康复职业培训学校"，举办社区及乡镇医生培训班等。后来，我院这一做法受到当地媒体的关注，如《大河报》《河南商报》《河南日报》等多次约稿，由我院专家撰写风湿病科普文章，受到患者及有关领导的好评。我们体会到，临床专家参与科普工作十分重要，意义有三点：有利于提高疗效；有益于构建和谐医患关系；有效地影响和教育我们（包括青年医师、患者及家属）转变医学模式。

　　近年来，我院的一批中青年业务骨干将常见风湿病的临床问题进行了系统的整理，以疾病为纲，在中国中医药出版社编辑和领导的支持下，完成了《常见风湿病患者临床440问》。书中涉及的问题主要包括：①患者及其家属关心的问题；②医生认为必须向患者及其家属交代的问题；③上述两类问题所需要的基本知识。希望本书出版后，惠及更多风湿病患者。由于水平有限，不妥之处在所难免，敬希同行及读者指正，以待来日完善。

娄玉钤　李满意

2014 年 12 月于河南风湿病医院

目 录

风湿病的基本知识

类风湿关节炎

强直性脊柱炎

骨关节炎

干燥综合征

痛 风

肩关节周围炎

风湿病的基本知识

1. 什么是风湿病?

说起风湿病,有患者不假思索地说:"不就是风湿和类风湿嘛",其实并非那么简单。"风湿"一名,有广义和狭义之分。广义的风湿,是指风湿类疾病,简称风湿病,是由不同病因(已知的或未知的)引起的涉及运动系统(骨、关节、肌肉、滑囊、肌腱、筋膜、神经、血管等)的,以慢性疼痛和(或)肿胀、畸形、功能障碍、感觉异常等为表现的一大类疾病。风湿病包括的范围甚广,是一个大家族,国内外将其分为 10 大类 200 多种疾病,常见的有类风湿关节炎、强直性脊柱炎、骨关节炎、干燥综合征、痛风、皮肌炎、系统性红斑狼疮、风湿热、感染性关节炎等。

狭义的风湿,一般是指传统上所说的"风湿性关节炎",本病名在早年叫法较广,但近十几年发现,本病除有关节炎症外,还有心脏等关节外表现,现称为"风湿热","风湿性关节炎"之名渐消,但现在也把风湿热出现的关节炎称为风湿性关节炎。另外,农村病人把受风、受湿等出现关节疼痛的疾病也称为"风湿",这类疾病一般理化检查均正常,患者主观症状较明显,西医无明确对应病名,中国中西医结合风湿病学会曾将本种疾病命名为"风湿寒性关节痛"。

我们现在所说的"风湿",一般是指广义的风湿病。它们具有以下共同特点:慢性渐进性,反复发作性,异质性,多系统、多器官性,多有复杂的生物化学和免疫学异常。风湿病是常见病、多发病、慢性病、疑难病,是严重危害人类健康的大敌,我们应当高度重视。

2. 风湿病包括哪些种类?

目前,国内学术界多根据美国风湿病学会的分类标准,将现代风湿病分为 10 大类 200 多个病种,包括以下疾病:

(1)弥漫性结缔组织病:类风湿关节炎、幼年特发性关节炎、系统性红斑狼疮、硬皮病、弥漫性筋膜炎、多发性肌炎/皮肌炎、坏死性血管炎及其他血管疾病、干燥综合征、重叠综合征、其他(风湿性多肌痛、结节性红斑等)。

(2)与脊柱炎相关的关节炎:强直性脊柱炎、银屑病关节炎、赖特(Reiter）综合征、炎性肠病关节炎、未分化脊柱关节炎等。

（3）骨关节炎（退行性关节病）：原发性、继发性。

（4）感染所致风湿性综合征：直接性（细菌性、病毒性、真菌性、寄生虫性等）、反应性（细菌性如急性风湿热、病毒性、免疫接种后、其他感染）。

（5）伴有风湿性疾病的代谢性或内分泌疾病：①结晶引起的疾病：单钠尿酸盐（痛风等）、双水焦磷酸钙（假性痛风、软骨硬化症等）；②生化异常：淀粉样变性等、内分泌疾病（糖尿病、肢端肥大症等）、免疫缺陷病；③其他遗传病（遗传性骨关节病等）。

（6）肿瘤引起的骨关节病变：原发性（滑膜瘤、滑膜肉瘤）、继发性（多发性骨髓瘤、白血病和淋巴瘤、绒毛结节性滑膜炎等）。

（7）神经血管疾病：神经病变性关节炎、挤压综合征、反射性交感神经营养不良、红斑肢痛病、雷诺病等。

（8）骨及软骨疾病：骨质疏松、骨软化、增生性骨关节病、特发性弥漫性骨肥厚、骨炎（Paget 骨病、耻骨炎、髂骨致密性骨炎）、骨坏死、骨软骨炎、骨溶解和软骨溶解、肋软骨炎等。

（9）关节外风湿病：纤维肌痛综合征、下背痛及椎间盘病变、肌腱炎和（或）滑囊炎、腱鞘囊肿、慢性韧带及肌肉劳损、精神性风湿病、血管舒缩功能紊乱、各种疼痛综合征等。

（10）其他有关节表现的风湿病：复发性风湿病、间歇性关节积水、药物诱发的风湿性综合征、异物性滑膜炎、痤疮和化脓性汗腺炎、骨肌肉创伤、其他等。

由上可知，风湿病包括的范围很广，门类繁杂，性质各异，与临床各科几乎都有关系，如内科、外科、骨伤科、免疫科、皮肤科、口腔科、眼科、放射科等。因此，风湿病学是一门多学科交叉的新兴学科。

3. 中医对风湿病是怎样认识的？

中医学认为，风湿病也称痹证、痹病，是人体正气不足或脏腑功能失调，风、寒、湿、热、燥等邪气为患，痰浊瘀血留滞，引起经脉气血不通、不荣，出现以肢体关节疼痛、重着、麻木、肿胀、屈伸不利等，甚则关节变形、肢体痿废或累及脏腑为特征的一类疾病的总称。临床上多有慢性、反复发作性、渐进性等特点，为疑难病。

"痹"作为风湿病最早的病名，有广义、狭义之分。广义之痹泛指机体为病邪闭阻，而致气血运行不利，或脏气不宣所发生的各种病症。狭义之痹即指"痹证""痹病""风湿病"，是因风、寒、湿等邪杂合为患，造成机体气血闭阻，出现肢体关节疼痛、重着等甚或累及脏腑的一类疾病。如《黄帝内经》称风湿病为"痹"，其又可分为风痹、寒痹、湿痹、热痹、燥痹等多种痹病。而汉·张仲景则使用"风湿"一名，"痹"字奥僻，而"风湿"更大众化，使用"风湿病"之名更有利于学科建设，故目前倡用该名。然而，痹证、痹病与风湿病三名在历史文献中长期并存，有的已融入经典名言或已成为习惯，故本书有不少地方仍使用了痹、痹证、痹病等名。"风湿病"本系中医名称，但有时也称"中医风湿病"，以便与西医风湿病相区别。

4. 中医风湿病包括哪些种类？

中医文献中风湿病病名繁多，分类及其概念不统一、不规范，严重影响了医家的相互交流、沟通及其疾病之间的对比。作者从临床实际出发，采纳历代医家精华，借鉴现代研究成果，对风湿病的命名与分类进行了规范化研究，认为风湿病从病因、部位、证候、特征4个角度进行命名与分类较为合适。中医风湿病分类如下：

（1）按病因分类——五淫痹：风痹、寒痹、湿痹、热痹、燥痹。

（2）按部位分类：①按五体组织分类——五体痹：皮痹、肌痹、脉痹、筋痹、骨痹；②按五脏分类——五脏痹：肺痹、脾痹、心痹、肝痹、肾痹；③按六腑分类——六腑痹：肠痹、胞痹、三焦痹、胃痹、胆痹；④按经筋循行部位分类——十二经筋痹；⑤按肢体部位分类——肢体痹：颈痹、肩痹、臂痹、手痹、背痹、腰痹、骶痹、脊痹、髋痹、膝痹、足痹、腿痹等。

（3）按证候分类——三因三候痹：正虚痹、邪实痹、痰瘀痹（瘀血痹、痰浊痹）。

（4）按疾病特征分类——特殊痹：周痹、众痹、血痹、狐惑、历节风、白虎风、痛风、尪痹、瘘痹、产后痹、顽痹、偏痹、鹤膝风、痢后风、损伤痹、蝶疮流注等。

上述四类之间的病名，其概念的内涵及外延有明显的界线，易分辨。每类疾病的命名，概念清楚，避免重叠，从不同角度反映了本组痹病的本质。五淫痹侧重于反映风湿的病因（指外因）；五体痹、脏腑痹、十二经筋痹、肢体痹侧重于反映风湿病的病位；三因三候痹侧重于反映风湿病的病机；特殊痹侧重于反映风湿病的临床特征。每一类痹病都有重要的临床价值。这四种痹病有交叉重叠，是自然的。另外，"按部位分类"中有五体痹、五脏痹、十二经筋痹、肢体痹等，它们之间关系密切且有交叉。概言之，五体痹与五脏痹是一外一内的关系，十二经筋痹与肢体痹是一纵一横的关系。

 5. 风湿病的病因是什么?

西医认为，风湿病病因大致包括：感染因素、遗传因素、免疫因素、内分泌因素、环境因素（风、寒、湿等）、物理因素、化学因素、机体素质、代谢障碍、创伤与劳损、退行性改变等。在人们的生活中可以诱发风湿病的因素很多，几乎到处都是隐患和陷阱。

中医和西医对风湿病的认识不同。中医认为，风湿病作为一大类疾病的总称，所涉及的病因非常复杂，几乎各类致病因素都参与了风湿病的形成或演变，且多"杂至，合而为痹"。全国名老中医药专家娄多峰教授将风湿病的病因概括归纳为正气亏虚、邪气侵袭、痰浊瘀血三个方面，简称为"虚、邪、瘀"。

（1）正气亏虚：正气，泛指人体的抗病、防御、调节、适应、康复能力。正气以人的精、气、血、津液等物质及脏腑、经络组织的功能活动为基础。因此，正虚是人体精、气、血、津液等物质不足，及脏腑、经络组织功能失调的概括。导致正虚的因素有：①禀赋不足：临床上，类风湿关节炎、强直性脊柱炎遗传倾向分别占患者的3%～10%和30%，系统性红斑狼疮也有家族聚集倾向，说明禀赋不足是风湿病发生的病因之一。禀赋不足表现相当广泛，可为营卫、气血不足及脏腑、经络组织功能低下等。就脏腑言，以肾虚较为突出，符合"肾为先天之本"说。②劳逸失度：即过度劳累或过度安逸。过度劳累，包括劳力、劳神、劳精过度。劳力过度，主要伤及营卫气血，就脏腑而论，以脾、肺、肝为主。劳神过度，即思虑过度，耗伤心血，另外，思虑过度，气机郁结，脾失健运，痰浊内生，也可致风湿病。劳精过度，指性生活不节，房事过度。因房劳过度引起者，临床以腰膝痹多见。劳精，男女皆可得之，其以损伤肾气为主。老年人易患风湿病，多与少壮房劳有关。安逸过度，即指过度安闲，不劳动，不运动。若长期不劳动、不锻炼，易使气血运行迟缓，脾胃功能减弱，出现呼吸气短，言语无力，纳呆食少，倦怠乏力等症状。另外，过度安逸还易引起痰浊瘀血内生，阻滞脉络而发风湿病。③病后产后：在风湿病之前患其他大病、久病或妇女产后，导致正虚，成为风湿病的发病原因。无论患何种疾病，其本身即是机体内外环境平衡失调，病瘥之后，多具有以下特点：一为脏腑功能失调，二为正气亏虚，三为正虚邪恋。三者均使机体防御、抗病、调节能力下降，而易感邪致风湿病。风湿病还可由他病直接转化而成。产后主要表现为气血亏虚并多夹瘀。正虚还可由饮食失调、外伤等引起。

以上诸多因素又往往相互影响，难以截然分开。另外，由于脏腑功能失调，可产生类似风、寒、湿、燥、火外邪致病的病理状态，称之为"内生五邪"，也是风湿病的重要病因。

(2) 邪气侵袭：指六淫之邪，侵袭人体。邪气侵袭是风湿病的重要病因，主要与季节气候异常、居处环境欠佳、起居调摄不慎等因素有关：①季节气候异常：如"六气"发生太过或不及，或非其时而有其气（春天当温反寒，冬天当寒反暖），或气候变化过于急骤（暴寒暴热），超越了人体的适应和调节能力，成为六淫，引发风湿病。临床上，不少风湿病患者是由于遇寒冷、潮湿气候而发病，且往往因气候变化加重或缓解。②居处环境欠佳：主要是指长期在高温、潮湿、寒冷等环境中生活工作。流行病学调查显示，因居处环境欠佳而患病者占63.5%，在风湿病诸多病因中占重要位置。③起居调摄不慎：即日常生活不注意防护，如睡眠时不盖被褥，夜间单衣外出，病后和劳后居处檐下、电扇、空调下受风，汗出入水中，冒雨涉水等。

在邪气中，风、寒、湿三邪最易引发风湿病，三邪中更以寒邪为重。"温度速降因素"是感受寒邪的本质。外邪袭人，往往随体质而从化。风湿病患者的临床表现，主要有风盛、寒盛、湿盛、热盛、燥盛等五种情况。

(3) 痰浊瘀血：痰浊瘀血作为风湿病的病因，不同于六淫外邪。痰瘀是作为病理产物而又作用于人体导致风湿病。形成痰瘀的因素有：①七情致瘀：七情致瘀以怒思为多。怒则气逆，思则气结，两者均致气机运行失和，郁滞不通。瘀血既成，阻滞脉络，而发痹痛。②跌仆外伤：跌仆外伤，或闪挫暴力，引起局部组织经络损伤，血行不畅或血溢脉外，留滞局部，形成瘀血。瘀血不去，新血不生，局部筋脉失养，抗御外邪能力下降，风、寒、湿等邪乘虚而入，导致风湿病的发生。③饮食所伤：饮食所伤是形成痰浊的重要原因。暴饮暴食、恣食生冷、过食肥甘、饮酒过度等饮食失节，损伤脾胃，脾失运化，痰浊内生，阻滞经络而发风湿病。

综上所述，风湿病的病因可归纳为正气亏虚、邪气侵袭、痰浊瘀血三大因素，简称"虚、邪、瘀"，而形成三者的直接原因，也正是风湿病发病的具体病因。

6. 风湿病人为什么要做体格检查，包括哪些内容?

风湿病的发病部位在运动系统（有的可同时累及其他系统），所以对肢体的认真检查必不可少。运动系统的检查是为了发现客观体征，以判断患者有无骨、关节、肌肉、血管、神经病变，以及病变部位和性质。常采用的检查方法有望、触、动、量，除此之外还有叩诊、听诊及一些特殊检查来获得临床资料，为疾病的诊断提供可靠的依据。望诊，主要观察病人的营养、意识状态、步态、姿势、畸形与否、皮肤色泽、创面、窦道等。触诊，通过手的感觉对骨关节、肌肉、肌腱、韧带、肿块及压痛部位进行检查，来发现疾病的部位所在。动诊，是对关节肌肉主动运动及被动运动的检查，了解其功能状况。量诊，是对肢体长度、周径、关节活动范围、轴线等的测量。叩诊，包括纵轴叩击痛、棘突叩击痛、头部叩击试验等。听诊，包括关节活动时的响声、肌腱摩擦音、骨传导试验及肢体的血流杂音等。

7. 风湿病人的关节检查包括哪些要点?

风湿病人的关节检查目的是了解关节结构和功能是否异常。关节疾病常见的体征是肿胀、触痛、运动受限和关节不稳定等。①肿胀：关节肿胀可能由于关节内积液、滑膜肥厚、关节周围软组织炎症、骨性肥大或关节外脂肪垫等引起。②触痛定位：触诊有助于确定疼痛反应是在关节内或是在关节周围。③运动受限：是关节疾病最常见的表现。④咿轧音：对关节做主动或被动运动时，可以触及一种"咿轧"感觉，或听到一种摩擦音。⑤畸形：是指关节失去正常形态，排列不齐。⑥不稳定：当关节在任一平面作正常活动时出现过大的活动度。

8. 风湿病人为什么要检测血沉?

血沉（ESR），全称红细胞沉降率，是指单位体积内血液中的红细胞，在一定条件下沉降的速度而言，是风湿病人常做的一项检查。国内外血沉测定常用的魏氏法，是指第一小时末红细胞在血沉管中垂直下降的毫米数。血沉的正常值为：男性 $0 \sim 15mm/h$，女性 $0 \sim 20mm/h$。血沉在许多病理情况下可明显增快，是各种风湿病和炎症性疾病最简便而又重要的检测项目。血沉增快可见于急性风湿热、类风湿关节炎、系统性红斑狼疮、急性感染（全身性或局部感染）、活动性结核病、皮肌炎、急性心肌梗死、慢性肾炎、甲状腺功能亢进、恶性肿瘤、严重贫血、月经期、妊娠期及老年人等。尽管血沉属于非特异性试验，但大多数风湿病人在活动期血沉增快。因此，血沉可作为风湿病病情活动的一项实验室指标。患者病情恢复时，血沉可下降。

9. 风湿病人测定 C – 反应蛋白的临床意义是什么？

C – 反应蛋白（CRP）是风湿病人常规检查的项目，正常人为阴性。类风湿关节炎早期和急性风湿热时，血清中可达 33mg/L，其阳性率为 80% ~ 90%。其临床意义与血沉相同，CRP 含量越多，表示病变活动度越高，是反应急性炎症的良好指标。其变化和血沉基本一致，但比血沉增快出现得早，消失也快。在恢复期如 CRP 阳性，预示着临床症状有复发的可能。另外，CRP 阳性也可见于肺炎、肾炎、恶性肿瘤及急性感染、外伤、组织坏死、心肌梗死、肝炎、菌痢、结核、菌苗接种之后等其他疾病。但病毒感染时通常为阴性，故临床上可作为鉴别细菌感染和病毒感染的指标。

10. 风湿病人为什么需要做影像学检查？

风湿病的影像学检查是一种特殊的检查方法，它是借助于不同的成像手段使人体内部器官和结构显出影像，从而了解人体解剖与生理功能状况以及病理变化，以达到诊断的目的。因此，风湿病的影像学检查是一种特殊的"视诊"，可以看到人体内部的解剖结构（如骨关节及其周围组织、脊髓、心肺、胃肠道等）和部分生理功能，具有特殊的诊断效果。风湿病的影像学检查是观察活体器官和组织的形态及功能最好的方法，因此，现已广泛应用于风湿病的临床诊断工作之中。

11. 风湿病骨关节病变中，应用各种影像学检查的方法有什么不同？

风湿病的诊断需要影像学检查，影像学检查方法较多，应该怎样选择呢？

(1) X 线片：X 线片方法简单易行，经济、实惠，可做正、侧位或其他位置投照，但不能做横断摄影。适于观察骨骼形态、轮廓及微细结构变化。

其密度分辨力并不理想，不适用于软组织病变的分析。对于亚急性和慢性骨关节感染，用 X 线观察骨破坏、骨增生与死骨具有很高的诊断价值；而对急性骨与关节、软组织感染则需要选择其他影像检查进行诊断。风湿病骨骼 X 线检查能直接反映出的改变有：①骨质疏松；②骨质软化；③骨质破坏；④骨质增生、硬化；⑤骨膜增生；⑥骨内与软骨钙化；⑦骨质坏死；⑧矿物质沉积；⑨骨骼变形；⑩软组织改变。

（2）电子计算机 X 射线断层扫描技术（CT）： CT 检查容易得到横断面图像，为二维图像。因它具有三维重建成像能力，良好的密度分辨力，可准确计算组织衰减值，以及非损伤性等优点，现已成为骨关节肌肉系统检查的重要手段之一。

（3）磁共振（MRI）： MRI 检查没有电离辐射，可直接做任何层面成像，软组织分辨力高，能较准确地区分同一解剖部位的各种组织，即组织特性检查，显示脏器的轮廓和它们之间的界限，还可根据病变的特性制定扫描程序和参数，选择最适宜的方案进行扫描，能获得优质图像，以及 MRI 特有的流空效应均为其优点。在骨关节肌肉系统，MRI 更有利于观察软组织及软骨病变（例如髓核脱出、半月板损伤或退变）的范围及内部结构，以及肿瘤或炎性病变向邻近组织侵袭的情况。

12. 关节腔液检查有什么意义？

关节腔液体正常为淡黄色，有新鲜出血时为红色，陈旧性出血为褐色或黄褐色。如血液混合均匀者为病理性出血；由穿刺损伤血管时，则呈现不均匀的红色；血性滑膜液可见于血友病、色素绒毛结节性滑膜炎以及穿透关节的骨折等。乳样或假乳糜性液可见于结核性关节炎、慢性类风湿关节炎、急性痛风性关节炎或系统性红斑狼疮。在褐黄病时可含黑色微粒；膝关节成形术时可见到金属微粒。关节穿刺的适应证：①急性关节肿痛，有可能为感染性或化脓性关节炎；②关节肿痛、积液未能确诊，需了解关节积液情况以协助诊断，作为活检、灌洗治疗或关节镜检查等手术的常规操作之一；③向关节腔内注入造影对比剂以便做关节造影等检查；④作为关节腔内注入药物等治疗措施的术前操作。禁忌证：①穿刺部位局部皮肤破溃或有感染；②严重凝血机制障碍，如血友病等应避免穿刺，以免引起出血；③有些有凝血机制障碍的病人已经相应治疗，如需做关节穿刺，并非绝对禁忌，但需慎重；术前宜针对有关凝血障碍进行预防性治疗。

13. 怎样正确对待风湿病的特殊检查?

正确的应用特殊检查对临床诊断有重要意义。如临床表现怀疑强直性脊柱炎,如 X 线平片可疑存在骶髂关节炎,此时诊断依据不足,再进一步进行骶髂关节 CT 检查,检测 HLA - B_{27},对明确诊断有极大帮助。如 X 线片确定存在骶髂关节炎 Ⅱ 级以上,或脊柱已呈"竹节样"改变,诊断即可确立,再进行 CT 检查等则纯属滥用。选用特殊检查应遵循先易后难、先低廉后贵重、先非创伤后创伤的原则,但不能滥用。

14. 风湿病的治疗目的是什么?

风湿病是一大类疾病,可涉及多系统、多脏器,其起病方式、病程及预后差异很大,所以治疗的个体化是非常重要的,应根据生物—心理—社会医学模式来治疗每一个病人。风湿病的治疗目的是:①控制或减少病情活动,阻止病情的进展,防止骨关节破坏;②保持关节和脏器功能,使病人保持一定的劳动能力和生活能力;③减轻和改善病人的症状,缓解关节疼痛;④尽可能地恢复个人、家庭和社会的正常生活,提高生活质量,使其回归社会;⑤就病情及其预后提供咨询,尽量减少药物的副作用,避免在治疗中带来伤害。值得强调的是,许多医生和患者本人往往只注意治疗的第 3 个,而忽视其余 4 个治疗目的。导致病人虽然缓解了疼痛,却不能阻止关节被侵蚀和破坏,影响了关节肌肉的功能,生活质量日趋下降,心理状态日趋恶化。所以对风湿病人,要强调治疗的 5 个目的是相互关联、相辅相成、缺一不可的。

15. 风湿病的治疗原则是什么?

风湿病的治疗原则是辨病辨证、综合治疗。辨病辨证包括西医的病名诊断及分期、中医的病名诊断及辨证分型。风湿病病种多,较为复杂,个体差异较大,因此不同疾病、不同证型的用药原则不同,治疗方案不同。因此,明确诊断非常重要,只有诊断明确,才能有效地指导治疗。由于大多数风湿病确切的病因和发病机制不甚明了,故缺乏特效治疗方法、特别"灵验"的药物,或"立竿见影"的治疗方法和预防措施。而"一方一法"治疗有时虽然对某一个病人有效,而常常对另外的病人效果却不明显。因此,我们主张风湿病要综合治疗。综合治疗是指针对风湿病多因素、多层次、多属性的特点，综合来自各方面的不同方法进行治疗；还意味着从整体上、全程上把握疾病的变化，站在战略的高度，把各种具体方法有机地联系起来，进行全面施治。综合治疗一般包括以下内容：中医治疗与西医治疗相结合、治标与治本相结合、药物治疗与非药物治疗相结合、内治法与外治法相结合、扶正与祛邪相结合、家庭治疗与住院治疗相结合、运动与休息相结合、医生与患者相结合，另外还有心理治疗、食疗等相互结合治疗。

16. 怎样制订风湿病的治疗方案?

对于风湿病人，治疗不能只给一方一药，应该在生物—心理—社会现代医学模式的框架之内，为病人制订出一套科学、合理的全方位综合治疗方案。治疗方案应包括治疗策略、计划等，治疗方案应高度个体化。在制订治疗方案时，要处理好标与本、治与防、动与静、局部与整体、住院治疗与家庭治疗等几对关系；同时要充分考虑病人对治疗的承受能力及治疗中的个体化问题；要积极调动病人的潜能。另外，在确定治疗目的时，医生应考虑到疾病的性质、病人的意愿以及社会经济因素。因此，该方案要适合患者及家庭的特点，并要得到他们的理解和支持。风湿病的诊断一旦确立，应做到以下几点：①全面了解疾病的现状，包括疾病活动程度、功能状态、全身健康状况及心理状况，并对可能的转归与预后做出初步分析、判断。②根据上述了解与判断，制订全面合理的综合治疗方案。③向患者解释疾病的现状与治疗计划，教育病人及其家属如何与疾病做斗争。

那么，怎样制订综合治疗方案呢？没有一个固定模式。这就要求医师有较高的水平和智慧，根据病史、症状、体征、理化检查、活动能力、心理状况和社会经济因素等各种信息，将各种治疗方法有机地综合应用，制订出一个高度个体化的综合治疗方案。而不是将各种治疗方法不分青红皂白地简单累加。另外，从战略高度考虑，治疗风湿病，必须要处理好"治标"与"治本"的关系。"治标"即止痛，"治本"即调节机体免疫功能。目前西医对多数风湿病尚无特异治疗药物，根据我国情况，可采用中药为主、西药为辅应用的方案，可达到增强疗效、减少副作用的效果。非活动期病人，仅用中医药辨证治疗，即可巩固疗效，避免复发。实践证明，采用以"治本"为主、兼"治标"的方法，中西医结合，综合治疗，大多数风湿病的预后还是比较好的。

17. 风湿病的治疗方案应包括哪些内容?

(1) 教育:①对风湿病人及其家属进行有关风湿病知识的科普教育,这是坚持长期治疗的首要条件;②鼓励病人建立与疾病做斗争的坚强信心,是治疗成功的重要因素;③学会鉴别科学和伪科学及江湖游医治疗的骗局,是防止治疗走弯路和减少病人身心和经济损失的关键。

(2) 休息和锻炼:掌握休息与锻炼的时机和平衡是很有必要的。

(3) 家庭关怀和社会支持:对增加病人的治疗信心和提高生活质量大有益处。

(4) 药物治疗:目前的药物治疗一般为中药治疗、西药治疗,或中药治疗为主配合西药治疗。

(5) 针灸理疗:能使疼痛减轻,加速炎症消退,但不能控制病情。如局部热疗、热水浴、温泉浴、蒸汽疗法及石蜡疗法等均可使疼痛减轻、晨僵消失、病人感到舒适。红外线、超短波等也可增加局部血液循环,促使炎症及肿胀消退,疼痛减轻。

(6) 合理的饮食:可作为缓解病人症状的一种辅助性措施。

(7) 其他治疗:可根据不同病人的具体情况选择,如心理疗法、运动疗法、作业疗法及手术疗法等。

值得慎重指出的是,大多数风湿病的治疗是一个长期的过程,需要病人密切配合才能成功。风湿病康复的秘诀=医生的经验+病人的合作+治疗的连续性。

18. 风湿病的治疗方法有哪些?

风湿病的治疗方法有很多种,除了药物治疗外,还有物理疗法、传统疗法、娱乐疗法、心理疗法等特色疗法。

(1) 物理疗法:简称"理疗",是一种古老而年轻的治病方法。它是应用自然界和人工的物理因素,如光、声、电、热、水、磁、蜡等来防病治病的手段,对风湿病的防治是一种很好的辅助治疗方法。物理疗法具有促进气血运行、舒筋活络、减轻疼痛等作用。物理疗法有很多种,治疗风湿病比较常用的有离子导入、红外线照射、中频电疗、热疗、水疗、激光治疗、热敷疗法、熏洗疗法、蒸汽疗法、沐浴疗法、沙浴疗法、日光浴疗法、湿泥疗法等。可根据病情选用。

（2）**传统疗法**：不但在过去，而且在今天对治疗风湿病仍发挥着十分积极的作用。如古老的针刺、灸法、拔罐、推拿、气功、食物疗法、药酒疗法及运动疗法（太极拳、五禽戏等）等，至今临床仍在广泛应用。另外还有贴敷疗法、药物外擦疗法、熏洗疗法、热熨疗法、热敷疗法、热蜡疗法、坎离砂疗法、洗足疗法、沐浴疗法、蒸汽疗法、湿泥疗法、烟熏疗法、砂浴疗法、蜂毒疗法、药棒疗法、日光浴疗法、抓火疗法、拍火疗法、矿泉疗法、麝火疗法等数十种疗法。临床上应在专科医师指导下，对症选用。

（3）**娱乐疗法**：娱乐一般包括文娱、文艺、体育三方面的内容。唱歌、跳舞、下棋、打牌、听音乐、看戏、看电影、看电视等属于文娱活动；写诗、绘画、咏诗、读书、看报等属于文艺活动；体操、太极拳、太极剑、气功、各种球类运动、田径运动、游戏、骑马、骑自行车、参观、旅游、打猎等属于体育活动。适度的娱乐活动，可以开阔患者的视野，转移患者的注意力以减轻疾病带来的心理压力，有助于恢复良好的心理状态，增强战胜疾病的信心；有助于增进人际关系，建立与社会环境之间的正常关系，克服逃避环境、孤僻、衰退、离群独处等病状，减少生活的单调和苦闷，提高病人的兴趣和热情；有助于恢复健康的心理状态，从而促进疾病的康复。此外，适度运动可以改善血液循环及代谢，增强体质与毅力，利于改善和恢复关节的运动功能，预防骨质疏松与关节强直、挛缩和肌肉萎缩。

（4）**心理疗法**：是指治疗者运用心理学的理论和方法，通过医患之间语言、行为的交流以及治疗性人际关系的交往，帮助病人克服心理问题或心理障碍，达到改善心理状态和行为方式的治疗过程。中医心理疗法历史悠久，内容丰富多彩，包括情志相胜法、移精变气法、顺情从欲法、释疑解惑法、疏导疗法、激情疗法、澄心静默法、暗示疗法、威慑疗法、音乐疗法等。西医的心理治疗方法包括支持性心理治疗、心理分析治疗、行为治疗、认知疗法、生物反馈治疗、集体心理治疗等。中医心理疗法与西医心理疗法可以相互配合使用。风湿病常见的心理问题的治疗，主要包括慢性疾病的心理治疗、疼痛的心理治疗、肢体残疾的心理治疗、神经症的心理治疗四个方面。

19. 风湿病人怎样应用止痛药？

常见风湿病的主要痛苦就是疼痛。临床上，止痛药的应用是很多病人治标的首要选择。合理使用止痛药，可起到减轻疼痛的作用；但如果长期使用，特别是滥用，则会对人体健康造成严重损害。什么情况下使用什么样的止痛药，是很有"讲究"的。

（1）止痛药的种类：①非甾体抗炎止痛药：常用的有阿司匹林、双氯芬酸钠、吲哚美辛、布洛芬、吡罗昔康、尼美舒利、塞来昔布等。此类药止痛作用比较弱，没有成瘾性，使用广泛，疗效确切，用于一般常见的疼痛，但如果使用不当，也会对人体造成损害。②中枢性止痛药：以曲马多为代表，是人工合成的中枢性止痛药，属于二类精神药品，为非麻醉性止痛药。曲马多的止痛作用比一般的解热止痛药要强，但又不及麻醉性止痛药，其止痛效果是吗啡的1/10。主要用于中等程度的各种急性疼痛及手术后疼痛等。③麻醉性止痛药：以吗啡、哌替啶等阿片类药物为代表。这类药物止痛作用很强，但长期使用会成瘾。这类药物有严格的管理制度，不能随便使用，主要用于晚期癌症病人。除上述三类止痛药外，还有其他止痛药，如肠痉挛腹部疼痛使用的中药制剂山莨菪碱等，以及激素类药物也有明显的止痛作用。

（2）止痛药的用药原则：常见的关节疼痛应该首选非甾体抗炎止痛药。对于有严重胃肠道疾病的患者，可选用对胃肠道刺激小的药物，只有在非甾体类药物使用无效时才考虑使用中枢止痛药。那么，能否同时服用多种非甾体抗炎止痛药？不可以的。多种非甾体药物联合使用不仅不会增加药物的治疗作用，还会产生更多的毒副作用、不良反应。所以在不清楚药物归属的情况下尽量避免同时使用。如果疼痛剧烈，一种药物无法达到理想效果，则需去医院接受正规治疗。止痛药用药有以下原则：①按时给药：根据疼痛程度、规律及首次有效止痛时间，应按时服用止痛药，以保持药物在血液中的浓度，将疼痛刺激控制在痛阈以下。②按阶梯用药：一般首先使用非阿片类药物，如果所用药物、剂量及用法不能达到止痛效果，可加用弱阿片类药物；如果两者合用后仍不能止痛，则可以使用强阿片类药物。③联合用药：对中、重度疼痛，最好使用两类以上止痛药物，这样可以减少其用量及并发症，增强止痛效果。④交替用药：长时期反复使用同一种止痛药物，会产生耐药性，不应依靠增加剂量实现止痛效果，应及时改用其他止痛药物代替。⑤药物剂量：根据实际需要，在确保安全的前提下，药物剂量由小到大，直到病人止痛为止。若擅自加大药量以尽快止痛，或者不把吃药当回事，想起来吃点，想不起来就算了，或者两次药并成一次吃，都是不对的。同时，应积极预防和防治止痛药物的副作用。

（3）慎用止痛药的人群：46%～75%长期使用非甾体抗炎止痛药的患者

出现过胃出血或溃疡。美国每年因此住院的患者超过 10 万人。要想避免这类药物损伤胃黏膜，用药前一定要了解自己是否已经存在其他伤胃风险。以下几种情况应慎用止痛药：①高龄：与年轻人相比，老年人机体防御能力下降，如黏膜防御作用变差等，出现胃出血及穿孔的风险增加 13.2 倍。因此，若需服用非甾体抗炎药，最好选择对胃肠道副作用较小的类型，如塞来昔布等。②胃病：胃不好的人服非甾体抗炎药，无疑是雪上加霜。有研究显示，胃肠道疾病患者在 150 天内单次服用非甾体抗炎药，发生上消化道出血的风险增加 2.4 倍；多次服用后该风险增加 7.4 倍。③服用抗凝剂：抗凝剂适应证广泛，可用于防治动、静脉血栓栓塞等多种疾病。有研究显示，布洛芬会影响阿司匹林和氯吡格雷的抗血小板聚集作用。使用抗凝剂再用非甾体抗炎药时胃出血的风险增加 12.7 倍，低剂量阿司匹林联合非甾体抗炎药时风险增加为 7.7 倍。④使用激素类药物：常见风湿病一般都会用到糖皮质激素。单用非甾体抗炎药出现消化性溃疡的风险增加 3.8 倍，单用糖皮质激素是 2.6 倍，两药联合应用该风险增加近 9 倍。⑤酗酒：长期酗酒伤胃，很多人在出现腹痛、腹胀时常服用非甾体抗炎药止痛。研究表明，与不使用布洛芬相比，频繁饮酒者经常服用布洛芬会使胃肠道出血的风险增加 2.7 倍，偶尔服用的风险增加 1.2 倍。⑥吸烟：单纯吸烟增加消化道溃疡的风险为 1.9 倍，吸烟同时使用非甾体抗炎药风险增至 4 倍。

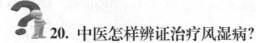 **20. 中医怎样辨证治疗风湿病？**

辨证论治是中医学的一大特色，其中"辨证"是中医特有的诊断学概念。诊断是治疗的基础，治疗是诊断的目的。中医治疗风湿病离不开辨证论治。在对风湿病病因病机深入研究的基础上，娄多峰教授根据多年临床经验将风湿病分为正虚候、邪实候、痰瘀候进行辨证论治，即"虚、邪、瘀"辨证。

（1）正虚候：是指以正虚或虚实夹杂为主的一类风湿病证候，多见于风湿病经久不愈，因反复发作，或年老体弱、产后或久病后患痹者。临床辨证以虚寒、虚热为纲，气血阴阳及脏腑亏虚为目。

1）虚寒证：即正虚没有热象者，包括①营卫不和：调和营卫，方用桂枝汤等加减；②气虚：补气通络，方用四君子汤、补中益气汤等加减；③血虚：补血通络，方用四物汤、当归补血汤等加减；④气血两虚：益气养血，方用八珍汤、归脾汤等加减；⑤阳虚寒凝：温阳散寒，方用右归丸等加减；⑥脾虚湿阻：健脾利湿，方用参苓白术散加减；⑦脾肾阳虚：温补脾肾，方用金匮肾气丸等加减。2）虚热证：即正虚有热象者，临床多以阴虚为主，包括①燥伤阴津：养阴清燥，方用清燥救肺汤等加减；②阴虚内热：滋阴清热，方用滋水清肝饮等加减；③气阴两虚：益气养阴，方用生脉饮等加减；④肝肾阴虚：滋补肝肾，方用六味地黄汤等加减；⑤阴阳两虚：滋阴壮阳，方用龟鹿二仙胶加减。

（2）邪实候：是指以病邪充斥，经脉不通为主的一类风湿病证候，多见于风湿病早、中期，或活动期。临床辨证以寒热为纲，以六经、卫气营血及脏腑实候为目。

1）寒证：即邪实而无热象者。这里"热象"指热证之象，非指"恶寒发热"之热象，因为恶寒发热可因寒、热、虚、瘀等引起。包括①风湿痹阻：祛风除湿，方用羌活胜湿汤等加减；②寒邪痹阻：祛寒通络，方用乌头汤等加减；③湿邪痹阻：祛湿通络，方用三仁汤等加减；④风寒湿痹：祛风散寒利湿，方用蠲痹汤等加减。

2）热证：即邪实有热象，或寒热错杂者，包括①风热痹阻：疏风清热，方用大秦艽汤等加减；②湿热痹阻：清热利湿，方用历节清饮等加减；③风湿热痹：清热祛风除湿，方用白虎加桂枝汤等加减；④热毒痹阻：清热解毒，方用清瘟败毒饮等加减；⑤寒热错杂：清热通络，散寒止痛，方用桂枝芍药知母汤等加减。

（3）痰瘀候：是指以痰浊瘀血痹阻为主的一类风湿病证候。辨证时以寒热为纲，痰瘀的成因为目。

1）寒证：即痰瘀证没有热象者，包括①血瘀寒凝：温经散寒，活血化瘀，方用化瘀通痹汤等加减；②痰湿痹阻：燥湿化痰，方用导痰汤等加减；③瘀痰胶结：化瘀豁痰，方用桃红四物汤合导痰汤等加减；④气滞血瘀：理气化瘀，方用逍遥散等加减；⑤气虚血瘀：补血活血，方用圣愈汤等加减；⑥阳虚血瘀：温阳化瘀，方用附子汤合桃红四物汤等加减。

2）热证：即痰瘀证见热象者，包括①瘀热痹阻：化瘀清热，方用清痹汤等加减；②痰热互结：清热化痰，方用宣痹汤等加减；③血瘀阴虚：化瘀滋阴，方用活络效灵丹等加减。

由于虚、邪、瘀三者共同为患，所以临证不可绝对化。一般来说，邪实证者，多见初期，患者体质尚好，虚的征象不突出。正虚候者，一般病程较长，或患者素体虚弱多病，临床以虚的征象为主。痰瘀候，多见于中晚期。

以上证候分型，是列举的常见证候，临证时应根据实际情况灵活应用。

中医证型是动态变化的，因此，不仅证型不是一成不变的，而且一种证型在不同时期也可以夹有其他兼证，因此在临床辨证施治时应根据具体情况而辨证用药。临床所见多为虚邪夹杂、邪瘀并见、虚瘀并存，关键是辨其何主何从。将风湿病分为正虚、邪实、瘀血三大证候，每候又以寒、热为纲，纲下又有目，层次清晰，简明实用。

21. 风湿病的中医外治法有哪些?

中医外治方法是治疗风湿病的传统疗法，也是最早的有效治疗方法。清·吴尚先《理瀹骈文》曰："外治之理即内治之理，外治之药即内治之药，所异者，法耳"。临床应依患者不同的病情、体质、地域、经济状况、生活习惯等合理选用，包括以下方法。

（1）**敷贴疗法**：又称"外敷"疗法，是将经过加工的药物直接敷贴在人体体表特定部位以治疗疾病的一种外治方法。吴尚先认为："凡是服汤、丸能治愈的病证，也无一不可以改用'敷贴'而收效；无论内治、外治，凡病理可统者，用药亦可统之"。清·徐大椿有"汤液不足尽病"之说，并大为赞赏敷贴疗效的功能，认为："人之疾病……若其病既有定处，在皮肤筋骨之间可按而得之者，用膏贴之，使其药物从毛孔入腠理，通经贯络，较之服药尤有力"。敷贴所用物品是按不同的方法将药物制成的固体、半固体，依其性质和制法分为药膏及膏药。药膏是以适宜的基质如植物油、蜂蜜、醋、蛋清等加入所需药末，调成糊状敷用。如将桐油加入生石膏粉中，调成糊状，外敷治疗关节红肿热痛。膏药即传统的黑膏药，通过作料、炼油、下丹三步成膏，如传统的狗皮膏等。古今有很多治疗风湿病的敷贴疗法，如《外科正宗》以回阳玉龙膏治皮痹、《外科大成》以二术膏治筋骨疼痛、《普济方》以全蝎乳香散治诸风湿、《医学从众录》以九汁膏治鹤膝风、《痹证治验》以痹证膏治风寒湿痹、《中国膏药学》以羌白膏治疗风湿热痹等。

（2）**外搽疗法**：外搽，一般与涂搽、搽擦同义，是将药物制成液体或半流质药剂，直接涂搽患处或同时配合摩擦手法，以治疗疾病的一种外治法。《素问·血气形志》曰："经络不通，病生于不仁，治之以按摩醪药。"外搽药物有祛风湿、镇痛、消肿等作用，使用时若再加以搓擦，不但起到了按摩作用，又可增加药物的通透性，为治疗风湿病的常用外治方法。水剂、油剂、酒剂是常用制剂。古今有很多治疗风湿病的外搽疗法，如《万病回春》以立患丹治湿气两腿作痛、《娄多峰论治风湿病》以消肿定痛搽剂治疗关节肿痛、

《痹证通论》以红灵酒治皮痹等。

（3）熏洗疗法：是利用药物煎汤，趁热在患处进行熏蒸、淋洗的治疗方法（一般先用药液蒸汽熏，待药液温时再淋洗甚至浸泡）。它是借助药力和热力，通过皮肤作用于肌体，促使腠理疏通、脉络调和、气血流畅，从而达到治疗风湿病的目的。清代民间疗法大师赵学敏在《串雅外编》中专立"熏法门"，详细介绍了熏蒸、洗涤等疗法。吴尚先也提出，熏洗、熨、敷诸法即使是虚弱的病人也能接受，不会产生虚虚实实的祸患。熏洗疗法主要以砂锅、盆等为容器，用于手、足部位的病痛。若是肘、膝部位的病痛，则以瘦高的木桶为宜。古今有很多治疗风湿病的熏洗疗法，如《太平圣惠方》以附子汤方治五指筋挛急、《鸡峰普济方》以五枝汤治筋骨痛、《圣济总录》以三节汤治历节风手足不遂疼痛、《娄多峰论治痹病精华》以二草二皮汤治疗关节肿痛屈伸不利等。

（4）蒸汽疗法：又称熏蒸疗法、汽浴疗法，是利用药物煮沸后产生的蒸汽来熏蒸肌体，以达到治疗疾病的一种疗法。蒸汽疗法能够促进机体的新陈代谢，驱除病邪，是内证外治、由内透表、通经活络、无微不至、无孔不入、发汗而不伤营卫的好方法。根据病变部位可分为全身蒸汽疗法和局部蒸汽疗法。如《太平圣惠方》以蒸药方治疗脚腰疼痛、《圣济总录》以蒴藋汤治疗皮痹、《普济方》以熏蒸方治疗脚痹等。传统的蒸汽疗法设施简陋，现代蒸汽疗法已普遍使用电源加热、自动控温的蒸疗机。使用蒸汽疗法应控制好温度和时间，以免出汗过多。

（5）沐浴疗法：是指在水中或药液中浴身来治疗疾病的一种方法。沐浴疗法有矿泉水浴、热水浴、不感温水浴、药水浴等，根据病情选用。儿童、老人及病情较重的风湿病患者，沐浴时要有人护理。

（6）热熨疗法：简称"熨法"，是用中草药或其他传热的物体，加热后用布包好，放在人体一定的部位上，做来回往返或旋转移动而进行治疗的一种方法。早在原始社会人类就掌握了用火烧石块熨治关节和肌肉疼痛的方法。熨法通过特定部位皮肤受热或借助热力逼药气进入体内，起到舒筋活络、行血消瘀、散寒祛邪、缓解疼痛等作用。根据用材不同，熨法又分砖熨、盐熨、药熨等，主要用于偏寒型的风湿病。如《外台秘要》以延年腰痛熨法治风湿腰痛、《绛囊撮要》以熨衣方治骨内风寒湿气、《卫生宝鉴》以拈痛散治肢体疼痛等。

（7）热敷疗法：是将一发热的物体置于身体的患病部位，或身体的某一特定位置（如穴位）上来治疗疾病的一种方法。本法具有祛除寒湿、消肿止痛、舒展筋骨、消除疲劳等作用。根据用材不同，又可分为药物热敷疗法、水热敷疗法、醋热敷疗法、姜热敷疗法、葱热敷疗法、盐热敷疗法、沙热敷疗法、砖热敷疗法、蒸饼热敷疗法及铁末热敷疗法等。历史上，药物热敷的方药很丰富，如《外台秘要》治风湿药方、《种杏仙方》治腰痛方及治筋骨挛缩脚膝筋急痛方、《泉州本节》治手足关节酸痛方等。使用本方法应注意避免烫伤皮肤。

（8）中药离子导入：中药离子导入是根据离子透入原理，运用中药药液，借助药物离子导入仪的直流电场作用，将药物离子经皮肤导入肢体，并在局部保持较高浓度和较长时间，使药效得以充分发挥，以达到镇痛、消肿等作用。依据不同的证型，可选用清热消肿止痛方、驱寒消肿止痛方、活血化瘀方等。

 22. 风湿病能用针灸治疗吗？

针灸疗法是祖国传统疗法，已有几千年的历史。是应用针刺和艾灸的方法，通过腧穴的作用，促使经脉通畅、气血调和，从而达到祛除疾病、恢复健康的目的。针法是用特制的金属针具刺入身体一定部位或穴位，以治疗疾病的一种疗法；灸法是以燃着的艾绒或其他可燃材料，温烤或烧灼穴位或患病部位的一种疗法。上述两法在临床上经常配合使用，故常合称为"针灸"。针灸治疗风湿病具有疏通经络作用，可使瘀阻的经络通畅而发挥其正常的生理作用，通经脉、调气血，使阴阳归于相对平衡，使脏腑功能趋于调和，从而达到防治风湿病的目的。针灸治疗风湿病有较好的疗效，具有很多优点：①有广泛的适应证，可用于类风湿关节炎、强直性脊柱炎等多种风湿病的治疗和预防；②治疗效果比较迅速和显著，特别是具有良好的兴奋身体功能、提高抗病能力和镇静、镇痛等作用；③操作方法简便易行；④医疗费用经济；⑤没有或极少副作用，基本安全可靠，又可以协同其他疗法进行综合治疗。这些也都是它始终受到人民群众欢迎的原因，但一定要选好适应证。针刺治疗一般应用于风湿病关节肿胀、疼痛和功能障碍等的治疗，另外，发热的风湿病人也可应用。灸法对慢性虚弱性疾病及寒凝血滞、经络痹阻引起的风寒湿痹等效果较好，主要适用于风湿病人膝、踝、腕关节酸沉冷痛、屈伸不利等的治疗。而且，艾灸不但可以治病，还能强身防病，故在没有痹痛发作时也可应用。

此外，要注意针灸的禁忌证。一般来说，病情处于急性期、血沉高、肿胀明显的患者暂不予针灸治疗；患者过于饥饿、疲劳、精神紧张时，有自发性出血或损伤后出血不止者，妇女怀孕三月以内者，小儿头部囟门未合时，皮肤有感染、溃疡、瘢痕或肿瘤的部位，均不宜针刺；凡属实热证或阴虚发热、邪热内炽等证，如高热、高血压危象、肺结核晚期、大量咯血、呕吐、严重贫血、急性传染性疾病、皮肤痈疽疔疖并有发热者，器质性心脏病伴心功能不全，精神分裂症，孕妇的腹部、腰骶部、颜面部、颈部及大血管走行的体表区域、黏膜附近，均不得施灸。

23. 风湿病能用推拿治疗吗?

推拿，俗称"按摩"，是采用按摩法刺激患者肌体的一定部位、运动患者的肢体进行治病的一种疗法。推拿是中医学中一种古老的治病方法，具有舒筋活络、理气活血等作用；可以减轻关节周围的肌肉痉挛，促进血液循环，增强关节及周围组织的物质代谢与营养，有利于改善关节功能，尤其对风湿病的慢性期或恢复期，在关节疼痛控制之后施行推拿治疗，可以加快关节功能的恢复。但对于急性炎症尚未控制，血沉较高伴有发热等有关节外症状的患者，推拿不仅无益，反而有害。对长时间服用激素类药物伴骨质疏松的风湿病患者，在推拿时切忌力量过大，以防发生骨折。总之，本法作为恢复关节功能的辅助疗法，具有效果好、简便易行的特点。

24. 风湿病能用拔罐治疗吗?

拔罐疗法又名吸筒疗法、拔筒法，古代有以兽角制成的杯罐，故又称"角法"。本法是以杯罐作工具，借用某种方法产生负压而使杯罐吸着于皮肤，造成局部刺激甚或皮肤瘀血以治疗疾病的一种方法。本法可促使经络通畅、气血旺盛，具有活血行气、止痛消肿、散寒除湿、散结拔毒、退热等作用，适用于风、寒、湿痹，尤其是颈项、腰背及四肢大关节软组织较丰厚处的疼痛、麻木、功能障碍等症状的治疗。由于本法简便易行，且有可靠疗效，现已成为风湿病治疗中的一种重要疗法，临床多用的是竹罐、陶罐、玻璃罐、抽气罐等。但如果有下列情况应禁止拔罐：①中度或重度心脏病、心力衰竭、严重心肌病变者；②有出血倾向的疾病，如血友病、紫癜或咯血，以及白血病等；③全身高度水肿；④高度神经质、狂躁不安、痉挛抽搐不合作者；

⑤恶性肿瘤、结核。另外，拔罐时注意不要使病人受冷受风；在前次拔罐处出现的皮肤瘀血现象尚未消退之前，不宜在原处再拔罐。

25. 风湿病怎样用运动治疗？

"生命在于运动"，对于风湿病患者来说运动尤为重要。常见的风湿病如类风湿关节炎、强直性脊柱炎等都是首先侵犯关节，引起关节活动受限和疼痛，并使之破坏，患者常因惧怕疼痛而不进行运动和锻炼，结果关节融合、强直以致残疾，生活、饮食起居不能自理，需依赖他人。长期卧床有害无益，即使长期坐在椅子或轮椅上，也往往造成髋关节和膝关节挛缩致功能障碍，生存质量和生活质量下降。因此，风湿病人应在专科医生的指导下把适当运动作为每日必做的功课。运动疗法能够疏通气血，强壮脏腑，调养精神，舒筋壮骨，强肌肉利关节，增强机体抗病能力。而对于风湿病人来说，适宜运动可以保持和改善病变关节的功能和运动范围，防止肌肉萎缩，增强体质，树立与疾病斗争的信心。如《遵生八笺》所说："运体以却病，体活则病离"。那么，风湿病人怎样运动呢？要根据患者具体病情（关节障碍程度）制定一个高度个体化的"运动处方"，包括运动方式、强度、频度、注意事项等。

（1）**运动方式**：主动运动与被动运动相结合。主动运动是患者主动以肌肉收缩的形式完成的，可分为两种：①等长肌肉收缩：肌肉收缩，肌张力增高，但不产生关节活动，适用于关节明显肿胀，而需要暂时禁止关节活动的病人，每天重复多次为佳；②等张肌肉收缩：关节肌肉收缩，产生关节活动，减少肌肉的保护性痉挛，防止肌肉的粘连，牵拉挛缩肌腱和韧带，具有恢复和维持关节活动度的作用。被动运动时，患者要放松肌肉，操作者动作应慢而柔和、有节律，避免冲击性，并逐步增大活动范围，切忌暴力。主动运动和被动运动可交替进行，但任何一种运动都不宜过量。

（2）**常用的运动方法**：①增强体能法：如游泳、太极拳、八段锦、骑车、散步等，既能强身又能祛病。②练功法：如腰痹者行腰背肌锻炼，髋、膝、踝等下肢关节疾病或肌肉萎缩者行蹬车运动等。③床上运动：病重或体弱者可采用这种特殊的运动方式。包括床上主动运动和被动运动。风湿病活动期患者，尽管关节肿痛明显，若每天能在床上小心活动几次受累关节，则对日后关节功能的保持有重要作用。④关节体操：依受累关节的不同选用不同的关节操，如指关节操、腕关节操、肘关节操、颈椎操等。⑤作业疗法：是让病人完成一定的作业或参加一定的生产劳动来治疗疾病的一种方法，又称"工疗"。室内作业如编织、刺绣、雕塑、缝纫、做花、糊纸盒、做玩具、做糕点等；室外作业如修剪花草、养殖植物或小动物等。⑥日常生活活动训练：风湿病人晚期，衣、食、住、行及个人卫生是康复治疗的重点，其目的是使病人独立生活，从而对未来充满信心。这种锻炼应根据患者不同情况进行，如无明显关节活动障碍时，应做活动幅度较大的自我服务动作；如已有明显功能障碍时，要重点保持洗漱、吃饭、步行、如厕等功能；已有支撑或行走困难时，应先学会使用拐杖、轮椅和其他代步工具。

（3）运动原则：循序渐进、持之以恒。一般来说，急性发作期以静为主，但可视病情适宜运动；病情缓解即可逐步加大活动量，以动为主。饮食起居尽量自理。

（4）注意事项：风湿病急性期、脏器功能失代偿期不宜过度运动；伴糖尿病者不宜空腹做较强运动。总之，要根据不同病人的具体情况而进行。①掌握活动量，不能操之过急，活动量由小到大，循序渐进，适可而止，并长期坚持。②安排好时间和计划，每个病人都应制订一个适合自己的运动计划。一般来说，每天以晨练为好，此时空气新鲜，精力充沛，全身肌肉器官也得到充分休息；不能到室外者可以在室内或床上活动。③活动后如果出现食欲差、失眠、体重下降、脉搏超过原来的30%，多是锻炼过度引起或者有其他疾病所致，应酌情减量。必要时，请医生检查。

26. 风湿病人怎样应用食疗？

食疗即饮食疗法。中医学认为，药食同源，食物应用得当也可以对疾病的恢复起很大作用。我们的祖先在这方面积累了丰富的经验。中医最早的经典《黄帝内经》就很重视饮食对人体健康的作用，如"五谷为养，五果为助，五畜为益，五蔬为充"，简要地说明了饮食与健康的关系。宋·陈直《寿亲养老新书》说："人若能知其食性调而用之，则倍胜于药也。善治药者不如善治食"。从西医学观点来看，食疗确有补充人体营养物质、改善病人体质、提高病人抗病能力和防病治病的作用。但风湿病人在应用食疗时一定要辨证施食，如果不加选择地滥补不仅起不到康复治疗的作用，反而会加重病情。一般而言，风痹者，宜用葱、姜等辛温发散之品；寒痹者，宜用胡椒、干姜等温热之品，而禁忌生冷；湿痹者，宜用茯苓、薏米等；热痹者，一般是湿热之邪交织在一起，宜选用黄豆芽、绿豆芽、丝瓜、冬瓜等食品，而应忌食羊肉及辛辣刺激性食物。总之，饮食应营养丰富而全面、容易消化吸收且适合自己的病情。

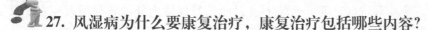

27. 风湿病为什么要康复治疗，康复治疗包括哪些内容？

康复是各种治疗的目标，风湿病的康复主要是常见功能障碍的康复。风湿病患者常见的功能障碍有运动功能障碍、日常生活活动障碍、职业活动障碍、心理情绪障碍、社会生活能力障碍等。康复治疗应用运动疗法、作业疗法、物理因子疗法（电、光、声、磁、水、温等）、心理疗法、手术治疗、支具治疗等，消除或减轻上述功能障碍。风湿病的康复治疗本身就是一门学问，是一个系统工程。风湿病康复治疗主要有以下几个方面内容：

（1）临床康复：应用药物、手术和护理手段，以减轻患者的症状、预防并发症和促进功能恢复。

（2）物理治疗：包括水疗、光疗、电疗、热疗、磁疗、蜡疗、超声波等方法。

（3）医疗体育：包括运动、体操、太极拳、气功等。

（4）作业疗法：包括日常生活动作如衣、食、住、行训练，职业性劳动动作，工艺劳动动作如编织、泥塑等。通过作业训练，使患者适应个人生活、家庭生活及社会生活的需要。

（5）心理康复：对残疾者及慢性病人进行心理学检查，提供心理咨询及治疗。

（6）营养治疗：拟订合理的膳食和营养食谱。

（7）文娱治疗和音乐治疗：合称"娱乐疗法"，有助于病人恢复健康的心理状态，促进疾病的康复。

（8）康复工程：用电子的、机械的或自动化的器具以恢复或代替人体运动或感觉功能，如轮椅等。

（9）疗养康复：将疗养因素与康复手段相结合。

另外，中医学的推拿、针灸、拔罐等传统疗法也是常用的行之有效的康复手段。

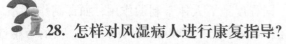

28. 怎样对风湿病人进行康复指导？

根据临床经验，我们将风湿病的康复医疗指导归纳为以下五个方面。

(1) 树立信心: 鼓励病人树立风湿病是可以治疗、而且能够取得满意效果的信心。由于大多数患者病魔缠身,久治不愈,对治疗丧失信心,因此要首先解决信心的问题。风湿病和其他疾病一样,都是在变化的,它在人体中是一个病理过程,并非永恒不变,而是受身体内外的各种因素左右。只要对身体有利的因素,也就是抗病的因素多了,病情就会减轻;相反,病情就会加重。还要强调,风湿病的病理过程也是有规律的,只是目前我们还没有完全掌握,一旦掌握了规律,就能采取有效的防治措施,疗效肯定会更好。社会在前进,医学在发展,今天治不好的病明天就可能有了好办法。因此要树立战胜疾病的信心。

(2) 发挥医患双方的积极性: 医患双方要同心协力,为早日康复充分发挥两方面的积极性。医护方面,为病人创造安静、舒适、幽美的康复环境,合理搭配饮食,建立规律的生活方式,采用中西医先进的康复医疗手段,不断提高疗效。患者方面,要从"被动地服从治疗"这个传统的观念向"主动地配合治疗"和在医护指导下积极地进行"自我治疗"转变。这个转变过程的实现,会对病人起到无法估量的积极作用。"三分治疗七分养"的说法,非常适合风湿病的康复治疗。这"七分养"要靠病人自己来完成。

(3) 处理好以下三个关系: ①整体与局部:整体是指病人,局部是指疾病。在病人的心中,疾病占着主要位置,病人往往忽视全身情况。而实际上,由于病痛的折磨,日久天长,全身许多系统的功能都有了变化。仅用针对某一疾病的药物,不能取得较好疗效,原因就在于此。要使病人在康复医疗过程中,局部与整体兼顾,着眼于"病人"这个整体,使全身各系统的功能都得到恢复和增强。②动与静:这个关系一定要处理好。人是高级动物,动与静是人生不可缺少的两个生理过程。动,是人的属性,是人的本能,是人的特征,是绝对的;而静,是为了更好地动,是相对的,也是不可忽视的。风湿病突出的症状是疼痛,影响关节、肌肉的正常活动,在急性期适当卧床休息是必要的,但必须强调,在病情允许的情况下,应尽早下床活动,坚持功能锻炼。其原则是:动静结合,以动为主。③理疗与药物:风湿病人在急性期或活动期,以速效药物为主,物理疗法为辅;慢性期或稳定期,则以理疗为主,药物为辅。这是因为药物和其他事物一样,具有两面性,有治疗疾病对人体有利的作用,也有不同程度地对人体不利的作用,如毒副作用等,服用久了,害处就可能出现了;再者,有的药物服用时间长了,人的敏感性也降低了,产生了耐药性。所以,慢性期和稳定期的康复,就可以不依赖药物了，而物理治疗，包括天然的和人工的，只要适当运用，效果明显，且没有毒副作用和不良反应。

(4) 采用健身方法以增强体质： 健身方法多种多样，大都可以选用。这里介绍四种，建议病人掌握1~2种，坚持下去，长年不断，形成习惯。目的在于增强病人的体质，这是抗病的基础。①气功：我国是气功的发源地，历史悠久，它是通过调身、调息、调神达到培育真气、防病治病、益寿延年的一种自我健身方法。目前所知功法很多，病人以取动静结合、以静为主的功法为宜，根据病人的不同情况选择不同的功法。②太极拳：以简化太极拳为主。根据病人情况，还可以增练太极剑、五禽戏等传统的健身方法。③快速走路和倒走：是简便易行且能坚持的行之有效的健身方法。快速走路，即每分钟120步，时间由短到长；倒走即退着走，应在平道上或广场上进行，每次100~200步，可与快速走路交替进行。④适当的文体活动：对于风湿病人来讲，从事一些文艺、体育活动是有益的，但一定要适当。鼓励病人进行一些力所能及的体力劳动，有利于关节、肌肉功能的恢复。健身活动要循序渐进、松静自然，不要勉强，更不能急于求成。健身方法不宜多，要少而精，贵在坚持，持之以恒，方能受益。

(5) 人与天地相适应： 人生活在天地之间，存在于大自然之中，不是孤立的，而是不断受到自然界各种因素的影响而变化着的。风湿病尽管病因不明，但发病大都与风、湿、寒等邪有关。因此病人应预防外邪的再次侵袭，注意随着自然季节、气候和天气的变化，采取有效的预防措施，不断总结经验，学会与天地相适应。

29. 中、西医治疗风湿病有什么不同，中医治疗有哪些优势？

(1) 中、西医的不同： 中、西医最根本的区别不是在于形式，而是治病的思想方法不同，即理论体系不同。两者具体的区别在于整体和局部、宏观和微观。中医把人看成一个完整的系统，是一个始终处于相对平衡状态的有机生命体。这个生命体本身有自我防御、自我修复功能。因此，中医的主要工作，就是激发生命体的潜在能量，发挥人体自身力量来治疗疾病。中医思维有整体观、辨证论、全息论等。而西医则把每一个病症看成具体而微观的，仔细研究每一个病症的特点，并针对病因进行直接治疗。西医思维是分科思维、逻辑实证、药物实验、临床验证、成功概率等。

中医是有数千年历史的优秀传统文化，为中国乃至韩国、日本等国家人民的身心健康、民族繁衍、社会发展进步作出过巨大贡献。中医学的文化特性和科学价值无可非议。中医的优势，擅长治疗亚健康和慢性病。中医思维暗合了后科学时代的系统全息论等，整合性思维顺应了时代潮流，经营规模小、灵活、成本低。中医重传承、经验和权威，重功能、精神、个性、治因、治未病、功能状态、主观感受、症候表现和疾病的过程、趋势以及环境和情绪的影响。中医诊断用人工望、闻、问、切和医生的感官来收集患者的信息，活体考察、动态分析、辨证论治。对疾病的治疗手段有药物、饮食、运动、心理、环境。主要治疗原则是"辨证论治""扶正祛邪""调节平衡"等，发挥生命体的自身潜能来治病。中药是取自天然的有机物，多成分、有多靶点效果，是根据"药食同源"的道理尝试出来的。方剂讲究君臣佐使、协同配合，既可治病，又能养生保健，副作用相对较小。中医的劣势，如疗效缓慢、创新少且慢、对科技成果借鉴和市场经营适应性较少；整体观笼统模糊、非定量、复制性差、传授较慢；在急性疾病方面总体不如西医等。

西医虽然仅有短短数百年的历史，然而发展迅速，已渗透、扩展、影响到全世界。西医目前主导现代医学。西医诊断主要依靠人工与机械仪器。治疗手段有药物、器械、心理、运动等。药物为生化或动植物提取的药品，疗效快、副作用大。西医的优势，长于诊断、防疫、治疗和手术；吸取声、光、电等科技成果，重创新，微观领域进步迅速；复制和传播性强，发展迅速；规模大、见效快、善经营。西医的劣势，如未突破生化领域，药物残留重，成本高；机械还原思维；对亚健康和慢性疾病束手无策。

客观地说，中医、西医各有所长，也各有其短。因此，医学发展趋势当为中医学与西医学的融合，优势互补、扬长避短。选择治疗方法应综合考量，以代价小、收效好为原则。具体到某类疾病、某些病情，或以中医为主，或以西医为主，或中西医结合、多种方法综合治疗。

（2）中医治疗风湿病的优势：中医辨证论治风湿病往往能取得较好的疗效，较西医有明显的优势，已为多数专家学者的共识。中医的用药与西医完全不同，中医对于相同的病，不同的人，用药是不同的；同一个人在疾病的不同时期用药也是不同的，是根据病人当时的情况综合考虑，灵活运用。而西医的主要特点是，头痛医头，脚痛医脚，把人体当做一部机器对待，忽略了人是一个具有生命力的有机体。西医只是治病而不治人，消除了一个症状后，不管别的症状发生与否，显然西医这种缺陷是致命的。中医治疗的特点之一是辨证（病证）论治，对证用药。中医辨证论治中有"同病异治，异病同治"之说，对证用药有"一病多方""多病一方"的招数。如同为关节疼痛，有寒证和热证的不同，治法有温经散寒止痛与清热通络止痛之分。中医临床治疗强调"急则治其标，缓则治其本"，根据病情决定攻实补虚、扶正祛邪。中药也以天然草药为主，中医用药有"君、臣、佐、使"之说，灵活多变，寻求最佳组合，最大限度地减轻毒副作用。中医的医学模式涉及生物、心理、环境等。

中医治疗风湿病的最大优势也是辨证治疗。诊断风湿病是一个复杂的过程，在未确诊前西医往往无药可用，而中医医师可以通过辨证施治做出中医诊断给予治疗，并且往往能取得良好的效果。还有一些患者在长期使用大剂量的激素及免疫抑制剂后，会出现很多不良反应，减药或停药过程中病情易反复。而中药通过全身调理则可以明显减少药物不良反应和激素减量时的病情反跳。对于一些对西药过敏或已经不能再使用西药的病人，中药治疗则更为重要。现在人类对风湿病的治疗虽然方法多，而且疗效迅速，但副作用有时比原发病更重，更能影响人体健康。关于免疫功能的调整，目前，人类还没有找到一种药物或方法能在较短时间内使紊乱的机体免疫功能恢复至正常状态，但是，在长期的临床实践和辛勤的研究中，人们已经发现了不少对机体的免疫功能发挥良好刺激作用的药物和因素，如精确的中医药辨证论治、针灸的辨证治疗、良好的精神状态、健康和谐的环境、适宜的运动及合理的饮食等。其中中医药辨证论治较为重要，已经被大多数学者接受，并达成了共识，因为它不但效果确切，而且副作用较小或无副作用。但要强调两点：其一是中医药必须辨证论治，绝不能用一方一药套用所有风湿病人；其二是汤药难煎难吃，须进一步研究，尽量改为易服用的剂型。

30. 风湿病人怎样进行日常自我调护？

大多数风湿病病程较长，多为慢性病，一般只有在病情严重、急性活动期才住院综合治疗，多数患者平时一般都在家中进行治疗调护，这样既不影响工作和生活，又可以积极配合医生的治疗，达到减轻症状、控制病情的目的。那么患者在家中应如何进行自我调护呢？

（1）首先对风湿病要有正确的认识，树立战胜疾病的信心：虽然风湿病是慢性病，治疗难度很大，但绝非不治之症。早期治疗可控制病情，如延误治疗可使病情加重，发生骨破坏，甚至畸形，到那时就难治了。所以有病尽早到风湿病专科医院诊治，按疗程服药切不可乱投医，滥用偏方或激素，否则不仅造成经济浪费、精力消耗，还会带来许多服药的副作用。

（2）生活方面的调护：①避免劳累、受风寒和潮湿。风湿病多与外感风寒湿邪有关，因此，患者不要睡地板、洗冷水浴、开空调过冷过久等。注意天气预报随气温加减衣服，防止感冒，以免加重病情。②饮食应注意营养，宜多食清淡易消化之品，避免吸烟、饮酒及进食辛辣之品。③要学会自我调节，保持心胸宽广和豁达大度，树立战胜疾病的信念。

（3）加强功能锻炼：生命在于运动，运动可以改善关节功能、防止肌肉萎缩、增强体力、促进食欲。除发热、血沉过高者都应进行适当运动锻炼。运动锻炼种类很多，如广播操及关节操，即每天活动颈、肩、肘、腕、手指、腰、髋、膝、踝、足趾等各个关节，使之伸展、屈曲、左右内外旋转，其他如步行、慢跑、骑自行车、打羽毛球等。总之，锻炼可以选择 1~2 种，要动静结合，持之以恒。

31. 风湿病人日常中的注意事项有哪些?

风湿病人的病情波动与缓解都与日常生活有着密不可分的关系，因此应重视日常生活中的点点滴滴。

（1）情绪：风湿病的缠绵难愈，使很多患者具有不同程度的心理障碍。要以自强不息的精神、战胜病魔的信心，面对疾病，鼓励自己，保持心情愉快，平衡心态，才能有效地调节好自身免疫系统和新陈代谢。

（2）日常生活：90% 的患者对气候变化敏感，阴天、下雨、寒冷和潮湿时，关节肿胀和疼痛均可加重，因此，换季时特别是秋冬之交、春夏之交，尤其要注意防寒和防湿，切忌风吹受寒或雨淋受湿。夏季应穿长袖和长裤睡觉，不宜用竹席和竹床。阴天下雨时，应减少外出活动，切忌迎风而卧或睡中以电扇、空调乘凉。卧床休息时枕头不能过高，不宜睡软床垫，膝下不要放枕垫，防止髋、膝关节畸形。支架和双拐是帮助下肢关节破坏的病人行走的最好方法，尽可能自己拄拐行走。

（3）日晒：又称"日光浴"，在无风且阳光充足的天气里，宜多在户外晒太阳。一般选择上午 9~11 时或下午 3~5 时，夏季以上午为宜，冬季以下午为佳。空腹及饭后不宜立即行日光浴，以饭后 1 小时为好，夏季以每日照射 5 分钟开始，以后每日增加 3~5 分钟，直到每日 30 分钟。

（4）怀孕：建议在病情稳定期并停用有关的药物半年以后怀孕。

（5）**休息和锻炼**：急性发作或反复发作期间，不宜锻炼。应在病情稳定后，逐步加强锻炼。锻炼应循序渐进，长期坚持。

（6）**保持和医生联系**：风湿病是一种慢性病，药物见效较慢，每个病人对药物反应也不同，因此，若遇到一些问题应及时和医生联系，以得到必要的帮助；医生也需要了解病人对药物的疗效和副反应等，以便及时对药物进行调整。

 32. 风湿病人要不要"忌口"？

"忌口"指病人患病时在饮食方面的禁忌，为中医治病的特点之一，中医在此方面积累了丰富经验。在治病过程中合理忌口，往往取得事半功倍的疗效。反之，不但影响疗效，还可诱发或加重病情，甚至危及生命。正如俗语说"治病不忌口，坏了大夫手"。

（1）**治疗风湿病要做到合理忌口，需注意"四忌"**。①因证忌口：中医认为"药食同源"，食物同药物一样，也有寒、热、温、凉四气（性），及酸、苦、甘、辛、咸五味。中医治病强调辨证论治，主张"热者寒之，寒者热之，虚者补之，实者泻之"。疾病证候是随着邪正斗争的变化而变化的，如同为类风湿关节炎，在不同阶段，表现的证候也不相同。证候不同，忌口也不相同。证属寒者，禁忌寒性食物，如鸭肉、猪肉、芦笋、藕、西瓜、梨、绿豆等；证属热者，禁忌热性食物，如羊肉、狗肉、虾、黄鳝、葱、姜、大蒜、辣椒、橘子、荔枝等。平素脾肾阳虚容易腹泻者，应忌食生冷、油腻、不易消化食物，生冷者及水果中的梨等均宜少吃；肺胃阴虚口干舌红者，切忌辛热香燥食物，如辣椒、大葱、狗肉、胡椒、人参、黄芪等。如果舌苔黏腻，内湿盛者，则不宜吃油腻及厚味之食物，如甲鱼、脚爪、蹄髈等，甜食和油腻食品也会加重体内的湿气，也不宜多食。如有水肿或血压高的病人，要适当控制水分和盐的摄入。长期服用激素的病人不宜过多摄入糖。违反这些原则，犹如火上浇油，使病情加重。所以临床要密切观察证候变化，随之调换忌口食物。②因药忌口：中医在组方用药过程中，有"十八反""十九畏"的配伍禁忌。在治病过程中，服用的中药与所进的食物同样有配伍禁忌。如服人参、黄芪、首乌、熟地等补药时不能喝茶（茶叶中含有大量的鞣酸，会与补药中含有的皂苷、生物碱结合，产生不能被人体吸收的沉淀物，因而降低补品的补益作用）；食海参、羊肉、鱼、虾等补品时，不能食用酸性水果，如柿子、葡萄、石榴、山楂（会降低蛋白质的营养价值，此外，补品中的钙质与水果中的鞣酸结合，会刺激肠胃，出现腹痛腹泻、呕吐症状，还会产生过敏反应，引起荨麻疹）；服含荆芥的中药汤剂后应忌鱼、蟹；服有白术的汤剂要忌桃、李子、大蒜；服有土茯苓、威灵仙的汤剂忌蜂蜜等。若配合不当，就会降低或失去疗效，甚至会增加中药的毒性反应。③因人忌口：个人体质及饮食习惯不同，忌口也不相同。一般来说，"胖人多湿，瘦人多火"，肥胖之体忌食肥肉及多糖、多盐之品，消瘦之体忌辛热香燥之食，湿重之人忌油腻之食等。有的人平素厌恶吃葱、蒜，或厌恶吃荆芥、芋头、羊肉，食则恶心、呕吐、腹泻、皮疹，甚至休克。此多与个人体质、饮食习惯、宗教信仰，或对某种食物过敏有关。④因时因地忌口：依据"天人合一"理论，人体与自然界有密切联系，临证忌口还要因时、因地而宜。如春季，居处我国东方沿海之人，忌食寒湿之品；夏季多暑、多湿，居处我国南方之人，忌食辛热煎炒之品；秋季多燥，居处我国西北之人，忌食损津生燥之品；冬季多寒，居处我国西北之人，忌食生冷寒凉之品。

当然，腐烂不洁的食物、生肉、野生菌、未熟果物也在忌口之列。

（2）除遵循"四忌"外，还要避免陷入以下忌口误区。①过于苛刻：合理的营养与饮食是机体生长发育、修复组织损伤、产生机体抵抗力、维持正常生理功能的物质基础，是人类一切生命活动的能量来源，也是病人得以康复的必要条件。大多数风湿病属慢性消耗性疾病，恰恰是需要补充营养的，特别是蛋白质的摄入，仅需要因证、因药等忌口。不少病人听说这种病与变态反应有关，因而联想到是不是食物过敏会引起发病或加速病情发展。于是，夏天不敢吃冷饮，平时鱼虾、豆腐等都不敢碰，以致病人食谱单调，营养不全面，对疾病的好转、康复显然是不利的。因此，若过于苛刻，对身体康复非常不利。②过于盲目：忌口毕竟是少数食物，不是普遍和绝对化的，在用药过程中，只要留意一下，就可避免药食禁忌的发生。民间认为，"发物"会引起疾病复发或加重，不管患什么疾病都不能吃"发物"，这就使得忌口过于盲目，是没有科学道理的。所谓"发物"，多指无鳞鱼及虾、海参、羊肉、牛肉、香椿、韭菜等一些高蛋白质和高营养的食物。营养学家则认为，这些"发物"可刺激机体产生激发反应，使机体免疫力被唤醒，促进生理功能的恢复和提高。例如泥鳅含蛋白质、脂肪、钙、磷、铁、多种维生素等，是提高免疫力、保肝佳品，风湿病人应多食之。因此，我们的看法是，除注意以上所述外，过去吃过哪些食物曾明显诱发关节炎发病的应该忌口，不吃这些食物。除此之外，其他食物都可以吃，要吃得多样、均衡，才能保证营养全面、合理。

（3）可加重风湿病症状的食物：①高脂肪类：脂肪在体内氧化的过程中，能产生酮体，而过多的酮体，对关节有较强的刺激作用，风湿病患者不宜多吃高脂肪类食物，如牛奶、肥肉等，炒菜、烧汤也宜少放油。②海产类：病人不宜多吃海鲜，如鲶鱼、蟹、黄鳝、海鱼、海虾等，因其中含有尿酸，被人体吸收后，能在关节中形成尿酸盐结晶，使关节症状加重。③过酸、过咸类：如花生、白酒、白糖以及鸡、鸭、鱼、肉、蛋等酸性食物摄入过多，超过体内正常的酸碱值，则会使体内酸碱值一过性偏高，使乳酸分泌增多，且消耗体内一定量的钙、镁等离子，而加重症状。同样，若吃过咸的食物如咸菜、咸蛋、咸鱼等，会使体内钠离子增多，而加重患者病情。

另外，对服用中药时要不要忌口的问题，也必须作出具体的分析，或者听从医生指导。一般来说，风湿病人服用中药时，没有特别的忌口，忌口对于病人来说，更重要的是忌生冷、黏腻和不易消化的食物，以利于药物的吸收。

总之，在风湿病治疗过程中，要做到科学、合理忌口。既考虑病因病机、证候、用药因素，又要因人、因时、因地而宜，使之有机结合。在不违反以上原则的基础上，避免陷入过于苛刻及盲目忌口的误区，鼓励病人饮食品种多样化，喜欢吃什么就吃什么。使病人的病情尽快得以控制，机体尽快得以康复。

33. 风湿病怎样"治未病"？

"治未病"是中医学重要的学术思想。"治"是广义的概念，除了治疗还包括预防、摄生、保健、调理、康复等；"未病"不仅是指人体处于尚未发生疾病的时段，而且包括疾病在动态变化中可能出现的趋向和未来可能出现的状态等。由于很多风湿病的治疗难度大，易反复发作，呈慢性渐进性、不可逆性，易累及脏腑造成残疾，对社会生产力影响巨大，国内外都将其列入重大疑难性疾病的范畴。因此，风湿病治未病的意义重大。治未病为"上工"之举。根据风湿病的临床特点，我们将其"治未病"归纳概括为以下四个重要环节：未病先防、既病防深、慢病防残、瘥后防复。

（1）未病先防：正气存内，邪不可干。平素应积极主动地锻炼身体、饮食调养、情志调摄；顺应四时，躲避邪气，注意保暖。通过这些具体措施，内养正气，以提高机体的抗病能力，同时避外邪侵袭，从而预防风湿病的发

生。久居潮湿之地或以水为事之人适时使用一些汗利之法以随时驱散体内之
"伏邪"。应避免外伤，若不慎外伤，除治外伤外，还应使用一些活血理气之
剂，以除伏着之瘀血。体胖湿盛之人，应节饮食，尤其是动物内脏、海鲜、
酒类等。减肥有利于减少中老年人患下肢风湿病的几率。有风湿病家族史者，
更应谨慎调理。根据我们多年的经验结合临床资料，提供以下几点建议：①
避免风、寒、湿邪侵袭；②加强锻炼，增强体质；③预防和控制感染；④注
意劳逸结合，饮食有节、起居有常、不妄劳作是强身保健的主要方式。⑤保
持良好的心理状态。

（2）既病防深： 不少风湿病若不及时、正确治疗，可渐深入骨骼、深入
脏腑或反复发作使疾病进入急性活动期而病情日益深重，出现不可逆损害。
如《素问·阴阳应象大论》所言："邪风之至，疾如风雨，故善治者治皮毛，
其次治肌肤，其次治筋脉，其次治六腑，其次治五脏。治五脏者，半生半死
也。"早诊断早治疗、积极正确治疗、综合治疗为既病防深的重要措施。患者
就诊时，病情可能处在不同的病期，关键是采取积极措施尽快控制病情进展
（深入、深重），然后再进一步精心调治，使之尽可能的康复。如骨痹宜益肾，
见肝之病当先实脾等，均为既病防深之常法。综合治疗能提高疗效，为重要
的治疗原则。另外，还要重视护理。①精神护理：有的风湿病患者，由于疾
病影响学习、工作、社会活动或家庭生活，从而带来种种问题，需要家人给
予同情、理解和帮助。②生活护理：家庭环境保持清洁、安静，患者使用的
物品要方便易取，桌椅、床铺、马桶或浴池等设施要适合患者的需要。可口
的饭菜、丰富的营养、适当的活动以及有益的文化娱乐活动等，都会使患者
减少病痛。

（3）慢病防残： 风湿病造成的残疾包括两个方面：身残和志残。这些残
疾多是缓慢发生的。"慢性"这一特点，既给治未病提供了机会，又为治未病
带来了难度。身残包括肢体残疾、脏腑功能下降等。多数风湿病患者心理活
动丰富，当久病尤其是出现某种身残表现时，更易出现明显的心理反应。严
重的心理反应不但不利于病情稳定，反而易促使病情发展，造成更严重的后
果。有些风湿病肢残者的心理问题，可造成部分或明显的社会功能障碍，可
谓之志残，有时志残比身残更可怕。尽快控制病情进展是防止身残的关键；
对已有身残者进行积极的康复治疗能提高生存质量；对志残者应积极进行心
理治疗。总之，在治"身"的同时不忘治"心"。对于身残者来说，要督促
患者按时服药，指导协助其进行关节功能锻炼，鼓励患者必须坚持生活自理，

切不可由家属代办日常活动。患者和家属要了解长期卧床不起、四肢关节不活动，不仅不能治好风湿病，而且会使有可能完全恢复的关节变成永久残废。对于心残的患者来说，一个良好的家庭环境和和谐气氛尤为重要，对风湿病患者的治疗与康复无疑是极为重要的一个因素。

（4）瘥后防复：瘥后，是指疾病的基本症状解除后，到完全康复的一段时间。这一时段的患者往往有以下特点：阴阳未和、正虚邪恋、体用失谐。如处置不当，则易导致原病复发或另起他病，称为复病。风湿病是一类容易反复发作的疾病，其瘥后复病有感复、劳复、食复、药复等几种情况。如临床上经常遇到一些病人在季节交替、感冒发热后、外伤、劳累、暴饮暴食、随便自行停药以及生气等情况之后出现关节肿痛加重，这是风湿病复发或反复的表现。因此，风湿病一旦病情稳定后，除长期正规药物治疗外，平素还要增强体质，增强抗病能力。如散步、多晒太阳、打太极拳等；生活起居规律，多食骨头汤、黑木耳及蛋白质丰富的食物，少食易引起身体不适的刺激性食物；预防感冒发热、外伤等感染。一般宜每年在季节交替前服用中药调理一段时间，提高机体的抗邪能力；同时要保持良好心情和精神状态。总之，瘥后应注意扶正强卫、谨避外邪，以防感复；应避劳神、防体劳、忌房劳，以防劳复；应慎进饮食、适当忌口，以防食复；应避免迭进大补及一有疗效就过早停药等，以防药复。风湿病瘥后若能正确调治、谨慎从事，则能减少复发。

34. 风湿病人应怎样规范求医？

风湿病大多是慢性病，病程漫长，症状复杂，治疗较困难，给病人及家属带来很大的痛苦。随着风湿病学科的发展，人们对风湿病有了一些初步的认识，但有病乱投医的现状却始终没有得到改善，风湿病人对如何选择医院和医生仍然是一筹莫展，面对铺天盖地的广告宣传不知如何是好，同时也担心不合理的治疗导致经济上的浪费，耽误病情。因此，对于风湿病人来说，如何正规地就诊是非常重要的。下面针对规范求医提几点建议，希望引起患者们的重视。

（1）对风湿病科普知识多一些了解，减少盲目求医。在现实生活中，很多人认为，风湿病就是吹了点风、受了点寒气导致身体疼痛或肿胀，吃点药、输点液就好了。其实不然，风湿病有10大类200多种疾病，病种繁多，症状复杂，涉及多个学科，不同的风湿病其发病率、致残率以及治疗和预后均不同。因此，对于已经确诊的风湿病人来说，应该通过各种途径多了解一些风湿病的相关知识，正确认识风湿病，树立积极乐观的生活态度，做到规范地就诊是非常重要的。

（2）**选择正规风湿病专科医院，或综合性医院风湿病专科就诊，固定医院治疗**。风湿病临床表现多种多样，涉及肾病科、免疫科、皮肤科、血液科、骨伤科、检验科、放射科、康复科等多种学科专业；加之风湿病病程长，诊断复杂，治疗难度大，可能导致的后果非常严重，故而应尽量选择正规的风湿病专科医院或有风湿专科的综合性医院进行诊治。这类医疗机构医务人员专业素质高，有长期从事风湿病、关节炎的诊疗经验，医疗设备先进，服务体系完善，收费合理，并且有省、市及新型农村合作医疗保险。患者到此就诊，无论是疗效还是费用都能得到很好的保障。切不可轻信某些虚假广告宣传，否则容易耽误病情，造成健康和财产的双重损失。

（3）**固定风湿病专科医生，有利于早诊断早治疗**。由于我国在风湿病学方面起步晚，很多医院没有开设风湿病专科或是没有配备专职人员，很多风湿病人多到肾病科、血液科、皮肤科、中医科等科室就诊，这些科室医生对于风湿病早期诊断相对而言有些力不从心。而专业的风湿病医生都接受了多方面的特殊训练，无论是在风湿病理论水平上还是临床实践上都有比较全面系统的了解，专科诊断、治疗技术娴熟。所以，为了得到更好、更完善、更系统的治疗，请选择风湿科医生，或专门从事风湿病治疗的医生就诊。

另外，要坚持长期系统治疗。值得注意的是，不少病人因对风湿病缺乏认识，治疗过程中急于求成，进而对医生的水平缺乏信任，往往仅接受一两周的治疗后感觉没有很好的疗效就转到另外一家医院就诊。几经周折，所有的医院都转了一遍，病还是没有治好。这种就医方式是不科学的，更何况风湿病不是普通的感冒发烧。风湿病的治疗是需要时间和耐心的，一般至少是半年到一年，甚至数年或更长时间，其目的是控制病情进展。医生会根据患者的情况制定一个长期、系统、综合的治疗计划。用药期间需要进行疗效观察，根据病情变化，及时调整治疗方案。因此，最好固定在一家正规风湿病专科医院，或正规综合医院的风湿病专科，并且固定医生进行长期系统治疗。

（4）**定期复诊，加强医患沟通，这一点对风湿病的康复是非常重要的**。经过一个阶段的治疗，只有通过复诊和沟通才能知道疾病控制的情况，药物对身体有没有产生副作用；主诊医师才能对病情实施全过程监控，进而根据各项指标或收集的信息对疗效进行评估，调整治疗方案，以便更加安全地进行治疗，促进早日康复。

35. 风湿病人应如何向医生倾诉病情？

风湿病人及其家属应详细、准确地将病情主动告诉医生。那么病人应如何向医生陈诉病情呢？要注意以下几点。

（1）什么时间、什么原因发病的？有无诱因，如受凉、劳累、外伤等？肿胀、疼痛首先出现在哪个关节？急性还是慢性起病？有无晨僵及伴发症状，如发热、乏力、汗出等？关节疼痛的性质怎样？什么因素可使疼痛加重或缓解？

（2）到哪些医院就诊过？诊断是什么病？做过哪些检查？结果及数据怎样？做过哪些治疗，用过什么药物，效果怎样？如果在外院有检查结果和病历最好也要全部带来，可以让医生看到你以前的治疗情况，要记住以前服用的药物名称及治疗的方法。

（3）以前得过什么病？家族中或血缘亲人中有无患过类似疾病？对什么药物过敏？

（4）在诉说病情时要重点突出，主次分明，时间的前后次序不要搞乱，不要拖泥带水、词不达意，这会给医生尽快诊断和治疗带来不小的障碍。避免夸大症状或者啰里啰唆说了一大堆，而主要问题反而没突出甚至被忘掉。

（5）病人回答医生的提问，力求详细、准确，不能含糊其辞，也不该隐瞒，不必难为情。这样才能使医生得到足够的信息而进行诊断和处理。有些问题一般人看起来不重要，但在医生的眼里可能是十分重要的。不要将自己的臆测和想法当做病情告诉医生，实际上你传递给医生的信息不是病情，而是自己的理解和认识。

（6）看病前可以把自己的病情在头脑里按前后主次整理一下。如果是复诊病人，还应该把上次就诊后的情况、治疗效果归纳一下，以便向医生叙述。如果是聋哑病人，可以事先准备，采用书写的方式和医生笔谈。

36. 风湿病人看中医要注意什么？

中医医生看病诊断需要"望、闻、问、切"四诊，然后综合分析，辨证施治。因此，影响四诊的因素都要注意。例如，在就诊前如患者服用过牛奶、豆浆或葡萄、杨梅、乌梅等，就容易给医生望诊造成干扰，因为牛奶和豆浆容易使舌苔变白腻；葡萄、杨梅、乌梅等容易使舌苔变黑。另外，咖啡、蛋黄、橘子及黄色的药片可使舌苔变黄，也容易造成误诊。如果患者就诊前用了香水或洗浴时用了香料，则会影响闻诊。问诊是医生诊断的第一手资料，必须详细和清晰地回答医生的问题，但有的患者对有些症状可能想不起来，或者忘记告诉医生，这样会给医生的诊断带来困难。饮酒、剧烈活动（如快速赶路、爬楼梯等）易使气血运行加速，脉搏加快，会影响医生切脉。患者也不要在饭后立即就诊，因为饭后血液流动会变缓，同样会影响医生切脉。若有上述情况，应主动向医生说明。另外，还必须指出，切脉并不像有些人说的那样神秘，"病人不开口，一按便知有没有（病）"，事实上，脉象并不能反映一个人的全部病理变化，有些不同的病理变化可以表现为同一种脉象，而同一种脉象有时也代表着不同的病理变化。所以，看病不能只靠诊脉，而要"四诊合参"。

37. 风湿病是门诊治疗好，还是住院治疗好？

风湿病的发病率较高，且我国的农村病人较多，每个患者都到医院住院治疗显然是不可能的。再者，风湿病多为慢性疾病，甚至伴随人的终生，所以，无休止地住院治疗也是不切合实际的。因此，风湿病应以门诊治疗和家庭治疗为主。因为大部分时间患者都生活在家里，故一切治疗、康复措施亦应以家庭为主，可以定期到门诊复诊，以便请医生加以指导。

如果疾病处于发展期或活动期，血沉大于 50mm/h，关节肿痛明显，应住院治疗。另外，一些经多方治疗效果不理想的病人，也应考虑住院治疗。因为住院有以下好处：①可以避免家中的某些不利因素，例如家属对病人的过分迁就使之变得过分依赖别人，或对所有的帮助显示敌意。②住院后，即使基本的治疗未变，由于外来事务减少，一些本来使病人为难的问题（如离开工作等），自然得到解决，情绪反而稳定，能够面对患病的现实，主观症状因之改善。③住院后病人会比较诚恳，医生可以完全了解疾病和治疗情况，及早开始最适宜的治疗方法。④住院期间，病人之间沟通交流增多，容易消除自卑感和建立自信心。但是，由于经济困难或医院床位紧张等，病人不可能都如愿以偿地住进医院。目前，比较符合实际的办法是，让重病人采用间歇住院治疗。经过住院正规治疗，病情得以控制，可让病人回家按计划继续进行治疗。若病情持续好转，就坚持在家治疗；若病情反复或加重，及时复诊或住院治疗。这种短期住院、长期在家、定期复诊的治疗方法，已经证明对较重的风湿病人是非常有效的。

38. 风湿病人用药要注意什么?

风湿病人用药要注意以下几点:①应在医生指导下用药,了解该药的适应证、剂量、用法,严格按说明书或医嘱用药;同时必须注意说明书上毒、副作用及禁忌证,有不理解的地方应向医生请教,切勿大意,以免造成不良后果。②分清儿童、成人和老人用药,一般儿童和老人用药量比成年人要小;分清内服药和外用药,一般外用药不能内服,以免发生危险;未标明名称、剂量的药物不能使用。③注意药品的有效期,过期失效的药物不能使用。④保藏时间过久,变质、变色、发霉、溶化的药品不宜使用。⑤药物应保存在干燥、低温、避光的地方。

39. 风湿病人能否同时服用治疗其他疾病的药物,中、西药能否合用?

风湿病人若患有其他疾病,治疗时一般可同时配服治疗其他疾病的药物。如高血压患者可同时服用降血压类药物,心脏病患者亦可配服治疗心脏病类药物,其他如糖尿病、感冒及妇科疾病等药物亦可同时服用,但降脂药物应酌情减服。一般来说,中、西药可以同时服用,但若两者交叉相隔开来服用,影响较小。应该说明,患有肝脏、肾脏疾患的病人,不宜同时服用多种中、西药物,因为不管中药或西药,都是要通过肝脏代谢和肾脏排泄,多用药也就增加了肝脏、肾脏的负担。另外,各种药物在人体中的作用可以相辅相成,但也可以相互抵消,甚至可以相互拮抗。所以,多种药物合用要在医生指导下进行,要注意有无配伍禁忌,要合理用药。

40. 风湿病人如何煎煮和服用中药?

一般来说,煎煮中药最好使用砂锅,因为砂锅性质稳定,不会与中药有效成分发生化学反应。煎煮前应用凉水将中药浸泡至少30分钟(最好2小时),一般水比药面高出3~4cm即可,这样容易把有效成分煎出。先用武火煎煮,水开后再用文火煎煮。武火指火势急,火力猛,温度上升快,水分蒸发快的煎法;文火指火势缓,火力弱,温度变化不大,水分蒸发慢的煎法。

每日 1 剂，每剂两煎。头煎加水 500~600ml，水开 20 分钟取汁约 200ml；二煎加水 400ml，水开 10 分钟取汁约 100ml，两煎取汁混合共约 300ml，分两次服用。服用中药应兼顾日常的三餐进食，即"食气消则服药，药气消则进食"（《汤液本草》），服药时间一般安排在每日上午 10 时、下午 4 时、晚上 9 时。当天的药当天服用，不宜过夜。另外，服用中药还要注意两个问题：一是生活要规律，情绪稳定；二是忌烟酒，忌辛辣油腻。

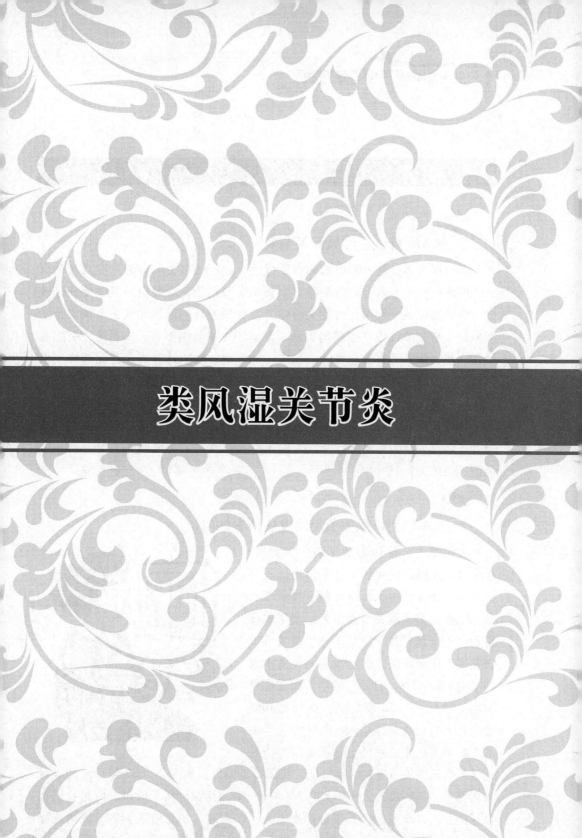

类风湿关节炎

一、简介

 41. 什么是类风湿关节炎?

类风湿关节炎是一种以对称性、慢性、进行性多关节炎为主要表现的自身免疫性疾病。本病侵犯的靶器官主要是关节滑膜，滑膜炎是其主要病理改变。滑膜炎可反复发作，致使关节软骨及骨质破坏，最终导致关节畸形及功能障碍，是一种致残率较高的疾病。本病还可累及多器官、多系统，引起系统性病变，常见的有心包炎、心肌炎、胸膜炎、间质性肺炎、肾淀粉样变性以及眼部疾患（如巩膜炎、虹膜炎）等。由此可见，所谓类风湿关节炎并非仅关节发生炎性病变，而是全身性、广泛性病变，因此，"类风湿关节炎"这个名称其实是不合适的，应称之为"类风湿病"才比较恰当。但大多数病人毕竟还是以关节为主要症状，故人们还是习惯称之为类风湿关节炎（简称类风湿、类风关）。

 42. 类风湿关节炎的发病情况如何?

类风湿关节炎作为常见病、多发病，在世界上以温带、亚热带和寒带地区较多见，热带地区较少见。但目前世界上没有一个国家无类风湿关节炎患者，说明本病可发生于全世界各个地区。类风湿关节炎可发生于任何年龄，在全世界成年人中发病率为 1%~2%，且随年龄增长而发病率增高，常在 40~50 岁发病。在气温和湿度变化大的北欧某些地区，类风湿关节炎的发病率为 0.5%~3%，非洲撒哈拉边缘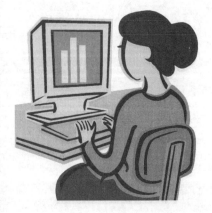地区的类风湿关节炎发病率较低。我国按美国风湿病学会 1987 年诊断标准对人群普查，得到成人患病率为 0.3%~0.5%，且农村高于城市。但是我国幅员辽阔，人口众多，病人数量相当庞大，以东北、华北地区为多。按调查显示的发病率推断，估计我国有类风湿关节炎病人 360 万~600 万，因此，类风湿关节炎是危害国人健康的重大疾病。

43. 类风湿关节炎有什么危害?

首先，关节肿痛是每一个病人都具有的，疼痛程度因病情的轻重而异。轻者对日常生活和正常工作造成一定影响；重者夜不能寐，生活不能自理，造成病人及其家属精神上和体力上的极大痛苦和消耗。其次，由于类风湿的病变主要是关节的滑膜炎，随着炎症的进展，因炎症而产生的富有血管的肉芽组织——血管翳，破坏关节软骨及骨质。时间一长，软骨及骨质被破坏，使两个关节面互相融合在一起，发生强直，可形成各种关节畸形。同时在发病过程中，由于疼痛，缺乏正确的医疗指导和监督，不注意正确的姿势导致关节功能丧失。由于关节的肿痛和活动受限，关节附近的肌肉可发生僵硬和萎缩。关节的强直和畸形、肌肉的僵硬和萎缩，将造成关节不同程度的残疾。病人长年累月生活在痛苦之中，病情缠绵难愈，控制后又易复发，但多不危及生命，因此，有人把它称为"不死的癌症"。另外，关节外还有病变，主要表现为系统性血管炎、心脏病变、弥漫性肺间质纤维化、胸膜炎、肾脏损害、神经系统病变、骨骼肌病变等，严重者可危及生命。这些都给病人带来极大的危害。

44. 类风湿关节炎发病与哪些因素有关?

一般说来，受凉、潮湿、劳累、精神创伤、营养不良、外伤等为本病的诱发因素。70%的关节炎病人对气候变化敏感，阴天、下雨、寒冷、潮湿等气候均可使关节肿胀、疼痛加重，有"天气预报""气象关节"之称。有人曾对 100 例类风湿关节炎患者进行统计，以寒冷（42%）和潮湿（27%）诱发者占绝大多数，此外，尚有感染（10%）和外伤（8%）及无明显诱因可查者（13%）。从统计学上分析，类风湿关节炎患者的血型以 AB 型和 A 型较多，在每年的春分和秋分前后或二月、八月，发病、加重或恶化。各种感染亦可诱发或加重类风湿关节炎，关节扭伤、跌伤和骨折等也是类风湿关节炎发病的诱因。心理创伤尤其是儿童在父母离异或亡故之后，发病率也较高。社会经济状况低下，受教育程度较低者发病率也高。类风湿关节炎的确切病因与发病机制尚不十分清楚，目前认为和遗传、免疫、感染等关系密切，具有某些遗传因素的人，在内分泌及环境因素影响下，在外来抗原刺激下产生免疫反应后发病。

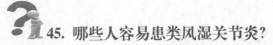

45. 哪些人容易患类风湿关节炎?

一般来说，体质比较差、抗病能力下降者或居住环境恶劣者容易患类风湿关节炎。如长期从事重体力劳动，伤气耗血的人，以及久病、产后身体极度虚弱的人；心事过重，忧心忡忡使脾胃功能受损，造成营养不良等出现抵抗力下降的人，再受风、受寒、受潮，从而容易导致本病的发生。另外，长期居住、躺卧在阴冷潮湿环境中的人也易患本病。

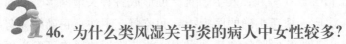

46. 为什么类风湿关节炎的病人中女性较多?

人们发现，类风湿关节炎的病人中女性较多，各国资料也都证明类风湿关节炎女性发病率较高，男女发病比为1:2~4。女性发病高峰在40~49岁和60~69岁两个年龄段。这是为什么呢? 在研究中发现，女性类风湿关节炎病人体内，有雄激素作用或促蛋白合成作用的类固醇激素的代谢产物水平较对照组明显降低，而男性类风湿关节炎病人，雄激素代谢产物呈现低水平状态。有人观察发现在服用避孕药的女性中，类风湿关节炎的发病率较未用者要低50%左右。临床医生们也观察到女性类风湿关节炎的病情较男性进展得快，也更为严重。另外，雌激素可能促进类风湿关节炎的发生，而孕激素则可能减缓类风湿关节炎发生。通过很多现象，人们认为性激素通过免疫作用而导致疾病变化。

47. 儿童也会患类风湿关节炎吗?

类风湿关节炎是一种常见病，它不仅威胁着成年人，儿童也同样能患病。16岁以下的儿童患了类风湿关节炎，在美国称为幼年类风湿关节炎，在英国和欧洲称为幼年慢性关节炎，2001年国际风湿病学联盟儿科常委专家组将本病纳入幼年特发性关节炎范畴。本病是一种常见的多发性儿童风湿性疾病，可发生于儿童期的任何年龄。临床根据起病形式进行分型：①全身型：又名斯蒂尔病，临床表现为不规则发热，短暂游走性斑丘疹，淋巴结肿大及白细胞增高等。②多关节型（类风湿因子阴性）：临床表现多为对称性、手足小关节病变等。③多关节型（类风湿因子阳性）：临床表现基本与成人相同，以女孩多见。④少关节型：可分为两型。Ⅰ型多发于 5 岁前，很少周身症状，最多影响膝关节，其次为踝关节，故病儿多跛行。Ⅱ型多发生于 9 岁后，男孩多见，多累及下肢大关节，表现为足跟痛等，多数患者数年后出现骶髂关节炎，并进展为强直性脊柱炎。其中多关节型（类风湿因子阳性）易发展为典型的类风湿关节炎，若符合类风湿关节炎诊断标准，可以直接诊断为幼年类风湿关节炎（JRA）。

48. 类风湿关节炎发病与感染有关系吗？

许多年来，感染曾一直被怀疑为类风湿关节炎的病因。本病的许多临床特点如发热、白细胞增多、局部淋巴结肿大及受累关节出现红、肿、热、痛等炎症现象，都与感染所引起的炎症十分相似，并被认为感染是首发因素，在不同的病人中可能由不同的感染性首发因素引发本病。有报道说，50% ~ 80% 的类风湿病人是在反复发作的咽炎、慢性扁桃体炎、上颌窦炎、中耳炎、胆囊炎、流感和其他感染之后，经 2 ~ 4 周开始发病的，故认为本病的发生与感染有关。另外，有人发现产气荚膜杆菌在类风湿关节炎病人的粪便中约占 67%，而在健康人中仅为 0.9%。也有人认为结核杆菌和奇异变形杆菌与类风湿的发病有关。国外发现 1 例 6 个月婴儿在脓毒败血症骨髓炎之后变为类风湿关节炎；随后，又在患皮肤病、骨髓炎和脓毒败血症之后发生类风湿的病人的血液和化脓灶中培养出葡萄球菌。后来，通过免疫学研究证明，36% 的少年类风湿关节炎与葡萄球菌感染有关。近年来，有人认为类风湿关节炎可能与 EB 病毒有关，约 80% 的类风湿病人血清中可检出高滴度的抗 EB 病毒抗体。EB 病毒是一种多克隆的 B 细胞刺激物，可刺激 B 细胞产生包括类风湿因子的免疫球蛋白。有人用显微镜检查类风湿病人的滑膜，在滑膜细胞内发现了病毒样小体，故本病的病毒病因学说也不能放弃。另一方面，许多已知的感染性疾病如亚急性细菌性心内膜炎、结核、麻风等均能使患者血清中的类风湿因子增加。有关报道提到过的病原体种类甚多，如类白喉杆菌、梭状芽孢杆菌、支原体和风疹病毒、巨细胞病毒、单纯疱疹病毒以及Ⅰ型人T细胞白血病病毒等，都被认为是类风湿的病原体。虽然也从许多类风湿病人的血液或关节滑液中培养出链球菌、葡萄球菌、类白喉杆菌、支原体、A 型产气荚膜杆菌、原虫等，但感染作为本病的病因仍有站不住脚的地方，如实验不具备可重复性，且无法用这类致病微生物制造出动物模型。又如，有人将类风湿病人的白细胞、淋巴细胞或血浆输入健康人体内，却并未引起类似疾病。因此，众多学者对此观点提出质疑。感染与本病直接发病究竟有多大的关系，有待进一步研究。

近年来，人们研究注重机体对微生物的免疫反应，发现类风湿病人对某些微生物感染的高免疫反应现象，提示可能与本病的发病有关。

49. 类风湿关节炎发病与遗传有无关系?

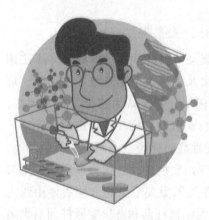

早期的家族调查和孪生子发病率的研究发现，类风湿关节炎的发病有轻微的家族聚集趋向和孪生子共同患病的现象。家谱调查结果表明，类风湿病人家族中类风湿的发病率比健康人群家族中高 2～10 倍。日本绪方氏从 2113 例类风湿患者的家族调查中，发现有 156 个家族有家族性发病。近亲中类风湿因子阳性率也比健康人群高 2～3 倍。史密斯等复习的 29 对单卵双胎子中有 2 对患类风湿，另 1 对虽分居两地，但在 53 岁和 56 岁时，也都发生了类风湿。卡普斯塔等报道 1 对单卵双胎子，在 3 岁和 5 岁时发生了类风湿，其母亲曾患过幼年类风湿关节炎。类风湿关节炎病人所生的单卵双胎或双卵双胎子易患类风湿的事实，说明了遗传因子的作用，提示遗传因素在类风湿关节炎的发病中起一定作用。根据对 Lewis、Ziff 和 Stecher 等人的资料综合分析，发现患类风湿关节炎家族人数为 10012 人，平均患病率为 7.45%，对照组家族人数 11206 人，平均患病率为 2.38%，家族患病率是对照组患病率的 3.13 倍。单卵双生子的患病一致率为 30%～50%，而双卵双生子则为 5% 左右，近亲中母系比父系患类风湿关节炎的为多。但是，也有人报道 28 对孪生子中有 25 对中 1 人患类风湿，而另 1 人健康。美国对患类风湿的印第安居民家族史的研究，也未能提出遗传因素。因此家族性患病率增高，除了遗传因素外，还应考虑家庭环境、营养状态、生活习惯、心理情况等各方面的影响。

人们近年研究发现，人类白细胞抗原（HLA）－DR$_4$的阳性率在患类风湿关节炎的白种人为 60%～70%，对照组为 20%～25%。患类风湿关节炎的中国人为 43% 左右，对照组为 14%～18%。以上事实提示携带某种 HLA 抗原

（DR$_4$/DR$_1$）的个体具有对类风湿关节炎的易感性，也表明类风湿关节炎与遗传有关。

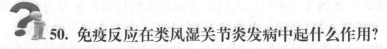

50. 免疫反应在类风湿关节炎发病中起什么作用？

随着自身免疫实验研究的进展，近年认为，本病为多种因素诱发机体的自身免疫反应而发病。类风湿发病的自身免疫学说现已被多数学者普遍接受。他们认为，本病起病为先有感染原（细菌、病毒、支原体等）侵入关节腔，以病原体作为抗原刺激滑膜或局部引流淋巴结中的浆细胞，可以产生特异性免疫球蛋白 G 抗体。抗原抗体复合物形成后，抗体即转变为异体，再刺激浆细胞，就会产生新的抗体，这就是类风湿因子。类风湿因子和免疫球蛋白结合成免疫复合物。这种物质能激活身体内的另一个系统——补体系统，释放出炎症介质（如组胺），引起关节滑膜和关节腔内炎症，从而促发中性粒细胞、巨噬细胞和滑膜细胞的吞噬作用。这些吞噬免疫复合物的细胞可称为类风湿细胞。为了消除这种免疫复合物，类风湿细胞自我破裂，释放出大量的酶，这些酶叫做溶酶体酶，其中就包括多种酸性水解酶，它们专门破坏滑膜、关节囊、软骨和软骨下骨的基质，造成关节局部的破坏。但是，免疫反应在类风湿发病中如何受触发，人们并不清楚。可有人研究发现在正常关节组织中几乎没有 T 细胞的存在，而在类风湿病变关节中却大量存在，并存在不同于外周血的 T 细胞亚群。在类风湿的滑膜组织中发现有淋巴细胞和大量浆细胞浸润，有免疫球蛋白、补体及免疫复合物沉积。在类风湿病人的关节积液和滑膜组织中，陆续检测出多种细胞因子如白介素（IL-1、IL-2、IL-4、IL-6、IL-8、IL-10 等）、肿瘤坏死因子（TNF）和 γ 干扰素等。人们不禁要问，很多人都受到过感染，为什么有人就会产生如此强烈的免疫反应呢？原来，有一种超抗原能引起机体出现较一般抗原更强烈的免疫应答反应。超抗原来源于细菌和病毒等，它进入人体后有力地激活了 T、B 细胞大量繁殖，增殖的 T 细胞随之进入无免疫反应的状态，而 B 细胞却持续地增殖分化并分泌大量抗体；当 T 细胞处在激活状态时，它呈多克隆增加，诱发出机体的自身免疫性疾病。著名的免疫学家 Medawar 指出，感染的危害性不仅在于机体防御功能所造成的损伤，也在于机体所进行的防御所导致的疾病。

以下几点支持自身免疫学说：①类风湿患者关节滑膜组织中有大量淋巴细胞和浆细胞聚集，反映了局部存在着活跃的免疫反应；②患者的滑膜组织能合成大量的免疫球蛋白（包括类风湿因子）；③关节部（包括滑液）有免疫球蛋白与补体形成的复合物，且关节液内补体浓度的降低程度与免疫复合物的活性一致。由于在患者的血清、关节组织、关节滑液中均未能分离培养出公认的致病生物因子，所以，人们认为引起免疫反应的抗原为自身抗原（即自身的某种成分发生改变，使机体不能认识它，被作为抗原成分对待，机体就产生相应的抗体来对付它）。关于自身抗原的来源有两种看法：①自身IgG 分子由于某种不明原因的作用而发生变性或分子构型改变，从而获得抗原性；②自身纤维蛋白分子由于某种原因发生了改变，机体则对自身的纤维蛋白发生免疫反应。类风湿关节炎的发病机制还有一个重要的"分子模拟假说"，认为与类风湿关节炎有关的细菌或病毒的蛋白质中有些氨基酸序列与人体的关节软骨内的一些蛋白质（如软骨糖蛋白、Ⅱ型胶原蛋白等）及滑膜细胞表面的 HLA－DR$_4$/DR$_1$抗原上的一些氨基酸序列相似，致使外来抗原的抗体不仅与外源性抗原结合，又可识别机体内与外源性抗原相似的蛋白质（自身抗原），形成交叉免疫反应。至此，发动和调控了整个类风湿关节炎的病程。

51. 类风湿关节炎病人的关节是怎样被破坏的？

类风湿关节炎病人关节的破坏与其病理学特点有密切关系。类风湿关节炎的基本病理特点是滑膜炎。滑膜是类风湿关节炎的"主战场"，滑膜组织病变时，明显的肿胀并形成细绒毛样突起伸入关节腔，由于滑膜组织、软骨和滑液内的抗原抗体相互作用，以及滑液内补体系统的参与，血管通透性增加和白细胞成分大量聚集等，并释放出大量水解酶、氧基因和花生四烯酸的代谢物，它们可以直接引起炎症反应和组织损伤。由于胶原纤维增殖及血管周围炎症，机械动作不协调使软骨损伤。滑膜增厚伴有滑液积聚，使关节腔内压力增高、滑膜血流障碍，病变进一步恶化。骨质的侵蚀性病变也可使肌腱损伤或破裂。正常关节能承受很大压力，甚至超过其体重的一倍以上，患类风湿关节炎时由于酶的破坏作用，关节不能承受较大压力而易造成关节半脱位。

52. 类风湿关节炎发病的形式有哪些？

类风湿关节炎常见的发病的形式有以下几种：

（1）隐匿起病：临床上较多见，60%～70%的病人是隐匿缓慢起病的，最初可表现为全身不适、疲乏无力、低热、食欲减退等。经数周至数月后，出现对称性关节肿痛和活动障碍并伴晨僵。一对关节炎症尚未完全缓解，而另一对关节又出现炎症。炎症关节周围的肌萎缩和肌肉软弱无力也逐渐出现。

(2) 急性起病：8%～15%的病人急性起病，几乎同时出现多个关节红、肿、热、痛及活动障碍，且早期常不对称，病情进展较快。

(3) 中间型起病：15%～20%的病人起病快慢且严重程度居于上述两种形式之间，在发病后数日至数周出现关节红、肿、热、痛及活动障碍，全身症状也较隐匿起病者明显。

(4) 复发型起病：病初呈急性间歇性关节炎，侵犯1～2个关节，局部肿胀及疼痛而伴有红斑。持续数小时至数日后自行消退，之后又复发，间歇期可无症状。多次反复发作后关节肿胀不消退。

关节肿胀此肿彼消，关节疼痛此重彼轻，关节炎症此起彼伏，缠绵难愈，若不能及时控制，终将导致残疾。这就是类风湿关节炎起病形式的关节变化规律。

53. 中医学对类风湿关节炎是怎样认识的？

中医学认为，类风湿关节炎属于"痹病"范畴。根据类风湿关节炎病邪多深入骨骼，具有病程长、难以治愈的临床特点，当属于痹病中的"顽痹""尪痹""历节风""白虎风""痛风"等。对于本病，早在《素问·痹论》中就有论述："风寒湿三气杂至，合而为痹也，其风气胜者为行痹，寒气胜者为痛痹，湿气胜者为著痹"；并指出其病因："所谓痹者，各以其时重感于风寒湿之气也"。明·李梴《医学入门》说："顽痹，风寒湿三邪交侵……初入皮肤血脉，邪轻易治；流连筋骨，久而不痛不仁者，难治。久久不愈，五痹复感三邪，渐入五脏，卧不起床，泻多食少"，强调本病的顽固性。因为类风湿关节炎晚期多身体尪羸，20世纪80年代焦树德教授将本病称为"尪痹"。

中医学认为，先天禀赋不足，正气亏虚，感受风寒湿热等邪，痹阻于肌肉、骨节、经络之间，使气血运行不畅，病久累及肝肾，伤及筋骨而导致本病。娄多峰教授将其病因病机概括归纳为正气亏虚、邪气侵袭、痰浊瘀血三个方面，简称为"虚、邪、瘀"。

(1) 正气虚弱：即人体精、气、血、津液等物质不足，及脏腑、经络组织功能失调。正气亏虚，外邪易侵。《内经》特意强调了"邪之所凑，其气必虚"，在《素问·评热病论》中曰："风雨寒热，不得虚，不能独伤人。"故正气不足，诸虚内存，是本病发生的重要内部原因。正虚主要与以下因素有关：①禀赋不足，《灵枢·五变》曰："粗理而肉不坚者，善病痹。"即是说先天腠理不密，肌肉疏松者，邪气易侵，而易致痹病；②劳逸失度，《素问·宣明五气》曰："久立伤骨，久行伤筋"，指出了劳累过度，耗伤正气，气血不足，而伤筋骨致痹。③病后产后，气血大亏，内失荣养，外邪易侵，而致本病。唐代《经效产宝》曰："产后伤虚，腰间疼痛，四肢少力，不思饮食。"

（2）邪气侵袭：指六淫之邪侵袭人体。《内经》中多次强调了外邪的致病作用，《素问·痹论》曰："所谓痹者，各以其时重感于风寒湿之气。"《素问·评热病论》则曰："不与风寒湿气合，故不为痹"。《灵枢·刺节真邪》曰："邪气者……其中人也深，不能自去。"汉·华佗《中藏经》继承并发展了这一观点，增加了"暑邪"致痹，并首次明确了风寒暑湿为痹病的病因，提出"痹者，风寒暑湿之气中于人，则使之然也""痹者闭也，五脏六腑感于邪气……故曰痹"。概括地说明风、寒、湿、热邪是痹病发生发展的外部条件。邪气侵袭主要与以下因素有关：①季节气候异常；②居处环境欠佳；③起居调摄不慎。

（3）痰瘀气滞：瘀血痰浊气滞是痹病的一个重要病理变化，故《素问·痹论》说："痹在于脉则血凝而不流"，《素问·调经论》则说："血气不和，百病乃变化而生"，又曰："血气与邪并客于分腠之间，其脉坚大。"《素问·五脏生成》说："卧出而风吹之，血凝于肤者为痹。"《灵枢·阴阳二十五人》曰："切循其经络之凝涩，结而不通者，此于身皆为痛痹，甚则不行，故凝涩。"《素问·平人气象论》说："脉涩曰痹"。以上这些是说患痹之人必有"瘀血"存在，而导致气血壅滞，痹阻经脉。《中藏经》曰："气痹者，愁忧喜怒过多……"，强调情志郁滞而致痹。宋·陈言《三因极一病证方论》谓："支饮作痹"，明·董宿《奇效良方》则进一步说："支饮为病，饮之为痰故也。"清·董西园《医级》"痹非三气，患在痰瘀"是对此病因的最佳概括。痰瘀气滞主要与以下因素有关：①七情郁滞；②跌仆外伤；③饮食所伤。

正气亏虚、邪气侵袭、痰瘀气滞三者关系密切。正虚是类风湿发病的内在因素，起决定性作用；邪侵是发病的重要条件，在强调正虚的同时，也不能否认在一定条件下，邪气致病的重要性，有时甚至起主导作用；不通（痰瘀）是发病的病理关键。在本病发展变化过程中，病理机制甚为复杂。一般可以出现以下四种情况：①邪随虚转，证分寒热；②邪瘀搏击，相互为患，

"不通"尤甚；③邪正交争，虚因邪生，"不通""不荣"并见；④正虚痰瘀，相互为患，交结难解。痹必有虚、痹必有邪、痹必有瘀，凡本病患者体内虚、邪、瘀三者共存，缺一不可。但不同的患者，虚、邪、瘀三者具体的内容不同、程度不同。虚、邪、瘀三者紧密联系，相互影响，相互为患，互为因果，形成双向恶性循环，即正虚易感邪，邪不祛则正不安；正虚则鼓动气血无力易致瘀，瘀血不祛新血不生则虚更甚；瘀血阻滞则易留邪，邪滞经脉则瘀血难祛。使类风湿关节炎的临床表现错综复杂，变证丛生。

本病的病性是本虚标实，正虚（肝、肾、脾虚）为本，邪实、痰瘀为标。基本病机是素体本虚、气血不足、肝肾亏损、风、寒、湿邪痹阻脉络，流注关节，痰瘀痹阻。病位在骨、关节、筋脉、肌肉，与肝、脾（胃）、肾等脏腑关系密切。本病初起，外邪侵袭，多以邪实为主。病久邪留伤正，可出现气血不足、肝肾亏虚之候，并可因之造成气、血、津液运行无力，而风、寒、湿等邪气侵袭，又可直接影响气、血、津液运行，导致痰瘀形成。痰瘀痹阻，日久耗伤正气，邪又易侵，如此恶性循环，终使关节肿大、强直、畸形而致残。病变后期可累及脏腑，可发展成脏腑痹。

54. 类风湿关节炎的预后如何?

患了类风湿关节炎以后究竟会怎样？这是所有病人都十分关心的问题。从类风湿关节炎发病初期的表现，很难预料以后的病程长短和预后好坏。一些病人能自然缓解，或仅有短暂的急性发作，此后有较长时间的稳定或完全缓解；而另一些病人的病情向严重方向发展，持续不断加重，直至出现关节畸形；但大多数病人的病情波动不稳定。因此，类风湿关节炎的预后有个体差异性。根据大量相关统计资料表明，类风湿关节炎病人的预后大致如下：有15%～20%病人的关节炎只发作一次而得到永久缓解；另有10%～15%病人的病情进展迅速，在两年内出现关节破坏和畸形；其余约70%的病人多关节炎呈反复性、周期性发作，经合理治疗，其临床症状也能逐渐减轻，关节功能得到改善。导致预后差的因素如早期有类风湿结节、有关节外病变、延误治疗等。尽管类风湿的预后不尽相同，但并不是固定不变的。如果发病后，能够及时、正确地治疗，预后将会大不一样。类风湿预后好或不好的关键，在于患者是于发病的早期还是晚期求医，越早期正确治疗预后越好。如到晚期才治则任何灵丹妙药将难挽回已经畸形的关节。

二、诊断

55. 类风湿关节炎有哪些表现?

类风湿关节炎在发病前常先有几周到几个月的疲倦无力、体重减轻、胃纳不佳、低热等前驱全身症状。

(1) 关节症状:一般来说,关节症状是本病最突出的表现和痛苦,但不一定最早出现。关节症状主要表现为:①晨僵:多为关节的第一个症状,常在关节疼痛前出现。早期关节僵硬晨起明显,活动后减轻;病情发展、加重后,晨僵时间延长,可达 1 小时以上,甚至半天,午后才减轻;严重者终日僵硬。②关节肿痛:多呈对称性,常累及近端指间关节、掌指关节、腕关节、膝关节、趾间关节、踝关节及肩关节等,关节红肿热痛、活动障碍。关节肿胀是类风湿的重要诊断依据,在四肢小关节最易检查出来,而肩、髋关节肿胀却不易查出。检查时可见肿胀局部多半不红,呈皮肤本色。关节局部皮肤也有发红或微紫的,多见于小儿的手指或跖趾关节肿胀时。关节积液时有明显的波动感,尤以膝关节明显。关节触之发热,触痛或明显压痛。

(2) 关节外表现:是类风湿全身表现的一部分或是其并发症。常见有:①类风湿结节:是一个重要体征,见于 15% ~ 20% 的患者,类风湿因子强阳性者类风湿结节更常见。②类风湿性血管炎:是本病的基本病变,除关节及其周围组织外,全身其他各处均可发生血管炎。表现为远端血管炎、皮肤溃疡、周围神经病变、心包炎、内脏动脉炎等。③类风湿性心脏病:心脏受累,心肌、瓣膜环或主动脉根部类风湿性肉芽肿形成,或者心肌、心内膜及瓣膜环淋巴细胞浸润或纤维化等。④类风湿性肺病:慢性纤维性肺炎较常见,肺小血管发生纤维蛋白样坏死及单核细胞浸润,可见发热、呼吸困难、咳嗽及胸痛等。⑤肾脏损害。⑥消化道损害。⑦眼部表现:类风湿关节炎常引起角膜炎,葡萄膜炎是幼年类风湿关节炎的常见病变。

56. 类风湿关节炎为什么晨起症状较重,午后或活动后减轻?

临床上,很多类风湿病人都有这种现象:早上起床时症状比较重,全身关节僵硬疼痛,活动不利,甚至穿衣、吃饭都很困难;而活动后特别是到了下午，症状明显减轻或消失，活动起来甚至像正常人一样。这是怎么回事呢？这种症状是类风湿关节炎的一个重要临床指征。因为病人休息一夜后，大量的免疫复合物及炎性物质沉积于关节腔，故晨起关节僵硬疼痛，活动后特别是下午气温升高后，血液循环通畅，免疫复合物及炎性物质得到疏散。所以，活动后特别是到了下午症状明显减轻。

 57. 类风湿关节炎的晨僵是怎么回事？

类风湿病人常常会说，在清晨醒来后，感到受累关节及其附近肌肉僵硬、活动不灵活，不能握紧拳头，甚至连扣衣扣、梳头、刷牙等动作都难以完成，须经慢慢活动后才得以减轻或缓解。这种晨起的僵硬感就叫晨僵。晨僵是类风湿病人都有的一种表现，其特点是于早晨或睡醒后出现关节僵硬，活动不灵活，严重时可有全身僵硬感，起床后经活动或温暖后，即缓解或消失。晨僵可分为三度：①轻度晨僵：起床活动 1 小时内晨僵缓解或消失；②中度晨僵：起床后活动 1~6 小时内晨僵缓解或消失；③重度晨僵：起床后 6 小时以上，晨僵缓解或消失，或终日晨僵。晨僵时间的正确计算方法，应从病人清晨醒后出现僵硬感算起，到僵硬感开始减轻时为止，通常以分钟计算。出现晨僵的原因是由于在睡眠或活动减少时，受累关节周围组织渗液或充血水肿，引起关节周围肌肉组织紧张，而使关节肿痛或僵硬不适，随着肌肉的收缩，水肿液被淋巴管和小静脉所吸收，晨僵也随之缓解。晨僵是炎症的一种非特异性表现，持续时间与炎症性病变的严重程度呈正比。类风湿患者在急性期或病情活动期均有明显晨僵出现。严重病人在醒着的时候可全天持续不止，尽管这种持续的僵硬感严格说已大大地超出晨僵的范围；病情好转时，晨僵时间缩短或程度减轻；病情缓解时可完全消失。因此，晨僵是反映炎症严重程度的一个很好的指标，也是观察和判断病情轻重的重要指标之一。一般晨僵时间超过 30 分钟有临床意义。据研究，西方国家的类风湿病人晨僵时间要比东方的人长。因此，在美国风湿病学会制定的类风湿关节炎诊断标准中，就有一条提到晨僵要超过 1 小时。但话又说回来，晨僵并非类风湿患者所特有，在大多数的炎症性关节炎中，如系统性红斑狼疮及风湿性多肌痛等都有这种表现。纤维肌痛综合征和骨关节炎也可有一定程度的晨僵症状，但往往是暂时的，不像类风湿关节炎那样持续 1 小时以上。

58. 类风湿关节炎为什么会疼痛？

类风湿关节炎疼痛的机制不十分清楚，但主要与下列因素有关：①早期可能由于肌肉痉挛、局部缺血、细胞代谢和破坏产物（组织胺、前列腺素 E_2、5 - 羟色胺、乙酰胆碱、组织蛋白酶、透明质酸等）的积聚所致。②病变活动期与关节内压力升高有关。正常膝关节内压力为 0.267 ~ 0.400kPa，而类风湿关节炎病人则显著升高，为 0.533 ~ 4.80kPa，由于关节内压升高的压迫，迅速刺激神经末梢，引起疼痛。③晚期主要由纤维

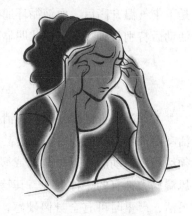

组织炎引起，可刺激神经丛或神经根引起疼痛。④与病人的精神因素有关。很多现象和研究都证实，愉悦的心情可使疼痛减轻，这是因为体内分泌一种被趣称为"愉悦素"的肾上腺素，它具有抗炎、止痛、使人兴奋的作用；而在忧郁、消沉、焦虑时，体内分泌 5 - 羟色胺、乙酰胆碱类物质使疼痛加重。⑤与病人对疼痛的耐受程度有关。不同的人对疼痛的反应程度有很大差别，如性格坚强、冷静和生活多遭磨难的人要比易激动的人对疼痛的耐受性强得多。

59. 类风湿关节炎会侵犯哪些关节？

类风湿关节炎可侵犯全身任何能活动的滑膜关节，以四肢关节尤其是双手和双足小关节为主，最常受累的是近端指间或趾间关节和掌指或跖趾关节，其次是腕、肘、膝、肩、踝、胸锁、髋等关节。此外，骶髂关节、远端指间关节、跗跖关节、颞颌关节、寰枢关节及其他颈椎也可被累及。若有颞颌关节炎时，可表现为咀嚼时疼痛，严重时局部出现肿胀、压痛和张口困难。而当颈椎病变时，主要表现为颈部疼痛，并可向锁骨和肩部放射，也可发生颈椎半脱位，严重时可造成脊髓受压迫，甚至危及生命。

60. 类风湿关节炎手部的畸形有哪些？

不少类风湿关节炎患者，一开始就出现近端指间关节及掌指关节的肿胀、

疼痛、晨僵与活动受限。随着病情的进展，双手持物无力、握力减退，并逐渐加重，至疾病晚期可出现不同程度的畸形，多称为"类风湿手"。常见的畸形有以下几种：①尺偏畸形：因软组织松弛无力，除拇指外其余四指的远端，均以掌指关节为轴心，向小指一侧（尺侧）偏斜，形如鱼鳍，故又名"鳍形手"。②"鹅颈"畸形：掌指关节屈曲，近端指间关节过伸，远端指间关节屈曲，从侧面看上去很像鹅的颈部。③"纽扣花"畸形：近端指间关节完全丧失主动伸直能力，固定于屈曲位，远端指间关节过伸，手呈扣眼状，故又名"扣眼畸形"。④"望远镜"畸形：因掌指骨骨端大量吸收，以致手指明显缩短，手指皮肤有明显风琴样皱纹，手指关节松弛不稳，受累手指可被拉长或缩短，好像古老的望远镜。⑤"槌状指"畸形：指伸屈肌腱不完全撕裂，使肌腱延长，而形成远端指间关节的屈曲畸形。以上改变都将导致手部力量丧失，以致手指功能消失。

61. 是否所有的类风湿关节炎都会出现关节畸形？

首先，要了解关节是怎样被破坏的。关节的正常结构和功能的维持有赖于关节软骨、软骨下骨、关节囊、关节周围肌肉和韧带的共同作用。类风湿关节炎的病理变化主要在关节滑膜，滑膜炎症增生，释放出的炎性物质使关节软骨破坏变薄；同时，增生的炎性滑膜组织侵入关节骨质边缘，一方面阻断软骨和关节液的接触，影响其营养，另一方面，产生某些水解酶，造成对关节软骨、软骨下骨、韧带和肌腱中的胶原基质的破坏，使关节面受损，关节周围肌肉萎缩，韧带拉长以至断裂。这样，维持关节结构和功能的关节面、关节周围肌肉和韧带的破坏，导致关节畸形、活动受限。到类风湿关节炎晚期，两关节面之间纤维性增生甚至骨化，使关节强直，功能丧失而畸形。导致类风湿关节炎患者关节变形的原因很多，与类风湿因子的效价高、未及时正确治疗、功能锻炼不及时等因素有关，因此，积极功能锻炼，配合医生及时正规治疗，不少病人的关节畸形可以避免或降至最小化，并非所有的类风湿关节炎都会出现关节畸形。

62. 类风湿结节是怎么回事？

类风湿结节多发生在关节隆突部及受压力的皮下，如肘关节的鹰嘴突，头枕部及手足伸肌腱、屈肌腱及跟腱上。在皮下摸到软性无定形活动小结或固定于骨膜的小结，其直径大小为 0.2~3cm，犹如扁豆、花生米、胡桃，呈圆形或卵圆形，可活动，质硬韧如橡皮样。无触压痛或轻触痛，常对称性出现，其数目一至数十个不等。另外，全身的结缔组织均可出现，出现于内脏如心、肺、脑膜等处的类风湿结节，常引起系统性症状。一旦出现，常持续存在，数月或数年不易消散。一般认为，类风湿结节是类风湿病变活动的征象，多见于类风湿因子阳性病人，但与关节炎或整个病情不一定完全一致。类风湿结节的发病率为 5%~25%。其病理改变为关节外典型的增殖性病变，以往认为是由中心坏死层围绕以炎症细胞及胶原组织，在外层血管周围有单核细胞浸润的三层组成。但 Morries Ziff 博士在电子显微镜下观察到类风湿结节由五层组成：①坏死中心：由炎症细胞和纤维素组成；②类纤维素层；③巨噬细胞层；④单核细胞层；⑤最外层血管周围有免疫复合物沉积和慢性炎症反应。类风湿结节在类风湿发病和疾病过程中起的作用尚不清楚，但它常与严重的类风湿关节炎同时出现，已引起人们的重视。

63. 类风湿关节炎会出现发热吗?

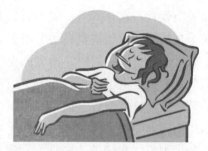

发热是体温较正常升高的一种临床表现，也是类风湿关节炎常见症状之一，在很多类风湿患者病程中都有以高热或持续发热，或长期低热或不规则间歇热等不同程度的发热症状的出现。发热的出现常提示类风湿处于活动期、急性期或发展期。类风湿关节炎早期的发热极易被误诊为结核、伤寒、肿瘤，甚至血液病。发热表现形式有高热、中度热、低热，有的是间断发热，以下午及夜间明显，伴咽痛、怕冷、盗汗，发热时关节肿痛加剧；有的长期低热，尤其是经过多次细菌培养及骨髓检查，而无异常者应想到类风湿的可能。控制发热可稳定类风湿关节炎病情，减轻患者痛苦，是治疗发热型类风湿关节炎的首要环节，也是评定本病疗效的标准之一。在类风湿治疗过程中，控制发热是治疗难题之一，较为棘手。因此，尽可能在专科医师的指导下正规及时治疗。对中、低度发热的病人，若关节等其他症状较稳定，发热时也无不适感觉，一般不急于解热。一般适度和中、低度发热，不会给病人带来危害，解热也不会给病体带来多大益处，使用解热剂，热度只是一时下降，体温仍会升高。当发热给病人带来危害或痛苦时，如高热引起病体不适，或虽是低热，但发热时关节肿痛加重，汗出较多，或长期低热所致体质消耗等，必须及时解热。

64. 类风湿关节炎会有哪些严重的关节外病变？

关节外表现是类风湿全身表现的一部分或是其并发症。本病的关节病变可以致残，但不会致死，而关节外表现常是本病致死的主要原因，多发生于类风湿因子阳性和关节炎症严重的患者，为类风湿病情严重或病变活动的征象，有时非常突出，或单独出现或在关节炎之前出现。常见有以下几个方面：

（1）皮肤表现：约 1/5 的类风湿病人出现皮下结节，一般认为是类风湿病变活动的征象，但不一定与病情一致。另外，皮肤表现尚有皮肤易碎易擦伤、甲床皱襞及指垫部碎片状棕色梗死出血、下肢或骶部溃疡，严重者可见单发或多发的指端坏疽等。

（2）肺部表现：肺部受累可出现在关节炎期间或关节炎之前数年，表现为胸膜炎或弥漫性间质性肺炎；有时为无临床症状的双侧胸膜下类风湿结节；广泛的类风湿胸膜病变可导致小到中量胸水。胸水为渗出性，白细胞计数常少于 5×10^9/L，葡萄糖浓度低，乳酸脱氢酶活性增高，总补体及补体 C_3、C_4 活性降低。有时胸水中可查到类风湿细胞（吞噬了类风湿因子的单核细胞）；类风湿肺部病变使并发阻塞性肺疾病的几率增加，偶尔有支气管扩张或肺炎；并发间质性肺炎时，肺动能顺应性下降，限制性通气障碍，以致肺功能不全，X 线平片呈现间质纤维化或蜂窝状改变等；矿工患类风湿关节炎时，可发生肺内结节性肉芽肿，称为类风湿性尘肺。

（3）心脏表现：尸检发现，40% 类风湿病人有陈旧性纤维素性粘连性心包炎，但生前诊断出的不多。部分可表现出心包炎征象，有轻度、一过性或大量心包积液不等。积液为漏出性，蛋白质含量常大于 4g/dl，乳酸脱氢酶活性增高，补体活性降低，偶尔严重到心包填塞危及生命。心包活组织检查可见到类风湿结节。有时类风湿结节出现于心肌、心瓣膜，导致心瓣膜关闭不全，有时可见局灶性心肌炎、冠状动脉炎及心电图异常。

（4）眼部表现：约 30% 的类风湿关节炎有干燥性角膜炎；类风湿结节累及巩膜时，可导致巩膜外层炎、巩膜炎、巩膜软化或穿通；眼底血管炎可导致视力障碍或失明。

（5）神经系统表现：类风湿关节炎神经系统损害多由血管炎引起。出现单个或多个肢体局部性感觉缺失，，垂足症或腕管综合征（正中神经受累）。

寰枢关节脱位而压迫脊髓时，则可出现颈肌无力，进行性步态异常及颈部疼痛等。硬脑膜类风湿结节则可导致脑膜刺激征等。

（6）其他：除上述系统表现外，活动期类风湿还可出现浅表淋巴结肿大、贫血、体重减轻、肝脾肿大等关节外症状，部分关节外症状特别突出而发展为类风湿关节炎特殊临床类型。

 65. 典型的类风湿关节炎有哪些表现?

典型的类风湿关节炎开始往往是关节局部比较轻微的酸痛和僵硬，病情交替地缓解与复发，逐渐加重，常伴有倦怠乏力、食欲减退、发热、贫血、体重减轻等全身症状。

（1）关节炎的临床表现

1）晨僵现象：几乎所有类风湿病人都有这种表现，是重要的诊断依据之一。晨僵表明类风湿病变在活动，晨僵持续时间的长短与病变严重程度是一致的。

2）关节肿胀和疼痛：这同样是几乎所有类风湿病人的必备症状。绝大多数病人是以关节肿胀开始发病的。肿胀是由关节腔内渗出液增多及关节周围软组织炎症改变而致，表现为关节周围均匀性肿大，手指近端指间关节的梭形肿胀是类风湿病人的典型症状之一。关节疼痛的轻重通常与其肿胀的程度相平行，关节肿胀愈明显，疼痛愈重。由于疼痛，当别人去触摸他的关节时，病人就用手挡起来保护或回缩。另外，有些病人还可有自发痛与活动痛。自发痛即关节不活动时或在安静自然状态下也痛，有时甚至从睡眠中痛醒，这表明病变发展较快，且较严重；活动痛即当活动关节时才觉疼痛，这表明关节炎症比较轻或趋于缓解。

类风湿关节痛的特点是活动后减轻，休息后再活动时又加重。如久坐后站立和行走则困难，病人常坐下起不来，起来坐不下；手指与肘关节屈曲过久以后，刚伸直时疼痛加重。但这些现象经活动后即减轻，关节晨僵和肿痛严重时，病人部分或全部丧失生活自理能力。关节痛多在早晨、夜里和阴天下雨、寒冷、受冻尤其是感冒时加重。

3）受累关节：类风湿病可累及人体全身187个滑液关节的任何一个，包括构成关节的滑膜、软骨、骨及肌腱、韧带、滑囊、肌膜都可受到侵犯。常见受累发病的关节是指（趾）间、掌指、跖趾、踝、腕、肘、膝、髋、颞颌、胸肋、颈和肩等关节。有人统计，约有30%的病人首先发病的关节是指间关节，26%的是膝关节，10%的是腕关节。类风湿起病时多为1～3个关节，以后受累关节绝大多数病人在4～10个以上。

4）关节炎转移：即关节炎从一个关节发展到另一个关节，有以下三个特点：一是游走性，早期关节疼痛（无肿胀）的游走性比较明显，游走间隔期比较短，多半在1～3天，很少超过1周。关节一旦出现肿胀后，则肿胀在这个关节上持续的时间较长，首先发病的第一个关节肿胀多半持续3个月至1年以上，这一点是区别其他关节炎的重要特征。而且，一个关节发病后，多半经1～3个月才能转移到另一个关节，即关节肿胀的游走间隔期在1个月以上，这是区别于其他关节炎的另一重要特征。此后，关节肿痛像"接力赛"一样，这个关节肿痛还未消失，另一个或几个关节又开始发生肿痛。二是对称性，关节炎的游走（转移）经常是对称性的，除早期游走性疼痛之外，关节痛很少是非对称的，单关节炎少见。三是相互制约现象，一个关节的肿痛转移到另一个关节之后，该关节的肿痛较快（1～3天）减轻，数周至数月后可全部消退，而新发病的关节肿痛渐趋严重。

5）关节摩擦音：关节炎症期，活动关节时检查者的手常可听到细小的捻发音或有握雪感，以肘、膝关节为典型，表明关节存在炎症。有的关节炎症消退后，活动关节可以听到或触到嘎嗒声响，这在指和膝、髋关节最明显，可能是类风湿伴有骨质增生所致。

6）关节功能与活动受限：早期关节肿胀，多数病人因疼痛不敢活动，关节功能受到限制，一般来说，关节活动受限的程度与炎症程度相一致。晚期关节活动受限，主要由于关节强直和各种畸形所致。关节强直和畸形的程度与是否得到及时正确的治疗、是否注意功能锻炼以及病情进展的快慢等因素有关。关节功能严重障碍时，病人部分或全部丧失生活自理的能力或卧床不起。常见的畸形有"类风湿手""类风湿膝""类风湿足"等。

（2）关节周围病变

1）类风湿结节：多见于类风湿高度活动、血沉持续增快和类风湿因子滴度较高时，是确定类风湿与判断病变活动度的标准之一。

2）关节附近肌肉萎缩及肌无力：出现的速度较快，有的于10～12天即可发生，数周后多半是明显的，并以伸肌萎缩为著。肌萎缩常伴有疼痛、僵硬、无力、知觉过敏或减退、肌肉紧张或压痛。肌无力常表现为握力减退，两下肢行走不能持久、发软或膝有突然跪倒现象。因此，临床上将双手握力指数和步行时间作为治疗效果的指标。在肌萎缩的基础上，会发生肌硬化和挛缩。而肌萎缩、挛缩和关节脱位，使指、趾或四肢关节向外侧偏位。

3）骨受累：类风湿病人可发生股骨头和其他部位的骨无菌（缺血）性坏死，严重时可导致残疾。类风湿严重的骨质疏松，常引起骨痛、关节活动受限、自发性骨折。

 66. 类风湿病人还可能合并哪些其他的风湿病？

当类风湿关节炎合并其他风湿病特别是结缔组织病时，一般称为重叠综合征。所谓重叠是指同一病人同时或先后既患有类风湿关节炎，又患有另外一种结缔组织疾病。类风湿关节炎可以重叠多种疾病，其特征除类风湿关节炎的表现外，还有重叠病的特有表现。此类病人除按类风湿治疗外，还需要重视重叠病。常见类风湿关节炎重叠病有以下几种：

（1）类风湿重叠风湿热： 类风湿重叠风湿热大多数是首先发生风湿热，形成主动脉瓣、二尖瓣等心脏瓣膜病之后，在风湿性心肌炎缓解或稳定时再发生类风湿关节炎的。类风湿引起心脏瓣膜病者很少见，而且类风湿合并心肌炎时，关节的炎症和心肌的炎症两者有明显的互相制约现象，即心肌炎症状突出时，关节炎症状不重；关节炎突出时，心肌炎反而轻或无症状。所以类风湿病人心肌炎表现突出时，应考虑是否重叠了风湿热。

（2）类风湿重叠系统性红斑狼疮： 本症具有类风湿的关节炎的表现，以关节疼痛者最多见，且无严重的关节破坏和畸形，又有系统性红斑狼疮的表现。系统性红斑狼疮是一种自身免疫性疾病，由于身体内广泛的结缔组织发生非化脓性炎症，故出现全身性器官损害，以皮肤和肾脏为突出。皮肤损害表现为多形性和多变性的水肿性红斑和紫红斑，以鼻、颊两侧，呈蝴蝶形分布的皮肤损害为典型；其次损害部位多在指（趾）的末端及手足易受压力和摩擦的地方。肾脏损害最初表现出轻型肾炎，尿中出现少量蛋白和红细胞，可出现全身水肿，以后可发展成高血压及肾功能不全。此外，还出现心肌损害、胸膜炎等。抗核抗体阳性及 ENA 多肽谱如 Sm 抗体阳性等相关实验室检查异常，有助于本病的诊断。

（3）类风湿重叠干燥综合征： 干燥综合征又称为口眼关节炎综合征，临床表现主要以眼干、口干和慢性关节炎为特征。本病多侵犯成年女性，口、眼、鼻、咽、喉、呼吸道和生殖道黏膜均可出现干燥的一系列症状，其实质是上述器官的腺体分泌腺液减少。病人经常有眼内异物感，吃干性食物困难，进餐时常需喝水或喜进流质食物。病人血沉增快，类风湿因子异常增高。故临床上有眼干、腮腺肿大和类风湿关节炎表现者，即可考虑本病。

（4）类风湿重叠硬皮病： 类风湿重叠硬皮病时具有类风湿的典型表现，又有硬皮病的特征。硬皮病早期表现为手指肿胀、发亮、发紧，病变进一步发展后皮肤变硬（纤维化），最后萎缩变薄伴有色素沉着和毛细血管扩张。病变常由中指及食指开始，逐渐波及其他手指，由手指向手背、前臂延伸，对称性局部肿胀，多发生在手和面部，也可出现于下肢。

（5）类风湿重叠桥本氏病： 桥本病又称自身免疫性甲状腺炎。病人除有类风湿表现外，还有缓慢而不知不觉地发生弥漫性甲状腺肿大。甲状腺呈对称性肿大，硬如橡皮，无痛，不与周围组织粘连。可继发甲状腺机能减退的表现，如怕冷、乏力等。

（6）类风湿重叠皮肌炎： 类风湿重叠皮肌炎或多发性肌炎的病人，除具有类风湿的表现外，还有皮肌炎或多发性肌炎的表现，如肌肉对称性进行性软弱无力，明显肌痛，眼睑水肿，以上眼睑紫红色伴有水肿的所谓向阳性皮疹为其特征。

67. 类风湿关节炎有哪些特殊类型？

（1）血清阴性滑膜炎伴凹陷性水肿综合征（简称 RS3PE 综合征）： 是一组急性起病的对称性、水肿性和可缓解性疾病，其基本病变为滑膜炎，被认为是类风湿关节炎的特殊亚型。其临床特点：①起病急骤，老年男性多见；②最常累及手足的关节附件，表现为受累关节夜间痛、晨僵，同时在手指、趾肌腱背侧出现凹陷性水肿，常呈对称性；③类风湿因子阴性；④X 线少见骨质侵蚀性改变；⑤血沉增快，低蛋白血症和贫血；⑥以上表现可自限性逐渐消失；⑦人类白细胞抗原（HLA）－ B_7、CW_7、D_2W_2 频率增高，HLA － B_{27} 一般阴性；⑧治疗以对症治疗为主，一般小剂量糖皮质激素、非甾体类抗炎药和慢作用抗风湿病药均有效，但慢作用抗风湿药不主张长期应用；⑨一般预后良好，较少遗留功能受限，病程为 3~6 个月不等。

（2）Felty 综合征： 是一种严重的类风湿关节炎，大约不足 1% 的类风湿病人可发生。临床特点：①多见于 50~70 岁已有 10 年以上类风湿病史的患者，且约 60% 为女性；②具有类风湿因子阳性类风湿关节炎的表现；③脾大，平均脾重量为正常的 4 倍，但也有 5%~10% 患者不能触及脾脏，仅在超声检查时发现；④中性粒细胞减少；⑤伴有轻至中度贫血和部分病人血小板减少；⑥关节病变较一般类风湿关节炎严重并伴有畸形和侵蚀，但亦有轻型者；

⑦类风湿常见的免疫反应在本征中更为显著，98%的病人类风湿因子滴度呈高度阳性，血沉增快明显，47%～100%的抗核抗体阳性，78%的病人冷球蛋白阳性比普通类风湿高3倍，95%的病人 HLA - DR$_4$阳性；⑧脾切除术后有良好的短期血液学反应，感染发生率可以下降。革兰氏阳性菌感染很常见，且多对抗生素不敏感。远期疗效不能肯定。

（3） Jaccoud 综合征：此型多数学者认为系急性风湿热，多次反复之后所出现的手足变形性病变。临床特点：①关节周围炎比滑膜炎多见；②无名指、小指、掌指关节或近端指间关节屈曲变形向尺侧偏斜，远端指间关节过度伸直；③脚拇趾外翻和跖趾关节脱位；④关节畸形一般不痛但伴有僵硬和活动障碍；⑤多伴有慢性风湿性心脏病的表现；⑥类风湿因子可以阳性也可阴性，血沉多数正常；⑦X 线片可见中等度骨质疏松，少数病人发生钩形侵蚀，但无关节腔狭窄和骨质破坏性改变；⑧预后良好，一般不需特殊治疗；⑨为了改善功能，需要手术者，应着重纠正韧带与肌肉之间的不平衡，而不是关节置换。

（4） 复发性风湿症：其临床特点：①以急性关节炎的反复发作为特征；②常以单关节起病，数小时内波及多个关节；③好发于指、腕、肩和膝关节并有红肿现象；④所有症状在数小时或数天内完全消退；⑤发作间歇期关节完全正常；⑥炎症发作间期实验室和 X 线检查正常，滑膜液及滑膜组织活检亦无类风湿急性炎症期的特征性改变；⑦病人在疾病静止期易被误诊为精神症状，在发作期因关节明显红肿、变化之快又易被误诊为痛风；⑧约50%的病人在多年后出现类风湿的其他特征性变化；⑨预后与典型起病的类风湿患者相同。

（5） 健壮型类风湿关节炎：此型并非类风湿的特殊类型，而只是反映了患者对疼痛不敏感。临床特点：①多见于体育运动爱好者或体力劳动者的男性；②滑膜增生严重，但关节疼痛不明显；③虽有关节畸形且双手因滑膜增厚、骨质增生而肿大，但仍能胜任工作；④X 线显示边缘性骨刺，软骨下骨质硬化和巨大的软骨下囊肿。

（6） 成人发病型 Still 病：为一种血清阴性多关节炎，症状与儿童 Still 病相似。诊断比较困难，需排除其他风湿病、感染性和肿瘤性疾病。临床特点：①好发于 30～40 岁女性；②病程中发热、皮疹和关节炎急性发作和缓解交替出现；③高热：96%的患者有高而间歇型发热；④皮疹：86%的患者伴有躯干与肢体一过性的红斑或橙红色斑丘疹，一般在体温高峰时出现，往往不痒、不留瘢痕、昼隐夜现；⑤关节炎：94%的患者表现为持续 6 周以上的多关节炎，常侵犯近端指间关节、掌指关节、腕、膝、髋和肩等关节，偶见单关节炎，腕掌和腕间关节有极易受累并融合的倾向是本病的特征性改变；⑥伴有淋巴结肿大（52%）、脾大（42%）、肝大（27%）、肺胸膜表现（33%）、心包炎（36%）；⑦类风湿因子和抗核抗体阴性，血沉常在 100mm/h 以上，90% 以上的病人白细胞或中性粒细胞增高，亦可发生类白血病反应，在无溶血或出血情况下的进行性贫血，血液细菌培养阴性。⑧对糖皮质激素治疗敏感；⑨抗生素治疗无效；⑩多数病人预后良好。

68. 类风湿关节炎病人需要做哪些实验室检查？

首先要明白，没有任何一项实验室检查能明确地诊断类风湿关节炎，必须要综合分析。类风湿关节炎的实验室检查一般包括类风湿因子、C - 反应蛋白、血沉、抗"O"、血常规等，必要时可做免疫球蛋白及补体（Ig + C）等免疫学检查。

（1）类风湿因子（RF）：约 80% 的类风湿患者有高滴度的类风湿因子，它与疾病活动程度、类风湿结节和关节外损害关系密切。也有一些正常人和其他疾病患者类风湿因子亦可有低滴度的阳性。但类风湿因子阴性并不能作为排除类风湿的依据。在评价类风湿因子的临床意义时，应注意以下几点：①典型和肯定的类风湿病人的类风湿因子阳性率仅在 80% 左右，不典型和初患病例的阳性率较低；②类风湿因子阳性也可出现于其他结缔组织疾病、慢性炎症及恶性肿瘤，如风湿热、银屑病关节炎、结节病、肝硬化、白血病等；③正常人群的类风湿因子阳性率在 5% 左右，老年人的阳性率更高；④类风湿因子高滴度阳性多见于具有关节外病变的类风湿病人，如皮下结节、血管炎、心肺损害等；⑤类风湿因子的滴度越高，出现越早，则病变可能向严重方向发展，所以类风湿因子也可作为判断预后的一个指标。

（2）血沉（ESR）：类风湿的活动度不同，血沉有不同程度的变化。轻度活动时为 20 ~ 50mm/h；中等活动度时为 50 ~ 80mm/h；高度活动时血沉 > 80mm/h。若关节肿痛明显好转，炎症现象已消退，血沉仍持续增快或不下降时，表明类风湿有可能复发或恶化，但也有血沉始终正常而病情复发或恶化者。血沉增快可由多种原因引起，虽无特异性，但在本病的鉴别与诊断及疾病活动度判断方面有一定价值。

（3）C - 反应蛋白（CRP）：CRP 升高常被用于了解类风湿关节炎的活动

情况。类风湿关节炎病人经治疗后，70%的病人 CRP 可下降，但不能恢复正常。若治疗结束后，CRP 又升高，并持续超过 2 周，应重新治疗。CRP 可出现于类风湿早期，在几天内很快达到高峰，8～10 天后恢复到正常水平。本试验特异性不高，和血沉一样，是一种急性反应的一般指标，它的升高和恢复比血沉快，有人认为与类风湿关节炎骨侵蚀有关联。

（4）**抗链球菌溶血素"O"（ASO）**：菲丝等将类风湿的 ASO 分为四种血清类型：①抗链球菌溶血素型：ASO 升高，类风湿因子阴性时，见于风湿热；②凝聚型：ASO 正常，类风湿因子阳性时，表示预后不良；③混合型：ASO 升高，类风湿因子阳性，见于类风湿关节炎；④正常型：ASO 正常，类风湿因子阴性，可除外类风湿关节炎。

（5）**血常规**：早期类风湿病人的血红蛋白和红细胞计数多数正常，病久者均可减少，临床上称为贫血，约有 1/2 以上的病人伴有轻至中度的贫血。重症、晚期、病情进展，特别是伴有严重贫血和用免疫抑制剂时，白细胞数目可明显减少。嗜酸性粒细胞增多与类风湿的活动度一致。但若嗜酸性粒细胞减为 0 时，多见于严重类风湿伴发脉管炎或肾上腺皮质萎缩。

另外，还有如抗核抗体，20%～50% 类风湿患者的抗核抗体阳性；Ig + C 检查，免疫球蛋白 IgG、IgA、IgM 和补体 C_3、C_4 在类风湿活动期升高。目前尚未普遍开展的抗 RA36KD 抗体是极有价值的特异性很高的诊断早期类风湿指标。早期患者可结合抗 - CCP 抗体等特异性检查进行排查。尿常规、肝功能、肾功能检查也很重要。

69. 类风湿关节炎病人为什么要做肝肾功能检查？

类风湿患者往往需要长期服用药物，而不管中药还是西药，都要通过肝脏代谢和肾脏排泄的。特别是西药中慢作用抗风湿药如甲氨蝶呤、柳氮磺吡啶、环磷酰胺等，对肝肾等脏器的毒副作用较大，常出现蛋白尿或血尿、转氨酶升高等。而很多病人对这些药物的危害往往不了解，长期使用，会带来较为棘手的问题，所以用药期间要定期查肝肾功能，以便及时发现而采取对应措施。

70. 类风湿关节炎的特异性检查有哪些？

随着西医学的发展，类风湿关节炎的特异性检查除类风湿因子（RF）

外，还有以下几种：①抗环状胍氨酸多肽抗体（CCP）：对诊断类风湿关节炎，特别是早期类风湿意义较大，具有相当高的特异性（约为96%）和敏感性（68% ~75%），即使是类风湿早期患者，敏感性也有40% ~60%；②抗核周因子（APF）：类风湿关节炎阳性率为48% ~86%，特异性为72.7% ~90%；③抗角蛋白抗体（AKA）：类风湿关节炎阳性率为60% ~73%，特异性为87% ~95%；④抗RA-33/36抗体：类风湿关节炎阳性率为27% ~45%，特异性约为99.6%，对于不典型的早期类风湿关节炎和类风湿因子阴性伴血管炎的类风湿关节炎有诊断意义，而系统性红斑狼疮、混合结缔组织病可阳性；⑤抗Sa抗体：类风湿关节炎阳性率为42.7% ~68%、特异性为78% ~97%，对于不典型早期类风湿关节炎有诊断意义，对病情活动可以判断；⑥抗RA相关抗原（RANA）抗体：其中类风湿因子阳性类风湿关节炎为62% ~95%，类风湿因子阴性类风湿关节炎为38% ~50%，其他结缔组织病约为20%，正常人为5% ~16%，是类风湿因子阴性类风湿关节炎的重要实验室指标。

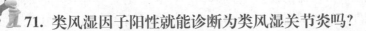 71. 类风湿因子阳性就能诊断为类风湿关节炎吗?

据研究，大约在80%的类风湿患者的血清中，可检测出类风湿因子，而另外20%的类风湿患者则不能检测出类风湿因子。因此，类风湿因子阴性，也不能排除类风湿关节炎。那么，类风湿因子阳性的人，是否就说明患有类风湿关节炎呢? 同样不能。在健康人群中，4% ~5%的人可以测出类风湿因子，并且随着年龄增长，阳性率还会升高，如正常老年人的类风湿因子阳性率可达10% ~20%。此外，许多其他结缔组织病的患者，如系统性红斑狼疮、干燥综合征、系统性硬化症及皮肌炎等均可查出类风湿因子阳性；还有许多其他疾病如病毒感染、慢性气管炎、结核、肝炎、肿瘤、预防接种后及亚急性细菌性心内膜炎等也可出现类风湿因子阳性。由此看来，把类风湿因子阳性作为诊断类风湿关节炎的一个绝对证据是不对的。而有些人看到类风湿因子阳性的结果就忧心忡忡，以为自己患了类风湿，这显然也是不正确的。这一切都是"类风湿因子"这一名称造成的误会。我们知道，类风湿因子是一种抗IgG的免疫球蛋白，任何能引起抗IgG免疫球蛋白增高的疾病，都可以造成类风湿因子阳性，并非只见于类风湿病人。因此，类风湿因子阳性虽然是类风湿关节炎的诊断标准之一，但类风湿因子阳性并不都是类风湿患者。

72. 类风湿因子阴性也能诊断为类风湿关节炎吗?

据临床统计,约20%的类风湿患者类风湿因子是阴性,甚至已经出现关节畸形,也依然是阴性。类风湿患者类风湿因子阳性率仅有约80%,类风湿因子阳性虽然是诊断类风湿关节炎的主要标准之一,但并不是绝对的标准。根据1987年美国风湿病学会推荐的诊断标准,其中共有7条标准,如果能满足4条以上者,就可明确诊断为类风湿关节炎。而类风湿因子阳性只是其中的一条,就是说不管类风湿因子是否阳性,只要能满足其他4条标准,就可明确诊断为类风湿关节炎。在这个时候类风湿因子可以是阴性,但仍可诊断为类风湿关节炎。据研究,不典型和初患病的类风湿关节炎的类风湿因子阳性率较低。因此,类风湿因子阴性也能诊断为类风湿关节炎。

73. 类风湿关节炎病人为什么常出现贫血?

类风湿病人贫血的发生率为16%～65%,是关节外表现的最常见症状。贫血的程度常与类风湿关节炎的病情是否活动有关。病人往往无自觉症状,多数是通过化验检查才发现的。但有些病人,贫血可为首发症状。典型的类风湿关节炎贫血属慢性病性贫血,一般为轻度至中度的正细胞性、正色素性贫血,有的以低色素性、小细胞性为主要类型。缺铁性贫血约占类风湿关节炎贫血的25%,这与类风湿病人的铁代谢障碍有关。另外,在类风湿病人中,也合并有其他类型贫血,包括纯红细胞再生障碍、自身免疫性溶血性贫血,这些均与类风湿的免疫功能缺陷直接有关。偶尔可见巨幼细胞贫血,而且叶酸缺乏所致的贫血较维生素 B_{12} 缺乏者更常见。

类风湿病人为什么会发生贫血呢?虽然国内外学者有大量研究,但其发病机制仍不完全清楚,归纳起来,主要有三个方面的因素:①单核巨细胞系统动员铁有障碍,使铁的利用率下降。②红细胞寿命缩短,正常人为114～120天,而类风湿病人为80～90天。有学者观察过,将慢性疾病贫血病人的红细胞输给正常人时,红细胞寿命是正常的,若将正常的红细胞输给这类贫血病人时,红细胞的寿命缩短。说明类风湿贫血病人红细胞寿命缩短的因素在红细胞之外。正常情况下,骨髓对这种红细胞寿命中等程度缩短是可以代偿的,而类风湿病人则不能正常地代偿。③骨髓对贫血反应不足,不能有效地代偿性增加造血能力。由于类风湿的贫血往往不太严重,而且不再进展,极少需要输血。病人一般对铁剂、叶酸和维生素 B_{12} 反应不好，除非有证据表明属缺铁性贫血，一般不主张常规补充铁剂，因大剂量铁剂可使关节症状加重。因此，贫血的治疗依赖于有效地治疗类风湿关节炎。

74. 类风湿关节炎病人为什么会出现白细胞升高?

临床中常遇到很多类风湿病人的白细胞升高，尤其以小儿显著，主要是中性粒细胞和单核细胞升高。一般来讲，白细胞计数在类风湿活动期轻、中度增高，个别可达 2 万/mm³ 以上，中性粒细胞可略增高，但不如感染性炎症明显。这与细菌、病毒、微生物等混合感染有关。这种白细胞升高对抗生素不敏感，必须尽快控制类风湿，待病情稳定以后，白细胞可恢复正常。因此，不要为此担心而增加思想负担，给治疗本病带来困难。

75. 血沉加快能说明类风湿关节炎病情活动吗?

血沉是类风湿病人常做的一项检查。尽管血沉属于非特异性试验，但80%左右的类风湿患者，在活动期血沉增快。因此，血沉可作为类风湿病情活动的一项实验室指标。患者病情恢复时，血沉可以下降。那么血沉加快是否就说明类风湿关节炎病情在活动呢? 在临床上可以发现，一部分类风湿患者，在关节疼痛、肿胀及晨僵等症状和体征改善的同时，血沉可以下降，但另有一部分患者尽管临床上关节症状已完全消失，但血沉仍不下降，甚至一直持续在较高水平。这种现象的出现，与患者不同的临床情况、不同的并发症及不同的药物治疗等因素有关，既不能简单地说血沉增快的类风湿患者，病情一定处在活动期，也不能说血沉不快的患者病情绝对没有活动。关键在于医生对患者的病情进行全面的了解和分析。

76. 类风湿关节炎病人为什么要进行 X 线检查?

对类风湿病人进行 X 线检查有以下目的：①早期类风湿关节炎虽无特征性 X 线改变，但可为今后判断病变进展提供对照；②中、晚期类风湿关节炎 X 线检查可见特征性关节破坏和典型畸形，为本病提供可靠的诊断依据；③X 线检查为本病分期、选择治疗方案、观察病变发展变化、判断预后，提供客观可靠的指标。X 线检查一般多查手部、腕关节及足部关节。必要时加拍胸部平片，因为类风湿患者常伴有肺间质纤维化等关节外病变，有些类风湿患者合并肺部肿瘤，所以要拍胸部平片。早期患者骨关节 X 线除软组织肿胀和关节渗液外，其他异常很少见，几周或几个月后可见关节附近骨质疏松；中期关节软骨破坏，关节间隙变窄，关节面不规则；晚期骨质破坏增多，可见关节半脱位，甚至骨性强直。

77. 类风湿关节炎病人的 X 线有哪些特点？

类风湿病人的 X 线片一般有以下表现：①软组织肿胀：受累关节的软组织肿胀常因滑膜增殖肥厚和关节腔积液引起，因而多见于关节炎的早期和中期；②骨质疏松：本病所引起的骨质疏松多系普遍性的，因本病的病程漫长，受累关节常为多数；③关节间隙改变：关节间隙狭窄很常见，关节间隙扩大并不常见，偶见于本病的早期关节腔内积液多者；④骨质的改变：除骨质疏松外，还可见软骨面边缘骨质腐蚀和软骨下骨质的囊性改变，这在中、晚期病变中相当常见；⑤关节脱位和畸形：关节严重破坏和肌肉痉挛是造成关节脱位、半脱位和畸形的原因；⑥关节强直：关节软骨面完全破坏消失后，关节即发生纤维性和骨性融合，使关节强直，前者尚能见到一些不规则的关节间隙，后者则关节间隙完全消失，骨小梁通过。类风湿的胸部 X 线表现常见肺间质纤维化。

78. 类风湿关节炎病人双手的 X 线分几期？

参照美国风湿病学会的分期标准，国内将类风湿关节炎的 X 线表现分为四期：Ⅰ期（早期）：正常或关节面下骨质疏松，又称骨质疏松期；Ⅱ期（中期）：关节面下骨质疏松，偶有关节面囊性破坏或骨质侵蚀破坏，又称破坏期；Ⅲ期（晚期）：明显关节面破坏或骨质侵蚀破坏，关节间隙狭窄，关节半脱位畸形等改变，又称严重破坏期；Ⅳ期（末期）：除Ⅱ、Ⅲ期病变外，并有纤维性或骨性强直，又称强直期。这一分期主要是根据 X 线上所显示的关节破坏程度而定的，而不是根据病程长短。另外，在同一位病人中各个受累关节的病期也不尽相同，有的可能尚处在中期，而有的可能已经达到晚期或末期。

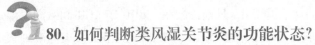

79. 类风湿关节炎临床分几期?

根据类风湿关节炎的临床表现将其分为活动期和非活动期。活动期是指类风湿关节炎病情处于活动状态,各项诊断指标满足诊断标准。河南风湿病医院根据病情的严重程度又将活动期分为高度活动期、中度活动期和低度活动期三个期。具体分期如下:①高度活动期:类风湿关节炎伴有关节外表现或全身症状者,或多关节肿痛非常严重,一般非甾体类抗炎药不能控制者;血沉增快,多高于80mm/h;VAS法评价多在60分以上。大多生活不能自理。②中度活动期:类风湿关节炎多关节肿痛较明显,因关节肿痛而使生活自理能力明显下降;血沉多在50~80mm/h;VAS法评价多在30~60分之间。③低度活动期:符合类风湿关节炎诊断标准,但关节肿痛不严重,不因关节肿痛而明显影响生活自理能力;血沉多在50mm/h以下;VAS法评价多在30分以下。④非活动期:类风湿关节炎病情稳定,处在恢复期或稳定期,类风湿关节炎的一些诊断指标已经减轻或消失,已不能满足类风湿关节炎的诊断标准,或仍留有某些异常或已完全正常,血沉正常。这样分期有利于类风湿关节炎的综合治疗。

80. 如何判断类风湿关节炎的功能状态?

对于类风湿患者的功能状态判断,一般是根据病人的生活自理能力包括穿衣、吃饭、化妆、如厕和洗澡等,业余爱好包括娱乐、休闲活动等,职业活动如学习、工作、家务活动等因素综合判断的。现在临床普遍应用美国风湿病学会确定的关节功能分类标准来划分关节病变的严重程度。I级:关节能自由活动,能完成平常的任务而无妨碍。II级:关节活动中度限制,一个或几个关节疼痛不适,但能料理日常生活。III级:关节活动显著限制,不能胜任工作,料理生活也有困难。IV级:大部分或完全失去活动能力,病人长期卧床或依赖轮椅,生活不能自理。

据估计,关节功能在I级者占15%,II级者占40%,III级者占30%,IV级者占15%。当今风湿病医生的主要任务,是要使更多的类风湿患者长期保持I、II级功能,减少残疾的发生。因此,类风湿患者必须尽早接受正规治疗。

81. 如何早期发现类风湿关节炎?

类风湿关节炎的早期诊断非常重要,一旦出现关节疼痛,尤其伴有关节肿胀、晨僵,应及时于风湿病专科就诊,由专科医师进行详细的检查,进而明确诊断,并与其他疾病进行鉴别,使疾病得到早期治疗。专科医生诊断起来还是比较容易的,病人双手各个关节的肿胀疼痛,往往是对称性的且多伴晨僵,持续时间比较长,不像其他一些关节炎变化很快。另外诊断类风湿关节炎还需要血清学的诊断指标,比如类风湿因子和一些抗体的测定,对于疾病诊断是有帮助的。对于典型的早期类风湿关节炎诊断起来很容易,而对不典型的早期类风湿患者确诊是需要参考多种体征及实验室指标的。

82. 具备哪些条件方可诊断类风湿关节炎?

对于典型的类风湿患者,诊断并不困难,但在疾病的早期,尤其一个关节开始发病者,以及 X 线改变尚不明显时,则需要经过一段时间的随访。我国尚未制订出类风湿关节炎的诊断标准,常用诊断标准为 1987 年美国风湿病学会(ACR)分类标准(表1),但该诊断标准对于早期类风湿关节炎(RA)的敏感性敏感度较低。为了提高 RA 早期诊断率,2010 年 ACR 和欧洲风湿病防治联合会(EULAR)联合制定了 ACR/EULAR 类风湿关节炎分类标准(表2)。

表1 1987 年美国风湿病学会(ACR)类风湿关节炎分类标准

定义	释义
1. 晨僵	关节及其周围僵硬感至少持续 1 小时(病程≥6 周)
2. 3 个或 3 个区域以上关节部位的关节炎	下列 14 个区域(左侧或右侧的近端指间关节、掌指关节、腕、肘、膝、踝及跖趾关节)中累及 3 个,且同时软组织肿胀或积液(不是单纯骨隆起)(病程≥6 周)
3. 手关节炎	腕、掌指或近端指间关节中,至少有一个关节肿胀(病程≥6 周)
4. 对称性关节炎	两侧关节同时受累(双侧近端指间关节、掌指关节及跖趾关节受累时,不一定绝对对称)(病程≥6 周)
5. 类风湿结节	在骨突部位,伸肌表面或关节周围有皮下结节
6. 类风湿因子阳性	任何检验方法证明血清类风湿因子含量异常,而该方法在正常人群的阳性率小于 5%
7. 放射学改变	在手和腕的后前位相上有典型的类风湿关节炎放射学改变;必须包括骨质侵蚀或受累关节及其邻近部位有明确的骨质脱钙

诊断：以上 7 条满足 4 条或 4 条以上并排除其他关节炎即可诊断类风湿关节炎

表 2　2010 年 ACR/EULAR 类风湿关节炎分类标准

目标人群	B：血清学（至少需要 1 项结果）
1. 至少一个关节的明确临床滑膜炎（关节肿胀）	RF 和 ACPA 阴性（0 分）
2. 其他病因无法解释的滑膜炎	RF 和 ACPA，至少有一项是低滴度阳性。（2 分）
患者如果按下列标准评分≥6 分，可明确诊断为类风湿关节炎	RF 和 ACPA，至少有一项高滴度阳性（3 分）
A：受累关节	C：急性期反应物（至少需要 1 项结果）
1 个大关节（0 分）	CRP 和 ESR 均正常（0 分）
2~10 大关节（1 分）	CRP 或 ESR 异常（1 分）
1~3 小关节（有或没有大关节）（2 分）	D：症状持续时间【症状持续时间指的是评估时，患者自己报告的受累关节滑膜炎体征或症状（如疼痛、肿胀、触痛）的持续时间，无论是否经过治疗。】
4~10 小关节（有或没有大关节）（3 分）	
超过 10 个关节（至少 1 个小关节）（5 分）	<6 周（0 分）
	≥6 周（1 分）

注：

大关节：指的是肩关节、肘关节、髋关节、膝关节和踝关节。

小关节：指的是掌指关节、近端指间关节、2~5 跖趾关节、拇指指间关节和腕关节。

阴性：指的是低于或等于当地实验室正常值的上限。

低滴度阳性：指的是国际单位值高于正常值上限，但是低于正常值上限 3 倍。

高滴度阳性：指的是国际单位值高于正常值上限 3 倍。如当 RF 值只能得到阳性或阴性时，阳性结果应该被评为低滴度阳性。

ACPA：是 anti－citrullinated　protein antibody，即抗瓜氨酸蛋白抗体。

在 A－D 内，取病人符合条件的最高分。例如，患者有 5 个小关节和 4 个大关节受累，评分为 3 分。

83. 怎样知道类风湿关节炎处于活动期？

一般认为，类风湿关节炎符合下列标准中 4 项以上者可以认为病情处于活动期：①晨僵时间超过 15 分钟；②早晨起床 6 小时之内仍感到虚弱者；③关节痛；④有 2 个以上外周关节压痛或活动痛；⑤有 2 个以上外周关节滑膜肿胀；⑥血沉（魏氏法）：男性≥20mm/h，女性≥30mm/h。

。

84. 关节肿痛就是类风湿关节炎吗?

在门诊上经常有病人这样问,"医生,我的关节肿痛会不会是类风湿关节炎?"由于类风湿的致残性众所周知,因此,一旦出现关节肿痛,病人往往就首先怀疑类风湿关节炎。其实,关节肿痛的疾病有几十种,几乎所有的风湿病在病程中都会先后出现关节肿痛。而且,其他风湿性疾病所引起的关节肿痛有时在表现上确实与类风湿有相似之处,尤其是在发病的早期。

正确辨别需要有一定的经验,不过,既然是不同的风湿病,其关节肿痛也有着不同的特点。如类风湿早期多出现双手近端指间关节肿痛,表现为梭形肿胀,伴有晨僵;强直性脊柱炎除了可出现下肢大关节不对称性肿痛,单个足趾呈腊肠样肿胀外,多伴有腰骶部僵硬疼痛;痛风常在夜间突然出现单侧足大踇趾红、肿、热、痛;骨关节炎主要累及膝、脊柱等负重关节。同时抽血化验和 X 线片等检查也有助于区别不同的风湿病。关键是一旦出现关节肿痛要及时到风湿病专科就诊。这些疾病只要早期得到正规的治疗,绝大多数都能得到很好控制。如类风湿关节炎最初 2 ~ 3 年的致残率较高,3 年内关节破坏率达 70%。积极正确的治疗可使 80% 以上的类风湿患者病情缓解,有的甚至终生不发病。

因此,当出现关节肿痛时,不要盲目给自己增加心理负担。建议尽快到正规医院风湿科就诊,"早诊断、早治疗"是对自己健康负责的表现。

85. 关节畸形就是类风湿关节炎吗?

答案是否定的,类风湿关节炎有严格的诊断标准,而关节畸形虽然是类风湿的"典型产品",但并非是其所独有。关节畸形可由多种原因、多种疾病引起,它可能是由于关节周围组织的疾病引起,也可因关节内病变所造成。关节畸形一般可发生于下列情况:①皮肤损伤:如烧伤后、手术后或损伤后引起的瘢痕挛缩;②肌筋膜挛缩:可引起髋关节畸形、手的小指屈曲性挛缩;③肌肉病变:如小儿麻痹的后遗症可引起肌肉病变而发生关节畸形;④韧带病变:引起过度伸展或过度松弛,发生平足、膝外翻等畸形;⑤关节囊病变:继发于骨关节炎,可引起固定性关节畸形;⑥骨病损:骨弯曲、关节脱位而导致关节畸形。另外,其他一些常见风湿病也可导致关节畸形,如强直性脊柱炎、骨关节炎、银屑病关节炎、痛风等。而且,每种疾病的关节畸形都有各自的特点。因此，关节畸形不一定就是类风湿关节炎。

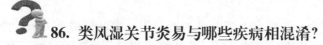

86. 类风湿关节炎易与哪些疾病相混淆?

类风湿关节炎在发病过程中易与下列疾病混淆:

（1）风湿热：本病多见于青少年和年轻女性，无明显性别差异，起病急。病变以侵犯大关节为主，发热，关节红肿热痛，游走性较显著，可侵犯心脏瓣膜，导致风湿性心脏病（简称风心病）。关节肿胀时间短，多在 1～6 周内自然消肿，无晨僵和肌萎缩，愈后不遗留关节畸形，X 线检查无骨质改变。应用抗生素、抗风湿药和糖皮质激素治疗可获显著疗效。

（2）强直性脊柱炎：本病以周围关节受累为主时需与类风湿相鉴别。过去认为强直性脊柱炎为类风湿的一种变型，称为中心型类风湿或类风湿性脊柱炎。现知强脊炎与类风湿是完全不同的两种疾病。其特点为：青少年男性多见，发病年龄多在 15～30 岁；有一定的家族遗传倾向，大多数 HLA－B$_{27}$阳性，类风湿因子多阴性；主要侵犯骶髂关节和脊柱，易导致脊柱强直，如果四肢关节受累，多为非对称性，主要是下肢不对称性大关节肿痛。X 线表现为骶髂关节间隙模糊、消失，脊柱椎间盘纤维化及骨化呈竹节状。

（3）银屑病关节炎：本病与类风湿在临床上有许多共同点，如慢性起病、女性多发、对称性关节炎、受累关节出现畸形等，临床上区别有一定的困难。但银屑性病关节炎有下述特点：有银屑病的皮肤表现；无类风湿结节；关节病变多发生在远端指间关节和临近的指甲，并可出现腊肠样指；骶髂关节和脊柱也可受累；类风湿因子多阴性。

（4）痛风性关节炎：本病多发生于中年男性，常有饮酒史，关节炎的好发部位为足第一跖趾关节，常急性起病，数小时内出现关节红、肿、热、痛，疼痛剧烈。少数可侵犯踝、膝、肘、腕及手指关节。本病即使不经治疗，急性痛风也可在数日或数周内自愈。但饮食失调、外伤、手术，尤其在饮酒后常诱发或复发。慢性患者由于持续高尿酸血症，易形成痛风石，致使局部畸形及骨质破坏。别嘌呤醇、秋水仙碱等治疗有明显效果。

（5）骨关节炎：又称退行性关节炎、增生性或肥大性关节炎。多发于中年以后，患病率随年龄增长而增加，65 岁以上几乎普遍存在。病变主要限于膝、髋、踝、脊柱等经常负重的大关节和手指远端指间关节。临床上以局部疼痛为主，很少有肿胀，不伴肌肉萎缩。其疼痛特点是活动后加重，休息后减轻，无明显晨僵。血沉大多正常，类风湿因子阴性。X 线表现在还没有广泛的骨质疏松时，即有明显的骨质呈"唇"样或"刺"样增生，但无关节面破坏。

（6）结核性关节炎：本病多发于儿童和青少年，常侵犯单个关节，为非对称性。好发关节依次为脊柱、髋、膝、足及踝关节等。可伴有低热、盗汗、乏力、食欲减退等结核中毒症状。关节病变持续进展，不同于类风湿的缓解与恶化交替进行。持续性关节疼痛较类风湿轻，但夜间痛较重。结核菌素皮试呈强阳性，类风湿因子阴性。X线检查可见骨质破坏：骨小梁模糊，呈现骨质缺损，砂砾样死骨；骨性改变：管状长骨的破坏可表现为不同程度的膨胀变形，脊柱呈楔形变，椎体上下之间相互嵌入出现驼背或龟背畸形；关节改变：关节软骨被破坏可使关节间隙狭窄，软骨破坏后不会再生，椎间盘破坏不能再生，如破坏明显，椎间隙永远消失。抗结核治疗有效。

（7）系统性红斑狼疮：有系统性病变如浆膜炎、蛋白尿等；有皮疹如蝶形红斑、盘状红斑、光过敏等症状；抗核抗体阳性等。

此外，硬皮病等其他弥漫性结缔组织病，早期出现手部关节炎时，易与类风湿相混淆，需注意鉴别。

87. "类风湿关节炎"与"风湿病"有何区别？

临床上常常遇到这样的病人，"医生，我是得了风湿还是类风湿？"那么，风湿病和类风湿是一回事吗？

首先，要了解"风湿"有广义和狭义之分。狭义的风湿专指风湿热（曾称风湿性关节炎），我们在前面已经介绍过。广义的风湿是指风湿病，是以疼痛为主要症状，累及骨、关节、肌肉、皮肤、血管等组织的一大类疾病。其包括范围甚广，国内外将其分为10大类200多种疾病，常见的有类风湿关节炎、强直性脊柱炎、风湿热、感染性关节炎、痛风、皮肌炎、干燥综合征、系统性红斑狼疮、骨关节炎、软组织损伤等疾病。中医学又将其统称为痹病，认为是由于气血不足，感受风、寒、湿、热等外邪而致经脉闭阻不通，表现为肿胀、疼痛、重着、麻木等一类的病证，其又可分为风痹、寒痹、湿痹、热痹等多种痹病。而类风湿关节炎是风湿病200多种疾病中的一种，是一种原因不明的慢性全身性自身免疫性疾病。由此可知，风湿病是一大类疾病，它包括类风湿关节炎；而类风湿关节炎只是众多风湿病中的一种。因此，风湿病（广义风湿）与类风湿病是两个完全不同的概念，不能相提并论；而风湿热（狭义风湿）则与类风湿关节炎是两种不同的风湿病。

88. 类风湿关节炎和其他风湿病会相互转化吗？

我们在临床中，常遇到这样一些病人，当医生诊断他们为类风湿关节炎外的其他风湿病后，往往还不放心地问"以后还会变成类风湿关节炎吗？"这是一个很早就被学者注意到的问题。日本及前苏联等有关学者认为，风湿热（风湿性关节炎）可以向类风湿关节炎转变。我们在大量的门诊病人中也观察到，有些病人开始时类风湿关节炎症状很不明显，而其他风湿病症状较典型，经过治疗后症状消失。但 2～3 年后病人又来就诊，这时病人已经有了典型的类风湿症状，并逐渐出现关节畸形。当然，这些情况尚待进一步研究。而另一些病人，开始时为典型的类风湿关节炎，经过一段时间后，病人出现了系统性红斑狼疮的表现。有的病人还可出现干燥综合征、硬皮病、银屑病关节炎等变化，形成了一种重叠综合征。以上是类风湿关节炎"七十二变"中真的变化，另外还可因误诊引起一些"假"的变化。如在临床上，一些一度被诊断为骨关节炎、肩周炎、痛风等的病人，经过一段时间后他们都"变"成了类风湿关节炎。因此，在诊断类风湿关节炎时，要注意"真中有假，假中有真"的可能性，对病情的发展要认真观察、深入研究，这样才能明确诊断。

89. 类风湿关节炎会伴发其他疾病吗？

临床中我们发现类风湿关节炎常会伴发其他疾病。据统计发现，只有20% 的类风湿关节炎不伴有其他疾病。常见伴发的其他风湿性疾病有骨关节炎、强直性脊柱炎、系统性红斑狼疮及干燥综合征等。另外，伴有心脏病、高血压、高血脂、糖尿病等的老年类风湿关节炎病人在临床上也不少见，且这些伴发疾病有年轻化的趋势。因此，在治疗类风湿关节炎时，要充分考虑和照顾到伴发疾病的因素。

90. 根据哪些指标可认为类风湿关节炎预后不良？

一般认为具有下列指标提示类风湿关节炎预后不良：男性起病年龄小于50 岁者；正规治疗前类风湿病史已超过 5 年者；急性发病者；早期有多关节积液者；受累关节数多于 20 个者；有对称性、多关节侵犯者；起病时侵犯四肢近端大关节和跖趾关节者；发病一年后就出现关节功能障碍者；早期出现骨质侵蚀者；有全身症状者；有关节外表现尤其是血管炎者；早期有类风湿结节者；早期类风湿因子阳性且滴度增高者；嗜酸性粒细胞数增多、血小板增高者；小剂量糖皮质激素应用后不能很快控制病情者；延误治疗者；受教育程度较低者；社会经济状况差者。另外，女性病人一般比男性病人预后差；年老病人较年轻病人预后差。

三、治疗

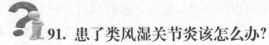

91. 患了类风湿关节炎该怎么办？

众所周知，类风湿关节炎是目前全世界公认的较为棘手的疑难病证之一，一经确诊，患者则会产生恐惧、害怕、担心致残等心理，便会"谈虎色变"，存在惊慌、恐惧、焦虑，不能接受现实的复杂心理，更会担心自己因致残而丧失工作能力。因此，有些病人会存在自暴自弃、一蹶不振、悲观弃医、放任自流等消极处世

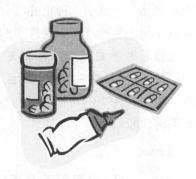

情况。但也有一些患者，尤其是较为年轻的病人，不够重视，认为自身既往体质较好，存在侥幸心理，吃个消炎镇痛药，疼痛很容易减轻，而没有坚持正规服药治疗，也是相当危险的。患了类风湿关节炎不要消极等待，而要正确面对，积极治疗，正规治疗。正确地认识类风湿，了解类风湿目前的国内外、中西医的诊疗水平，减少盲目性，避免乱投医；了解疾病的病程、预后和转归，认识治疗的意义及其长期性、艰巨性，从而树立治疗的信心和恒心，不要等待、轻信和期望"特效疗法""最新疗法""能够根治"的广告宣传；不要换药太勤，要稳定治疗方案，坚持持久战，认识到本病的可治性、难治性和长期性，做好打持久战的准备；还要认识到正确的行为和康复锻炼的必要性和重要性，如戒烟酒、注意坐立行走的姿势等，以保证即使关节发生强直，也能保持最佳的功能位。

另外，加强病人间的相互联系与交流，相互吸取经验教训，避免走弯路。

保持乐观的精神面貌，正确处理与社会、家庭、亲友、同事等方面的关系，以便能够保持良好的心态面对未来的人生。随着医疗技术的发展和进步，在医生的指导下，只要坚持正规和长期的治疗，积极配合，用平常的心态面对不平凡的生活，树立战胜疾病的信心，端正自己认知本病的态度，并与临床医师保持良好的沟通，绝大多数治疗效果是非常满意的。类风湿关节炎的诊断、治疗、康复、预防是一个系统而长期的工程，除正确的诊断、治疗外，同时要作好日常调护，俗言道"三分治七分养"，这是非常适用于类风湿关节炎的，其中的道理不言而喻。

92. 类风湿关节炎的西药治疗方案有哪些?

药物治疗是类风湿关节炎的首要治疗措施。而西药治疗类风湿关节炎又有不同模式，不同的治疗模式各有千秋。由于类风湿关节炎因人、因时、因地、因种族而临床表现不同，在治疗中就需要具体情况具体分析，治疗方案要个体化。在此简单介绍几种常见的西药治疗模式：

(1) 经典金字塔模式：它是借用埃及金字塔的外形来比喻该模式的特点，是建立在两个假设之上的：①假设塔顶的药物比塔底的药物更有效，但毒副作用也更大；②假设类风湿关节炎不会出现残废。方法是以非甾体抗炎药为首选药物，如果不能控制病情或患者对药物不能耐受，再用慢作用抗风湿药，疗效仍不佳时再升级用细胞毒性药和糖皮质激素，最后可试用生物制剂，在此过程中底层的基础治疗仍可继续。但目前来看，这两个假设是不符合实际情况的，甚至是错误的。有很多研究提示，类风湿患者最初两年，当通过金字塔全程治疗后，93%的关节发生不可逆的损伤，并随着时间的推移而加剧（损伤 = 炎症 × 强度 × 时间）。

(2) 倒"金字塔"模式：为了避免经典"金字塔"模式的损伤，有人采取积极的治疗。以期在骨损伤前就遏制疾病的发展。将细胞毒性药和糖皮质激素作为"塔底"的第一层次首先采用，如效果不佳，再用慢作用抗风湿药治疗。该方案的特点是积极进攻，但是由于部分类风湿患者具有自愈的可能且细胞毒性药的副作用又较大，权衡利弊后，人们不能不问：是否有必要如此"积极"呢？

(3) 下台阶模式：主张用糖皮质激素或非甾体抗炎药作为第一台阶治疗。在第一台阶治疗一个月后，如关节炎症没有好转，则开始用慢作用抗风湿药物治疗，同时减少第一台阶所用之药。在开始第二台阶药物的同时可以开始第三、第四乃至更多台阶的药物治疗。在此模式中，糖皮质激素仅作为"激素桥"，利用其明显的缓解病情作用，控制滑膜炎来减轻患者的症状与体征，使病人渡过"疼痛之河"，以便有利于体育疗法来维持关节功能，是一种暂时的措施。该方案可使患者获较长时间的缓解，各种药物的毒副作用无相加，病人易耐受。但对症状轻微者是否有必要联合化疗呢？

（4）**分级疗法**：根据患者疼痛程度、晨僵时间、关节肿胀数、血沉和C-反应蛋白等指标采用记分法计算病人的病情严重性和预后因素总积分，根据积分将病情严重性分为轻、中、重度三级。对轻度病人给予抗疟药和对症治疗即可；对中度病人在抗疟药的基础上加用一种其他慢作用抗风湿药治疗；对重度病人在轻度治疗基础上加两种慢作用抗风湿药治疗，同时可加用关节腔内注射疗法。这样方能使病情与用药相匹配，以后每隔3~6个月根据病情的活动性，决定原方案升降与否。但有些病情判断指标并非客观，假如积分不准确，是否会造成假象而导致实质上的不匹配呢？

（5）**锯齿形模式**：当患者被确诊为类风湿时，要尽早使用慢作用抗风湿药治疗，可使患者病情在1~2年内有所改善。而每次应答消失或耐药形成，在病情略有加重之际即换用另一种慢作用抗风湿药物，使病情再次缓解。如此反复，假如病情小有反复类似锯齿状，也不致形成波形向上的趋势。该方案要求定期监测病情进展情况，要设定一个病情加重的标准，一旦发现病情加重，即改变治疗药物，进入下一个锯齿波。

（6）**生物制剂＋慢作用药**：近年来生物制剂在临床的应用不断增加，如注射用重组人Ⅱ型肿瘤坏死因子受体抗体融合蛋白（益赛普）、注射用英夫利西单抗（类克）等。经临床实践，生物制剂＋慢作用抗风湿药对早中期类风湿关节炎的效果突出，晚期效果不佳。但生物制剂经济代价较高，若长期应用，一般家庭负担不起；且停药后病情容易复发，因此也被称为"昂贵的激素"。

93. 类风湿关节炎病人怎样应用止痛药？

目前止痛药有非甾体类抗炎药、麻醉药以及激素等多种。这里主要就怎样应用好非甾体类抗炎药进行说明。我们知道类风湿的最大痛苦是疼痛。现已清楚，造成疼痛的主要机制是关节的滑膜和滑液中一种称为前列腺素的物质含量明显增加，提高了组织对各种炎症介质或因子（如组胺和缓激肽）的敏感性，使病人一直处在疼痛的过敏状态中。关节活动度越小，前列腺素含量越多；越是不活动关节，越容易发生关节畸形。因此，类风湿病人用好非甾体抗炎药十分重要。前列腺素会提高人对疼痛的敏感性，目前的非甾体抗炎药主要是通过抑制我们体内的环氧化酶，阻断花生四烯酸形成前列腺素。所以，在发挥抗炎作用的同时，也会因前列腺素合成减少而容易出现胃肠黏膜糜烂、溃疡，乃至出血等不良反应。为了预防和减少非甾体抗炎药对胃肠的影响，临床上我们一般配合保护胃肠的药物。这一大类非甾体抗炎药有百余种，我们常用的如阿司匹林、吲哚美辛、布洛芬、芬必得、双氯芬酸钠、萘普生、吡罗昔康、尼美舒利、塞来昔布等。这些药物对类风湿病人都有止痛作用。可是，不少病人埋怨：所有止痛药都用过了，就是解决不了问题。这是什么缘故呢？这里面有一些用药原则及用药方法的问题。非甾体抗炎药虽然都是用于止痛、抗炎，但各种药物用后发挥最佳作用的时间不同，出现的副作用也不同。在临床中我们也发现，张某用吲哚美辛效果好，而李某用双氯芬酸钠效果好，这就是所谓的个体差异。明白了这个道理，就要注意到用药个体化，病人要配合医生选择最适宜自己的非甾体抗炎药。这种选择必然要有一个试用过程，因为医生无法事先对每一个病人作出估计。只有通过试用过程，才能摸索到合理的用药方法，包括首用药物的选择、用药的剂量、用药持续的时间、用药的维持量等。一般不主张联合用药（同时用两种或两种以上非甾体抗炎药），因为给病人用一种非甾体抗炎药，只要剂量合理，要比几种小剂量非甾体抗炎药合用的效果好。而联合用药还有配伍问题，疗效不会增加，但副作用却会增大。如果需要联合用药，还要区别情况，灵活掌握，如一些病人早晨起床时关节特别僵硬，则可在前一天晚上临睡时加用一种镇痛作用持续时间较长的药，如吡罗昔康、吲哚美辛栓等。另外，所有非甾体抗炎药都对胃黏膜有损害，因此，口服药都应在餐后即服。

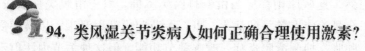

94. 类风湿关节炎病人如何正确合理使用激素？

糖皮质激素包括醋酸泼尼松（泼尼松）、醋酸泼尼松龙（泼尼松龙）、甲泼尼龙及地塞米松等，是目前已知最强的抗炎药物。激素虽然有效，但并不持久，不能阻断类风湿的病程进展和关节破坏。长期应用易形成依赖性，并产生各种明显的副作用，如食欲亢进，体重增加，面部及颈背部皮下脂肪增厚，呈满月脸和水牛背，并有多毛、痤疮、瘀斑、胃及十二指肠溃疡、胃肠出血、继发感染、高血压、糖尿病、肌肉无力、骨质疏松、无菌性骨坏死等。

大剂量使用还可诱发精神症状，如兴奋、多语、躁狂等。因此，如果滥用激素，导致的医源性疾病并不小于类风湿本身的危害，甚至比类风湿本身更严重，可以成为致残或致死的原因。但这并不是说类风湿病人不能应用激素，关键问题在于要合理应用而不要滥用激素，使它不仅能起到治疗作用，而且又不至于严重影响人体健康。激素有抗炎和抗免疫作用，这是肯定的。激素对于控制活动类风湿的炎症还是很有帮助的，因此，要对激素有个正确的评价。在类风湿治疗中要严格掌握好适应证，并在医生的指导下合理用药，以便能发挥激素治疗的最大优势。一般认为，当类风湿病人具有下列情况时，可以应用激素治疗：①有严重的关节外症状，如血管炎、心包炎、心肌炎、心包积液、间质性肺炎、肾炎、中枢神经及眼部病变等；②急进型类风湿关节炎，用其他药物治疗无效，病情严重或比较严重时；③最近曾用过激素，不能突然停止用药。病情稳定后听从医生指导，将激素药逐渐减完，而不能骤停，否则疾病会反跳。

类风湿病人使用激素的剂量因人而异。男性需要量较女性大。一般主张从最小剂量开始，根据病人用药后症状减轻的情况，再进一步估计需要量。适当剂量是指给予最小剂量的药使症状减轻到病人能够忍受的程度。目前倾向于使用小剂量，即小于每日 10~15mg 醋酸泼尼松，根据病情在短期内可酌情增减。对于有严重关节外表现的，激素可采用小到中剂量，应在医生指导下使用，严格遵循医嘱，不能擅自加减用量。疗程短的病人，需要减量或停用激素时，一般比较容易。而长期应用激素的病人，由于下丘脑-垂体-肾上腺轴受到深度抑制，腺体有不同程度的萎缩，所以在减量或停用激素时，不宜草率行事，应加用其他药物缓慢进行。需要特别注意的是，激素的服用时间有讲究，一般最好是在早上七点空腹顿服，此时体内激素水平处于最低水平，服用激素后对下丘脑-垂体-肾上腺轴的抑制作用最小，有助于将来减撤激素。当然，这些原则都应当由专科医生掌握。对于滑膜炎症状较重、受累关节少、全身治疗有禁忌的病人，可行关节腔内注射激素，以缓解受累关节的疼痛、肿胀，抑制滑膜炎症，改善关节功能。但这种关节内注射不能改变病情进展，只能暂时缓解症状。关节腔内注射的效果因人和关节部位不同而异。

95. 中医如何辨证治疗类风湿关节炎？

中医将类风湿关节炎分为正虚候、邪实候、痰瘀候三候进行辨证论治。一般来说，邪实证者，多见于初期，患者体质尚好，虚的征象不突出。正虚候者，一般病程较长，或患者素体虚弱多病，临床以虚的征象为主。痰瘀候，多见于中晚期。

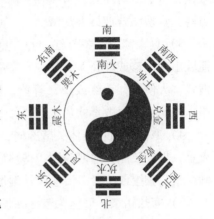

（1）正虚候

1）虚热证：四肢关节肿胀、僵硬、疼痛，局部热感，活动不利，发热（自觉发热、五心烦热、头面烘热、骨蒸潮热）或低热不退，颧红，乏力，盗汗，口鼻干燥，咽干咽痛，口干苦欲饮，小便短黄，大便干结；舌质红少津，无苔或薄黄苔，脉细数。治法：滋阴清热，通经活络。方药：历节清饮。

2）虚寒证：肢体关节、筋骨冷痛，肿胀，抬举无力，屈伸不利，形寒肢冷，四肢欠温，腰膝冷痛喜温，神疲乏力，男子阳痿，女子宫寒，月经后期、痛经，小便频数色白，舌淡胖，苔白滑，脉沉迟无力。治法：温阳散寒，通络止痛。方药：阳和汤加味。

3）肝肾亏虚证：四肢关节肿胀、僵硬、疼痛，甚则变形，功能受限，伴头晕眼花、耳鸣，形体消瘦，腰膝酸困不适，失眠多梦，男子遗精，女子月经量少等；舌质红或淡红，无苔、少苔或薄黄苔，脉细数。治法：滋补肝肾，通经活络。方药：独活寄生汤。

4）气血两虚证：四肢骨节烦疼、僵硬、变形，肌肉萎缩，筋脉拘急，怕风怕冷，手足发麻，神疲乏力，气短懒言，面色淡白或萎黄，头晕目眩，唇甲色淡，心悸，纳呆，多梦或失眠，常伴有腰膝酸软无力、气短；女子月经量少色淡，延期甚或经闭；舌淡无华或舌淡红，苔少或无苔，脉沉细或细弱无力。治法：益气养血，通阳蠲痹。方药：黄芪桂枝青藤汤。

（2）邪实候

1）风湿热痹：肢体关节游走性疼痛、重着，局部灼热红肿，或有热感，痛不可触，遇热则痛重，得冷稍舒，口渴不欲饮，烦闷不安，溲黄，或有恶风发热，舌红苔黄腻，脉濡数或浮数。治法：疏风除湿，清热通络。方药：

清痹汤。

2）湿热痹阻：肢体关节肿胀、疼痛、重着，触之灼热或有热感，口渴不欲饮，身热，舌质红，苔黄腻，脉濡数或滑数。治法：清热利湿，活血通络。方药：宣痹汤合四妙丸加减。

3）热毒痹阻：关节红、肿、热、痛，不可触摸，动则痛甚，屈伸不利，肌肤出现皮疹或红斑，高热或有寒战、面赤咽痛，口渴心烦，甚则神昏谵语，溲黄、大便干，舌红或绛，苔黄，脉滑数或弦数。治法：清热解毒，凉血通络。方药：清瘟败毒饮加减。

4）寒湿痹阻：肢体关节冷痛、重着、顽麻，痛有定处，屈伸不利，昼轻夜重，畏冷肢凉，遇寒痛剧，得热痛减，或痛处肿胀，舌质胖淡，舌苔白滑，脉弦紧、弦缓或沉紧。治法：祛湿散寒，通络止痛。方药：顽痹寒痛饮。

5）寒热错杂：肢体关节疼痛、肿胀，自觉局部灼热，关节活动不利，全身畏风恶寒，脉象紧数，舌苔黄白相间；或关节红、肿、热、痛，伴见结节红斑，但局部畏寒喜热，遇寒痛增，苔黄或白，脉弦或紧或数；或关节冷痛、沉重、局部喜暖，但伴有身热不扬，口渴喜饮；或肢体关节疼痛较剧，逢寒更甚，局部畏寒喜暖、变形、伸屈不便，伴午后潮热、夜卧盗汗，舌质红，苔薄白；或寒痹症状，但舌苔色黄；或热痹表现，但舌苔色白而厚。治法：清热散寒，通经活络。方药：桂枝芍药知母汤。

（3）痰瘀候

1）气滞血瘀：肢体关节肌肉窜痛、胀痛、时有刺痛，日轻夜重，局部肿胀或有硬结、瘀斑，或身痛某部发冷发热感，精神抑郁，性急躁，头痛，失眠，胸胁胀痛，善太息，舌质紫黯，或有瘀点，脉弦或涩。治法：行气通络，活血化瘀。方药：通痹汤加减。

2）气虚血瘀：肢体关节肌肉刺痛，痛处固定不移，拒按，往往持久不愈，或局部有硬结、瘀斑，或关节变形，肌肤麻木，甚或肌萎着骨，肌肤无泽，面淡而晦黯，身倦乏力，少气懒言，口干不欲饮，妇女可见闭经、痛经，舌质淡紫有瘀斑或瘀点，脉沉涩或沉细无力。治法：益气养血，活血化瘀。方药：补阳还五汤加减。

3）痰瘀互结：关节肿痛变形，痛处不移，多为刺痛，屈伸不利，或僵硬，局部色黯，肢体麻木，皮下结节，面色黧黑，肌肤失去弹性按之稍硬，或有痰核瘀斑，或胸闷痰多，眼睑浮肿，口唇紫黯；舌质紫黯或有斑点，苔白腻或薄白，脉弦涩。治法：活血祛痰，行气通络。方药：化瘀通痹汤加减。

　　根据本病本虚标实、虚实夹杂的病机特点，病程分期中一般早期以邪实为主；中、晚期邪实、正虚、痰瘀并见。临床分期中本病急性活动期症状表现以邪实为主，慢性缓解期以正虚为主或正虚邪恋。临床中常见发作与缓解交替出现，病情日益加重，以致虚实互见，寒热错杂，给辨证用药带来困难。中医证型是一个动态变化的，如虽然肝肾亏虚多出现在中、后期，但在急性发作时又可以热毒或寒湿为突出表现，即虚实相夹。因此，不仅证型不是一成不变的，而且一个证型在不同时期也可以夹有其他兼证，所以在临床辨证施治时应根据具体情况而辨证用药。

96. 为什么要中西医结合治疗类风湿关节炎？

　　目前临床上许多类风湿患者要求使用中医药治疗，这是因为中医药在治疗类风湿方面的确有疗效。有些患者是出于对中医的信任而要求中医治疗；有些患者是惧怕西药的副作用而要求中医治疗；或者在西药治疗后出现了不良反应，或者在西药治疗后疗效不理想转向中医治疗（当然也有中医治疗后疗效不理想转向西药治疗的）；或者在使用西药治疗的同时要求配合中医治疗等。由此可见，中西医结合治疗类风湿关节炎是临床现实的需要。在临床上，我们经常看到这样一些现象，有些患者在使用西药治疗后疗效不明显，但是配合中药治疗后病情得到了改善或缓解；或者使用中西药同时治疗的患者，无论是停用中药，还是停用西药都会使病情加重等。这些现象说明了中西药结合治疗类风湿关节炎是一种有效的方法，对一些患者来说，可能是比单独使用西药或单独使用中药更好的治疗方法。

　　类风湿关节炎属于中医"痹病"的范畴，中医治疗痹病有其特殊的理论体系和治疗方法，历代医家积累了丰富的经验。临床上单独使用中药治疗类风湿关节炎对部分患者取得很好的疗效也是不争的事实。如何进一步提高中医治疗类风湿关节炎的疗效，如何探讨中医治疗类风湿关节炎的作用机制，使中医或中西医结合治疗类风湿关节炎建立在可靠的理论和临床研究的基础上，需要我们在研究中医药理论、提高中医辨证论治水平的同时，还要认真地了解类风湿关节炎发病机制、病理变化、临床表现规律以及它们的关系。

　　由此可见，中西医结合治疗类风湿关节炎是中医医师和中西医结合医师均不能回避的问题。如何进行中西医结合？怎样才能说明中西医结合治疗类风湿关节炎的优势？这是摆在中医医师和中西医结合医师（实际上中医医师和中西医结合医师并没有严格的界线）面前的共同的课题和任务。

97. 类风湿关节炎如何运用中西医结合进行治疗？

类风湿一般起病缓慢，病情缠绵，一部分病人可以自行缓解，一部分则在2~3年中进展成关节功能障碍，甚至关节畸形，对生活和工作带来了很大困难和痛苦。因此，目前多主张类风湿应该早期治疗，采用积极的、综合性的中西医结合治疗，及时控制病情进展，多数病人都可取得不同程度的效果。西医学把免疫抑制剂作为治疗本病的基本药物，如甲氨蝶呤、柳氮磺吡啶等，可收到显著的效果。但由于需要长期使用，会带来较为棘手的问题，如对肝肾和骨髓的毒副作用。而激素若应用不当，不仅不能治病，反而雪上加霜。中医治疗类风湿有调节免疫、改善体质、缓解症状和减轻心理负担的独特优势，但疗效较慢。中西医结合治疗可以达到扬长避短、相得益彰、事半功倍的作用，可把不良反应减到最小。但中西医如何结合，一直是困扰临床的难题。根据我们的临床经验，可按以下原则结合治疗：

（1）治标与治本： 从战略高度考虑，治疗类风湿，必须要处理好"治标"与"治本"的关系。"治标"即止痛，西药对疼痛的解决已不成问题，但要注意其副作用。"治本"即调节机体免疫功能，目前，人类还没有找到一种药物或方法能在较短时间内使紊乱的机体免疫功能恢复至正常状态。但是，在长期的临床实践和辛勤的研究中，人们已经发现不少能对机体的免疫功能发挥良好调节作用的药物和因素，如精确的中医辨证论治、针灸的辨证治疗、良好的精神状态、健康和谐的环境、适宜的运动及合理的饮食等。其中的中医辨证论治较为重要，已经被大多数学者所接受，并达成了共识。因此，根据我国情况，可应用中西药联合治疗的方案，采用以中药治本为主，西药治标为辅的方法，中西医结合，综合治疗，不少类风湿的预后还是比较好的。

（2）扶正与祛邪： 由于本病病程长达数十年，病痛缠绵，病人纳差，体质虚弱且多贫血，需要扶正补虚。然而，众多的患者还夹杂着寒热和痰瘀等病邪，致使关节疼痛和肿胀。因此可依据病情，中医扶正固本治疗，西医祛邪止痛治疗。不失时机地调整治疗重点，确能收到很好的效果。

（3）局部与整体： 西医治疗只注意局部的关节疼痛、肿胀，而往往忽视全身的整体情况；中医治疗的优势则往往在于整体调整。因此可考虑西医以局部治疗为主，中医以整体调理为主，并以中药抑制西药的毒副作用。

98. 对别人治疗有效的类风湿药物，自己可以吃吗?

类风湿患者一经明确诊断，就应当在专科医师的指导下，依据自身病情分期、分型，以及自身的体质、药物耐受性、敏感性及家庭经济情况选择适合自身病情的药物或方法。类风湿关节炎的治疗不是千篇一律的，每个病人都有各自的特殊性，个体差异较大，这个病人吃某种药或对某种治疗方法有效，此药或此法对另一个病人就不一定有效。不同的西药各有严格的适应证，也有不同的毒副作用。对同一患者，此时用有益，彼时用就可能有害，西医称之"个体化治疗"。而中药则要根据病人自身的病情辨证分型进行施治。医生给病人用药就像是"一把钥匙开一把锁"一样，所以千万不能看到别人吃什么药好，自己就盲目地吃什么药，或听信"一药能治百病"的虚假宣传随意治疗，以免误治、反治。

99. 类风湿关节炎病人是否需要终生服药?

对于类风湿病人来说，未必一定要终生服药，尤其是早期类风湿病人经过及时、正规系统的治疗，是可以康复的。近年来，经过临床对病人随访观察发现，早期类风湿关节炎病人，经过系统正规治疗 1~2 年后，症状可完全消失，2~3 年内不再复发，已达到临床治愈效果，可以停服药物治疗。但应注意饮食营养及日常调护，增强体质，以预防类风湿的复发。而对于那些病情较为顽固、复杂的类风湿病人，则宜长期服药治疗，以改善症状、减轻痛苦，提高或维持自身生活质量。

100. 类风湿关节炎病人长时间服药对内脏是否有影响?

类风湿病人一旦明确诊断，不管中药或西药都需要长期正规地服用治疗。目前临床用于治疗类风湿的西医药物有以下几类：第一类为非甾体抗炎药如阿司匹林、双氯芬酸钠、吲哚美辛、布洛芬、萘普生、尼美舒利、塞来昔布等，这类药物多对胃肠道有明显的刺激作用，以恶心、胃痛、胃灼热等为主要副作用；第二类为改善病情药物和免疫抑制剂，如甲氨蝶呤、柳氮磺吡啶、环磷酰胺、青霉胺等，这类药物多对造血系统、肝脏、肾脏等有毒性作用，如引起白细胞、血小板减少，转氨酶升高、蛋白尿等；第三类是糖皮质激素，若长期、不正规使用，会造成虚胖、满月脸、水牛背，还会诱发感染、骨质疏松、股骨头坏死、高血压、糖尿病等。故临床服用时要听从医师指导，定期复查血、尿常规，肝、肾功能等，以便及时发现问题并做必要的对症处理。中医药物对本病的治疗有较理想的效果，且毒副作用较少，宜长期服用。但个别中药也有毒副作用，不能一概而论，因此，中医药治疗也应在医师的指导下辨证用药。

101. 妊娠期病人类风湿关节炎活动期是否可以用药治疗？

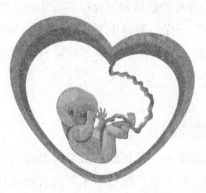

目前资料表明，类风湿本身不会对胎儿造成影响，然而母亲患有继发性干燥综合征、抗 SSA 阳性，可导致新生儿狼疮；约 70% 的类风湿妇女在妊娠期间病情可以改善，大部分在妊娠 3 个月病情缓解。尽管如此，妊娠期间病情仍会波动，而且大部分妊娠期间病情稳定的病人，多在分娩后复发。因此，类风湿病人妊娠期间关键是如何用药的问题。对于非甾体抗炎药，妊娠前 3 个月及妊娠后期必须严格限制使用，妊娠中期必要时可以使用。哺乳期间最好使用半衰期短的药物，如布洛芬等。妊娠期间禁止使用免疫抑制剂等抗风湿药物。

102. 类风湿关节炎病人服用中药或中成药期间，可以怀孕吗？对胎儿有影响吗？

一般来说，西药的副作用较大，中药的副作用相对较小。虽然大部分中药制剂毒副作用较小，但若要怀孕，也得看具体药物，有些中药对胎儿几无影响，甚至还有好处；但有些中药也会导致流产或致胎儿畸形。而现在大多数家庭又只要一个孩子，因此，患者怀孕前，要认真考虑，权衡利弊，或咨询专科医师，毕竟是药三分毒。再者，若病情不稳定仍需服药时怀孕，对患者本人身体和下一代都没有好处。因此建议病情稳定停药半年后再怀孕。

103. 手术能治疗类风湿关节炎吗？

从 1887 年起，人们就用手术治疗类风湿。手术治疗本身有其局限性，病人应该理解：手术是缓解病情进展，而不是治愈；手术有一定的并发症；手术效果不仅取决于手术本身，还取决于术后病人是否积极配合；缓解疼痛、改善功能是外科治疗的主要目的，而改善外观不是主要的手术指征。手术治疗类风湿的主要适应证有：肌腱断裂，或有潜在断裂的危险；神经压迫，或有压迫的危险；类风湿结节伴有疼痛；颈椎不稳、半脱位，伴有神经系统体征；严重畸形引起日常生活功能障碍，如髋关节过度屈曲或内收畸形；牙齿咬合困难需行下颌关节髁状突切除术。对持续性滑膜炎、关节畸形等也应考虑手术治疗。

手术治疗并非只是针对那些晚期关节已有严重破坏者，事实上许多早期病人如果能够及时得到有效的手术治疗，则可明显地延缓病情发展，减少破坏，最大限度地保持关节功能。如滑膜切除要在早期，一旦出现软骨的广泛破坏，滑膜切除术就失去了实际意义。目前认为，一般有下列六种情况之一可考虑做滑膜切除术：①经过 6 个月有规律的中西药治疗，效果不明显者；②关节有持续疼痛者；③关节呈间歇性或持续肿胀者；④检查可触及肥厚的滑膜者；⑤出现关节轻度屈曲畸形者；⑥X 线片中有早期病变的改变者。早期病人的滑膜切除一般能够取得较好的效果。但由于滑膜切除并不能改变类风湿的自然病程，复发是可能的。另外，该手术一般只能解决手术关节的疼痛、肿胀和功能问题，仅属综合治疗中的一个部分，因此，施行滑膜切除术的同时及前后，还必须应用其他疗法。对于关节已经强直，严重影响关节功能的患者，可作人工关节置换。除施行滑膜切除术、安装人工关节外，还可以根据关节的具体情况行关节清理术、关节囊切开术、肌腱延长术、关节融合术、截骨术、关节成形术、关节切除术等，以改善关节功能和提高生活质量。

104. 如何减轻类风湿关节炎的疼痛？

疼痛，一般人都感受过。疼痛是类风湿关节炎最主要的症状，缓解疼痛是患者的迫切愿望，也是临床医生首先面临的棘手问题。类风湿关节炎疼痛与其他疾病引起的疼痛一样，是人体患病的重要信号，它提醒人们应及时去医院治疗，这是一种保护性反应，是对人体有利的一面。但在绝大多数情况下，疼痛为人体带来的是严重危害，甚至引起灾难性后果。轻微的疼痛可使患者精神痛苦，影响饮食起居，导致生活质量下降；严重的疼痛将引起人体各个系统功能失调、免疫力低下而诱发各种并发症，甚至导致痛性残疾或影响到病人的生命。在类风湿关节炎病程中，因长期遭受慢性关节疼痛的折磨导致百病丛生，甚至轻生的患者屡见不鲜。因此，"关节疼痛不是病，用不着专门去治"，是一种非常陈旧的、并且十分有害的错误观念。及时诊治，有效控制关节疼痛，是类风湿患者人生健康的一项重要内容。随着医学的进步，类风湿关节炎疼痛的研究与治疗已进入了专业化发展阶段。采用药物、理疗、神经阻滞、神经刺激等综合疗法，可有效地改善局部的血液循环、清除炎性代谢产物、打断疼痛的恶性循环，从而达到"标本兼治"的镇痛效果。

另外，外治、音乐疗法等也对类风湿关节炎病人疼痛有明显的疗效。人们都知道疼痛难忍，而对于同一强度的疼痛刺激，不同生理和病理状态的人反应不同。有的感觉略有疼痛，有的觉得疼痛难忍。疼痛刺激在人体的反应强弱，明显受心理因素的影响，积极调整心理状态能够减轻疼痛感。①疼痛与人的情绪关系密切：当情绪稳定，注意力高度集中在疼痛之外的某一问题，即忘我状态时，疼痛的感觉就会相应减轻。战争环境是你死我活的，面临死亡威胁时，战士们都无所畏惧，这时普通的伤痛不会引起他们多大的疼痛感。②疼痛与人的理解关系密切：由于每个人对疼痛的理解不同，即使同一强度的疼痛刺激，每个人的反应也不同。如注射引起的疼痛，有的人从小就接受"不听话就打针"的恐吓教育，打针很痛的意识在他们头脑中根深蒂固，真的打针时，紧张、恐惧感随之而来，并验证了打针真痛的感觉。③疼痛与人的性格关系密切：意志坚强、性格倔强的人，对疼痛的忍受力较强。三国时，关云长在没有用麻药的条件下，也能忍受刮骨疗毒的痛觉刺激。意志脆弱、性格温柔的人，对疼痛相对敏感。一些人即使手上扎了根刺，也会痛得高声喊叫。在临床工作中，我们总结出了以下方法可减轻疼痛：

（1）**呼吸止痛**：疼痛时深吸一口气，然后慢慢呼出，而后慢吸慢呼。呼吸时双目闭合，想象新鲜空气缓慢进入肺中。

（2）**自我暗示止痛**：当疼痛难忍时，自己要明白，疼痛是机体的保护性反应，说明机体正处在调整状态，疼痛感是暂时的。通过自我暗示，可增强同疼痛作斗争的决心和信心，疼痛的感觉就会减轻。

（3）**松弛止痛**：松弛肌肉，就会减轻或阻断疼痛反应，起到止痛作用。松弛肌肉的方法很多，如叹气、打哈欠、闭目冥思等。

（4）音乐止痛：通过欣赏自己喜欢的音乐，能缓解疼痛。可以边听边唱，也可以闭目静听，并使手足伴节拍轻动。这样既可分散注意力，又可缓解紧张情绪。

（5）转移止痛：可通过各种形式分散对疼痛的注意力，以此来减轻疼痛，如看电视、讲故事、相互交谈、读书看报等。

（6）刺激健侧皮肤止痛：疼痛时，可以刺激痛区对侧的健康皮肤，以分散患者对患处疼痛的注意。如左臂痛，可以刺激右臂。刺激的方法有按摩、捏挤、冷敷、搽清凉油等。

总之，心理因素既可以致痛或加重疼痛，也可以消除或减轻疼痛。恰当运用上述一种或几种方法巧忍疼痛，一定会收到满意的效果。

105. 类风湿关节炎病人如何应用药膳治疗？

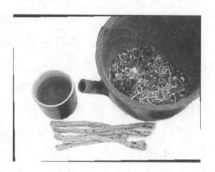

药膳一般不应采取炸、烤、熬、爆等烹调方法，以免其有效成分遭到破坏，或者使其性质发生改变而失去治疗作用。应该采取蒸、炖、煮或者煲汤等烹调方法，以保持食物的食性不变。另外，一次烹制也不要太多，以免一次吃不完造成食物发馊变质而改变食性，使其作用降低，甚至会引起食物中毒。总之，药膳应营养丰富而全面、容易消化吸收且适合于患者本人的病情。动手制作药膳时，患者可根据各自的病情、家庭经济情况、当地资源条件酌情选用下列处方：

（1）辣椒、生姜、大葱各9g，同面条煮食，趁热吃下，以出汗为度，每日2次，连服10日。对寒型顽痹有益。

（2）薏苡仁50g，糖50g，干姜9g。先将薏苡仁、干姜加水适量煮烂成粥，再调白糖服食。每天1次，连服1个月。对寒痹患者有益。

（3）薏苡仁、木瓜、伸筋草、千年健各60g，纱布包好，猪蹄1～2只。以上放入瓦煲中，再放入适量水，小火煨烂，去渣，不放盐，吃肉喝汤，分两次食用。适用于顽痹。

（4）五加皮50～100g，糯米500～1000g。将五加皮洗净，加水适量，泡透煎煮，每30分钟取煎液1次，煎取2次。再将煎液与糯米同煮成糯米干饭，待冷，加酒曲适量拌匀，发酵成为酒酿。每天适量佐餐食用。适用于湿邪偏胜、重着酸楚的湿痹。

（5）黑大豆1000g，松节200～300g，黄酒250g。用小火将黑豆煮至酥烂，收水晒干。每次50粒黑大豆，随时嚼食，每日3次。本品具有补脾肾、强筋骨、通血脉、祛风湿、除骨寒等功能，适用于寒痹。

（6）粗大鳝鱼（每条250g以上）4～6条，剖去内脏，阴干，研细粉，瓶贮备用。每次鳝粉10～15g，黄酒2～3匙，开水冲服或调粥服。每日服2次，2个月为1疗程。鳝鱼祛风力强，能补虚助力，通利血脉，善治三痹，风甚者更宜。

（7）童子鳝500g，用绳系尾，悬于窗口处阴干，白酒1000g，浸泡1个月后饮酒。每日2次，每次1匙，2个月为1疗程。童子鳝性温善窜，能活血舒筋，祛风除湿。对肩肘痛不能上举的顽痹患者，效果尤佳。

（8）猪瘦肉100g，辣椒根90g，共煮汤，调味后服食。每天1次，连服5～7天。对寒邪偏胜，疼痛剧烈的寒痹患者有益。

（9）蛇肉250克，胡椒根或胡椒40～60g，放砂锅内加适量水，炖汤调味服食。每日1次，连服数天。适用于风邪偏胜，痛无定处的行痹。

（10）柳枝或西河柳50～100g，水煎服。每天1次，连服14天。对热痹患者有益。

（11）黄花菜根50g。水煎去渣，冲黄酒内服，每天2次，连服数天。适用于热痹患者。

（12）茄子根15g，水煎服。每天1次，连服数天。也可用茄子根（或白茄根）90g，浸入500ml白酒中，3天后服用，每次饮15ml，每日2次，连服7～8天。适用于热邪偏胜，红、肿、热、痛的热痹患者。

106. 如何判定类风湿关节炎的治疗效果？

目前有很多人宣称治愈、根治了类风湿关节炎，那么他们的标准是什么？许多人认为只要关节不痛就是治愈了，是否如此呢？1987年美国风湿病学会规定，符合下列条件中5项以上并持续2个月者，才能被认为是达到了临床缓解的标准。①晨僵时间不超过15分钟；②无疲乏感；③无关节痛；④无关节触痛或活动时痛；⑤无关节或腱鞘软组织肿胀；⑥血沉：女性小于30mm/h，男性小于20mm/h。

107. 类风湿关节炎在治疗中常存在什么问题?

类风湿关节炎的治疗常存在着以下问题:①诊断不准确:没有根据类风湿关节炎的分类标准诊断,有着较高的误诊率和漏诊率;②治疗目的不明确:有些医生和病人以缓解疼痛为唯一的治疗目的;③非甾体类抗炎药应用不当:主要问题是用量偏小、联合应用和频繁换药;④糖皮质激素应用不当:主要问题是滥用或用量偏大和长期使用;⑤治疗缺乏个体化和人性化;⑥某些药物评价不科学,尤其表现在广告中和某些药品说明书中;新药评价缺乏双盲对照、长期疗效观察和足够的病例数;⑦临床观察缺乏标准化和科学性。

108. 影响类风湿关节炎治疗的因素有哪些?

一般认为下列几种因素影响类风湿关节炎的治疗:病情的严重程度和就诊的早晚;文化程度的高低和对疾病的认知程度;年龄的大小;性别的不同;性格的不同;家庭经济情况和医疗保障的不同等。这些都会对类风湿关节炎的治疗产生不同的影响。另外还与病人的工作、生活环境等有较密切的关系。

109. 类风湿关节炎病人为什么不能频繁更换治疗药物和方法?

临床上常见有些病人服用药物一段时间后关节不痛了,以为好了,就不再吃药;有些病人服用一段时间后自觉疗效不好,私自停药、换药以及更换治疗方法,最终使病情加重,又重新开始治疗。结果这样反复停药、反复发作,病情得不到有效控制,就会失去治疗的最好时机,以致关节破坏、变形。

由于类风湿病程长,病人会急躁,继而会寻找各种途径求医,殊不知,这样乱投医,不但病情得不到控制,而且还会使全身体质下降,病情更难稳定。例如病人刘阿姨西医治疗两个多月后,病情稍有缓解就减药,继而改看中医,仅吃中药,谁知停西药三天后,就卧床不起,全身关节疼痛连吃饭时嘴巴都张不开。这样坚持吃了一个多月,病情无法控制,于是只好掉头再加上西药。最后住院进行综合治疗,三个月后,病情基本稳定。由于类风湿是全身性慢性疾病,病程长,目前还无法根治,需要较长时间的药物治疗。所以要有打持久战的思想准备,保持良好的心情,要相信自己一定能够战胜疾病。只要在医生的指导下能够坚持正确的长期治疗,即可最大限度地保持正常的生活和工作能力。

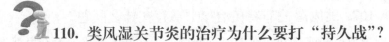

110. 类风湿关节炎的治疗为什么要打"持久战"?

类风湿关节炎是一种慢性进行性自身免疫性疾病。以对称性的多关节炎为主,同时可伴有发热、贫血、皮下结节、血管炎、心包炎及淋巴结肿大等关节外表现;血清中可有多种自身抗体。未经正规治疗的类风湿可反复发作,迁延多年,最终导致关节畸形及功能丧失。本病病变错综复杂,病程长,病位深。所以,试图用一方一药来彻底治愈本病,显然是不可能的。本病其来也渐,其去也迟,非一朝一夕所能形成,亦非三天两日可治愈,其顽固缠绵、痛苦不堪是一般痹病难以比拟的。病人及家属不可不认识到这一点,一来要有充分的思想准备,二来要坚持治疗,不能"三天打鱼,两天晒网"。若不彻底治疗,恢复其筋骨气血的濡养,虽能暂时缓解,亦必复发。明·万全《保命歌括》治疗顽痹曰:"须制对症药,日夜饮之,虽留连不愈,能守病禁,不令入脏,庶几可扶持也。"是说本病只要坚持对症用药,即使不能治愈,也能控制病情进展,强调治疗顽痹的长期性。所以治疗本病,要以年月计,要打"持久战"。

111. 治疗类风湿关节炎有哪些误区?

在目前的情况下,类风湿还不能被完全治愈,医生的治疗只能是防止关节破坏、保护关节现有的功能,最大限度地提高患者的生活质量。很多患者不明白这一点,到处寻医问药,以致出现各种误区:

误区1:患了类风湿,十之八九要残废。

的确,对于部分很严重的类风湿患者,或未坚持正规治疗的患者,会导致关节畸形,功能减退。但对大多数患者来说,如果能够抓住发病初期一两年的时间,采取正规地治疗控制住病情,严重的畸形完全可以避免,患者可以保持较好的生活质量。即使有少数患者出现严重的关节畸形,也可以通过手术进行治疗。是否残废除决定于病情本身轻重外,而有没有坚持接受正规治疗则起着相当重要的作用。

误区2:每次都服用同样的药,自己买就行了。

到医院随访,不仅仅为了买药。医生会观察患者病情的改变,有无药物的不良反应出现,必要时要做检查,来决定药物的调整和剂量的增减。

误区 3：类风湿关节炎是治不好的。

近年随着风湿病学科的飞速发展使类风湿等风湿病的治疗效果不断提高，只要能早期诊断，抓紧时机给予积极正确地综合治疗措施，就可使病情好转、稳定或缓解，提高生活质量。否则，如果消极对待，不正规治疗，就有可能发展成严重残疾，或导致严重并发症而死亡。

误区 4：常规应用激素治疗类风湿关节炎。

类风湿应用激素并不能阻止关节炎病理过程继续发展，不起治疗作用，只能暂时控制症状。长期使用或使用不当还会带来许多不良反应，这些不良反应甚至比类风湿本身对人体的危害还大。

误区 5：类风湿关节炎用西药只能"治标"，中药才能"治本"。

西医和中医治疗类风湿各有所长，类风湿最重要的病变是骨关节侵蚀而致残，大量的临床研究已发现，有些中药能达到控制病情进展，阻止发生骨关节侵蚀的"治本"作用；但有些西药也有阻止发生骨关节侵蚀的"治本"作用。

误区 6：中药没有副作用。

这种认识是错误的，其实"凡药皆有毒"，不论中药、西药都是如此，只不过相对来说中药的副作用较小，如果能够在医生的指导下服药，其安全性是有保障的。值得警惕的是，一些江湖游医就是利用患者这种心理，以所谓家传秘方、偏方来迷惑患者，上当者甚多，结果是花了冤枉钱，还耽误了疾病的治疗。因此，如果怀疑患了类风湿，应该到正规的医院就诊，最好到风湿病专科检查和治疗。

112. 类风湿关节炎能根治或治愈吗？

所谓根治就是祛除病因，治愈疾病。而类风湿的病因和发病机制尚不清楚，更谈不上祛除了。因此，从总体上来说，它和高血压、糖尿病等一样，目前只能控制病情，还没有能够彻底根除的方法。

有些病人看到一些晚期类风湿病人，因关节畸形、强直而生活不能自理，顾虑重重，这是不必要的。类风湿关节炎的确是疑难疾病，但并非不治之症。只要医患之间积极配合，做到早期诊断和积极的治疗，大部分病人都能控制病情进展，可以正常地工作生活，回归社会。

临床实践中，类风湿关节炎多分为早、中、晚三期治疗。早期患者经过积极治疗，多数患者可使病变完全消失，平素注意生活规律，保持心情舒畅，预防复发因素，病变多能"治愈"。这种"治愈"即通常所说的临床缓解。目前国际上多采用美国风湿病学会提出的类风湿关节炎临床缓解标准（见上述）。要达到此标准，关键在于早期明确诊断，早期进行正确的治疗，并且持之以恒。但对于错过最佳治疗时机的中、晚期类风湿患者只能是长期服药，控制病情发展，减轻致残，减少痛苦，尽可能提高患者的生存、生活质量。

四、预防

113. 可导致类风湿关节炎复发或加重的因素有哪些？

过度劳累、疲劳、感冒、腹泻等病后以及产后导致体质虚弱的时候；天气突变，气候寒冷、阴雨天气，受风、受寒、受潮等外界气候环境变化超过人体耐受的情况下；精神刺激、过食辛辣等饮食不规律，酗酒、吸烟等生活不规律以及外伤等，都可能使类风湿关节炎症状加重。另外，服用药物不正规，如非甾体抗炎药及激素类药物突然停服时也可以引起类风湿关节炎症状加重。

114. 怎样预防类风湿关节炎？

中医学对类风湿早有"治未病"思想，说明预防疾病的重要性和必要性，那么，怎样预防呢？从西医学角度来看，本病的病因病机尚未彻底阐明，所以，迄今尚缺乏明确的预防措施。根据我们多年的经验结合临床资料，提供以下几点建议：

（1）**避免风、寒、湿邪侵袭**：大部分患者发病前或疾病复发前都有汗出当风、受凉、接触冷水等病史，说明这些因素在疾病的发生发展过程中起着重要作用。因此，要防止受寒、淋雨和受潮；关节处要注意保暖，不要卧居湿地等，垫褥、被盖应勤洗勤晒，以保持清洁和干燥；劳动汗出，内衣汗湿后应及时更换洗净。劳动或运动后，不可趁身热便入冷水洗浴；特别是在夏天，汗出后不要在风扇或空调下长时间吹拂。

（2）**加强锻炼，增强体质**：经常参加体育锻炼，如练气功，打太极拳，做保健体操、广播体操等，以强健体魄，均能增强机体的抗病能力。

（3）预防和控制感染：有些类风湿病人是在患了扁桃体炎、鼻窦炎、咽峡炎、龋齿等感染性疾病之后而发病的，人们认为这是人体对这些感染的病原体发生了免疫反应而引发本病。所以，预防和控制体内感染病也很重要。

（4）注意劳逸结合：饮食有节、起居有常、不妄劳作是强身保健的主要方式。过度劳累，正气易损，外邪可趁虚而入。临床上多见因劳累而病情加重或复发者；但也见到不少因不活动不锻炼而关节残废者。因此，要注意劳逸结合，活动与休息要适度。既不要过度劳累，也不要过度安逸。

（5）保持良好的心理状态：有很大一部分患者是由于心理状态异常如精神受刺激、心情压抑、过度悲伤而诱发；而在患了本病之后，情绪的波动又往往使病情加重。中医学认为，七情太过，影响脏腑的正常功能，使气机升降失调，气血功能紊乱，易受外邪侵袭而发病。西医学研究证明，心情舒畅，免疫能力增加，反之，抗病能力下降而发病。因此，保持心情舒畅对预防类风湿有重要意义。

115. 应该怎样对类风湿关节炎病人做好日常家庭防护？

一个良好的家庭环境及和谐的气氛，对类风湿患者的治疗与恢复无疑是一个极为重要的因素。①精神护理：有的类风湿患者，由于疾病影响学习、工作、社会活动或家庭生活，从而带来种种问题，需要家人给予同情、理解和帮助。②生活护理：家庭环境保持清洁、安静，患者使用的物品要方便易取，桌椅、床铺、马桶或浴池等设施要适合患者的需要。可口的食物，丰富的营养，有规律的室内外活动以及有益的文化娱乐活动都会使患者减少病痛。③督促患者服药和锻炼：督促按时服药，指导协助其进行关节功能锻炼，鼓励患者尽量坚持生活自理，切不可由家属代办全部日常活动。患者和家属要了解长期卧床不起、四肢关节不活动，不仅不能治好类风湿，而且会使有可能完全恢复的关节变成永久残废。

116. 平素如何调护体质，预防类风湿关节炎的复发？

俗话说"有病三分治七分养"，这话尤其适用于像类风湿关节炎这样的慢性病。临床经常会遇到一些病人在季节交替、感冒发热后、外伤、劳累、月经期、流产后出现类风湿关节炎的关节肿痛加重，这是类风湿复发或反复的表现。类风湿关节炎一旦明确诊断后，除长期正规药物治疗外，还要加强平素的身体锻炼。如散步、多晒太阳、打太极拳等；生活起居规律，多食骨头汤、黑木耳、咸鸭蛋及蛋白质丰富的食物，少食那些易引起身体不适的刺激性食物；预防发热感冒、外伤等感染，月经期注意保暖，生活卫生，避免意外怀孕等。可在每年季节交替前服用中药调理一段时间，提高机体的抗邪能力，预防类风湿病情复发；同时要保持良好的心情和精神状态，挖掘自身的免疫潜力，积极抗击类风湿关节炎。

117. 怎样防止类风湿关节炎的进一步加重或关节破坏？

（1）**保护受损的关节**：目的是避免关节出现永久性的变形；减轻日常活动时的关节疼痛；提供另一种方法以解决某些日常生活活动的困难；避免病情进一步发展。保护关节的原则：①使用较大和有力的关节：关节发炎时，会变得不稳定，更容易受损伤。用力的时候，小关节如手指关节就更容易变形。因此，在日常生活中，患者应尽量利用较大和有力的关节，如手提重物时，尽量不用手指而用手臂和肘关节，不用手指作支持，而以手掌来支撑。②避免关节长时间保持一个动作：如不要长时间站立，在适当时候坐下来休息。坐下时，应经常变换坐姿、转换双脚位置，舒展下肢的筋骨，或起来走动一下。应避免手指长时间屈曲，如写字、编织、打字、修理，应不时停下来休息，舒展一下手指。③避免关节处于非功能位置，保持正确姿势：无论睡眠、走路或坐下，都要保持良好姿势。拧瓶盖时，不要只用手指拧，应以掌心加压力来拧。坐下时，膝关节不要过分屈曲，双足应平放在地上。④留意关节的疼痛：活动时感到关节疼痛，应立即停止活动，检查活动方法是否不当。⑤减少工作和日常生活的体力消耗：如家里物品的放置应科学合理，轻便和不常用的物品放在高处，常用物品放在伸手可及的地方，笨重和不常用的物品放在柜子的下面。安排好工作的程序，尽量使用工具，以减少弯腰、爬高、蹲低，使用手推车，以节省体力。⑥注意工作与休息的平衡，并根据病情调整，如病情加剧时，应增加休息时间。

（2）**日常生活中保护关节的方法**：①起床有困难时，可用绳梯帮助；②洗澡洗不到背部时，可用长柄刷；③手拿不稳肥皂时，可改用沐浴液；④如拿浴巾有困难时，可在浴巾两端缝上提手，套在手上；⑤坐厕两旁墙壁上可安装扶手以帮助起身；⑥可用辅助器具帮助穿衣、穿袜、穿鞋；⑦勺匙柄可加粗，避免用手指提起水壶；⑧用长柄式水龙头；⑨避免用手指用力洗头，应用洗头刷；⑩避免用手指挤牙膏，应该用手掌按压；⑪避免用手指用力使用衣夹、指甲钳、喷雾剂；⑫用粗大的钥匙开门；⑬避免用一两个手指拉抽屉。

（3）预防关节变形，增强肌肉力量： 一些类风湿病人为防止关节畸形盲目增加关节活动量，忍痛强迫关节进行过度的活动，而有些人却绝对卧床休息，这两种方法或加重了病情或导致关节肌肉萎缩，功能受限，因而都是不可取的。正确处理方法是急性发作期以休息为主，加强营养，使肿胀关节处于功能位，可做一些关节负重小或不负重的活动（如仰卧在床上作髋关节、膝关节、踝关节的屈曲运动）和理疗。病情稳定时可逐步加大活动量，需要提醒的是，每日活动量应由小到大，活动时间逐渐增加，循序渐进。当然，这样的功能锻炼还可以融入平时的工作和生活中，如日常生活活动训练（包括穿衣、吃饭、洗澡、上厕所等）、职业技能训练、工艺制作训练等，以改善和增强生活、学习和工作能力。

118. 类风湿关节炎怎样"治未病"？

"治未病"是中医学重要的学术思想。"治"是广义的概念，除了治疗外还应包括预防、摄生、保健、调理、康复等。"未病"不仅是指人体处于尚未发生疾病的时段，而且包括疾病在动态变化中可能出现的趋向和未来阶段可能表现的状态等。类风湿关节炎不但治疗难度大、易反复发作，且极易造成残疾。国内外都将其列为重大疑难性疾病，至今尚未有突破性进展。我们体会到，以"治未病"的思想指导临床全程诊疗，可以达到比较好的效果。类风湿关节炎的"治未病"包括未病先防、既病防深（恶化）、慢病防残、瘥后防复（复发）。

（1）未病先防： 该项主要针对类风湿关节炎易患人群。包括：①在日常生活、工作过程中，应尽量避免过度受风、受潮湿及过度寒冷等不良因素的刺激。②调节营养状况，加强身体锻炼，生活要有规律，以保持精力充沛、正气旺盛。③保持良好的精神状态。遇到不良事件刺激时，要学会积极自我调整心态，学会放松心情。④由于许多病人的发病与细菌或病毒感染有一定的关系，因此，及时有效地控制感染也是预防类风湿发生的重要手段。

（2）既病防深（恶化）： ①早诊断早治疗：有统计，未曾有效治疗的类风湿关节炎，发病后两年内出现骨侵蚀者占70%，5年后出现骨蚀者可达100%。所以对类风湿应强调早诊断早治疗。中年女性若出现30分钟以上的关节晨僵或持续的关节肿胀，尤其是手足小关节、腕关节、肘关节等，应高度怀疑本病。应尽早找专科医师就诊，以明确诊断。②积极正确治疗：对于没有合并内脏损伤和严重血管炎的患者，应积极使用中医药辨证施治。需要强调的是，不能一味追求止痛而单用止痛药物，必须尽早使用能控制病情进展的药物，具体到中医，不能单用祛邪药，而要时时注意顾护正气，如补肾、健脾、养血活血等，以遏制骨质侵蚀及病情的进展。③综合治疗：综合治疗是类风湿关节炎的重要治疗原则之一，除药物治疗外，还应该配合传统中医疗法、物理疗法、心理疗法等。传统中医疗法包括针刺、艾灸、推拿、拔罐、中药熏洗、外敷等。物理疗法如电疗、光疗、蜡疗、热水浴、小针刀等。心理疗法是针对病人不同的心理反应而设立，如针对焦虑和抑郁心理而进行认知疗法、放松疗法。实践证明，使用中医综合治疗，有助于减轻疼痛及提高抗病能力。

（3）慢病防残：类风湿关节炎的基本病变是关节滑膜的慢性炎症，极易发生关节破坏，影响功能，造成肢体残疾。所以整个治疗过程中预防残疾和减轻残疾程度是非常重要的。防残的重点除了上述的治疗外，还应包括适当的姿势和运动。①最佳姿势和功能位：由于疼痛性屈肌挛缩导致关节强直，因此要注意保持最佳姿势和功能位。仰卧位时上肢取外旋位，大腿保持中立位。坐位时宜用平板靠背椅，背部挺直靠在椅背上，两脚需平放在地面。避免病变关节长期处于屈曲位引起强直。要动静平衡，既不能运动过度而造成不必要的消耗，增加疼痛，又不能完全静止而导致肌肉萎缩和关节畸形。卧床期间经常变换体位；每日取俯卧位 1～2 小时，可使躯体和四肢得到伸展；做深呼吸改善心肺功能。②运动疗法：急性期患者，关节肿痛明显者，每日也需要做非负重关节的伸展与屈曲运动，每日进行 2～3 次，关节肿痛减轻后，渐增加活动量。病情稳定后，可练太极拳、八段锦等项目。应鼓励病人尽量自己完成日常生活，防止产生过度依赖心理，不利于病人的关节功能恢复。还可以因地制宜地开展运动，如手捏核桃或弹力健身圈，锻炼手指关节功能；脚踏自行车，锻炼膝关节功能等。

（4）瘥后防复（复发）：经过积极的治疗后，不少病人的病情可以缓解或稳定，此时，防止复发极其重要。引起复发常见原因为劳累、生气、受风寒湿等。为了防止病情复发，稳定期或缓解期病人一定要避免过度劳累，包括体劳、脑劳、房劳；保持良好的心情，避免过度精神刺激；给自己创造一个温暖、干湿适宜的生活、工作环境，避免过度受风寒湿等不良因素刺激。另外，还要避免药复、食复等。

五、康复

119. 类风湿关节炎康复治疗的原则是什么?

类风湿具体的康复措施,要根据不同的病情灵活应用,但要遵循以下原则:①在类风湿早期,因病程短、病情轻,体质不衰,应从速治疗,不能怠慢。此期以药物治疗为主,适当配合理疗。②在急性活动期,病程短或稍长,病重,伴有全身症状,关节红、肿、热、痛,可能卧床不起,中西医结合(内服、外用)治疗效果将会更好些。此期原则上限制热疗。③在相对稳定期,病程稍长,病情时轻时重,短暂缓解又反复发作,骨质疏松明显,关节功能部分受限。此期应以物理疗法为主,药物治疗为辅。④在晚期,因病程长,病情重,病位深,体质差,多伴有其他疾患,关节功能大部分受限以致变形强直。此期要特别注意饮食营养,心理康复,应用补肾、活血、通络之中药,理疗与体疗并重,交替进行。其中的体疗(关节操、气功等)和心理治疗是关键,以尽可能地改善关节功能,增强病人体质。手术治疗也属康复范畴,可依病人具体情况选用。

120. 哪些类风湿关节炎病人适合运动疗法?

类风湿关节炎的运动疗法是运用运动或体育锻炼治疗疾病的一种自我疗法。运动疗法的目的是保持或改善病变关节的功能,防止肌肉萎缩,可以使病人精神振奋,增强体力,唤起与疾病斗争的信心。其适应证是:①患者的血沉低于 50mm/h。②体温在正常范围。③急性活动期关节炎症消退。凡完全具备这 3 项的病人,无论关节疼痛程度如何,都应进行适当的运动疗法。

121. 类风湿关节炎病人如何应用科学而实用的作业疗法?

作业疗法可以帮助病人最大限度地恢复、改善和增强生活、学习及工作能力;可以改善病人的精神状态,在精神和心理上得到康复,以最佳状态回归社会和家庭。作业疗法包括:

（1）**职业技能训练**：根据病人的身体功能状况、兴趣爱好、技能、专长、就业的可能性及原来的工作情况进行综合考虑，以制定切实可行的训练计划。

（2）**工艺制作训练**：利用编织、绘画、书写、泥塑、雕刻、木工等制造各种工艺品、艺术品的手工操作训练。对身心均有治疗价值，它既可以增加上肢肌力及关节活动范围，又能训练手的技巧性、灵活性，以及操作的准确性，同时还可以转移病人对疾病的注意力，改变精神状态。

（3）**日常生活活动训练**：包括移动动作、饮食、更衣、整容、入浴、个人卫生、蹲厕动作等训练，最大限度地提高病人的独立生活能力。训练要循序渐进，不可操之过急。要多给予指导，少给予辅助。如指导病人端碗时，四指并拢稍屈曲，指端少用力，手腕完全伸直，用前臂承受碗的重量；用手掌托持壶柄倒水，手腕及指关节负担均可减轻；将毛巾套在水龙头上，顺拇指方向拧转，可防止腕关节过度偏曲等。

（4）**家务活动训练**：包括烹调、洗熨衣服、家电的使用、打扫卫生、养育子女、上街购物、必要的社交活动等。具体实施时，要根据病人的功能障碍程度、家庭状况、生活条件等具体情况而定。

122. "类风湿手"如何进行自我锻炼和调护?

类风湿关节炎多以关节肿痛为主要症状，尤其是双手小关节早期易出现僵硬，晚期出现畸形、强直，被称为"类风湿手"，影响日常生活。因此类风湿除了全身治疗以外，还应该注意"类风湿手"的锻炼和调护。以下方法可供参考：

（1）**自我推拿锻炼**：①摇法：每天晨起后坚持自我摇动腕、指掌、指间关节以达到消肿定痛的作用，维护和帮助恢复关节的正常功能。②按揉捻指法：坚持每天双手交替捻动十指关节，按揉各关节相关穴位，以达到缓解痉挛、疼痛、肿胀的作用。

（2）**自我调护**：由于手部经常暴露于外，与外界接触最多最广，最易感受风、寒、湿等邪气。所以患者平时应注意手部的保暖、防风、防湿。还应注意保持各关节的正常功能姿势，以免发生强直畸形。上述方法的应用有利于功能的恢复和防止病情的进一步发展。

123. 类风湿关节炎病人是锻炼好还是休息好？

在治疗过程中，很多类风湿患者询问，"有的医生强调多活动，加强功能锻炼；有的医生则叮嘱注意休息，减少关节活动。那么究竟应该怎么办？"其实以上两种说法都有道理，应当辩证地对待。

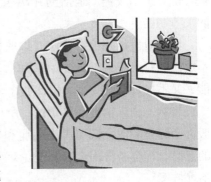

（1）功能锻炼是避免肢体残废的重要环节：类风湿关节炎是主要累及运动系统的疾病，在治疗过程中功能锻炼是避免或减轻肢体残废的重要环节。古人称"流水不腐，户枢不蠹"。中医认为，"久卧伤气，久坐伤肉"，脾主肌肉四肢，肢体活动减少，久之脾胃功能减弱，气血化源不足，运行迟缓，肌肉筋骨营养缺失。西医认为，生命在于运动，肢体缺少活动，生命将失去活力，出现肌肉萎缩，关节挛缩，骨质疏松。临床中曾接诊过一个无病的青年犯人，因狱中装病，整天屈曲四肢，不到一个月即关节残废。健康人尚且如此，类风湿患者治疗过程中更要强调活动，注意功能锻炼。

（2）目前存在的误区：目前在对类风湿关节炎的治疗过程中，存在过度休息和过度活动的倾向。特别是在急性期多强调关节制动、休息，结果当病情稳定之后关节损害虽不严重，但多留有明显的关节功能障碍。若活动锻炼过度，必然"劳则气耗""久立伤骨，久行伤筋"，消耗体能，使机体抵抗力下降；并加重关节的负荷，摩擦过度，不利于关节炎症的控制，或使关节炎症状加剧，加速关节破坏，不利于疾病的康复。所以，类风湿患者应该视具体情况而定，活动过度或不活动都是不正确的。

（3）处理好"动与静"的关系：当类风湿关节炎病情处于活动期（表现为疼痛、疲乏、食欲下降、发热、血沉增快等），病人要求既能控制病情，又要改善功能，这是一对难处理的矛盾。若要改善功能，必须加大运动量，甚至借助于牵引、推拿外力。但是，这样反而会加重病情；要控制疾病，除了加强内科治疗外，病人应减少活动量，注意休息，甚至卧床。但是这样反而会加重功能障碍。如何处理好这对矛盾，根据我们多年临床经验，一般在辨证辨病基础上，采用分阶段处理的治疗方法。

第一阶段加强内科治疗，以控制病情活动为主。活动量控制在既能保持现有的关节功能，又不至于加重病情为度。即使在急性期，关节肿痛明显时，每日也要主动或被动地活动几次病变关节，以便在病情稳定后，能保持更多的关节功能。

第二阶段加强综合疗法，以改善关节功能为主。当病情相对稳定后，在不放松内科治疗的基础上，增加活动量，甚至借助外力。以既能改善关节功能，又不加重病情为度。以此循序渐进，多数病人能达到满意的效果。

当然，临床情况是复杂的，所以有经验的风湿科医生在复杂问题面前一般都会综合考虑，既要考虑病痛和功能，还要结合疾病的性质、病人及家属的意愿、社会经济因素等甚至伦理学问题等，为患者制定出相应的整套综合治疗方案。

124. 类风湿关节炎病人如何进行关节功能锻炼？

关节功能锻炼应从疾病的早期开始并长期坚持。重点是维持关节的活动度及肌力，保持或恢复关节的功能，避免残疾。类风湿在急性发作控制后，即可开始关节功能锻炼。由于类风湿患者受累关节多，各个关节恢复的快慢不一，进行关节锻炼时不能强求一致。关节锻炼主要是通过关节的伸屈、旋转等运动来增加关节的活动度，增加病变关节的血液循环，来缓解关节的肿胀和疼痛，从而改善关节功能；也可以增加肌力，防止关节挛缩、强直和肌肉萎缩。锻炼要循序渐进、持之以恒。方法可依病情灵活确定，也可在医师指导下进行。可在床上作锻炼，也可使用工具辅助锻炼。活动量应由小到大，活动时间由短到长，活动次数由少到多，活动方式可由被动逐渐变为主动运动，活动量及强度应逐渐增加至可以耐受的程度。如果经过活动后，第二天关节症状加重，提示活动量过大，应略减少活动量或时间，待耐受后再递增活动量。手指关节受累的，可用两个核桃或圆球在手心旋转，水疗后练习效果更好。也可五指用力张开，再用力握紧拳；或双手掌合十，呈立掌位置于胸前，缓慢用力伸张两臂进行锻炼。慢性期锻炼应上升到主要地位，积极改善关节功能，增大全身活动量；若关节囊已骨化，则应发展协同关节的代偿功能，不要强行对患病关节进行活动。

125. 类风湿关节炎注定要致残吗?

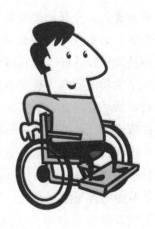

类风湿关节炎并不是"不治之症",如果患者能做到早期就医,及早明确诊断并在风湿病专科医师指导下,坚持正规合理的药物治疗及正确关节功能锻炼和其他辅助治疗,绝大多数病人的病情都能得到缓解、控制,就可避免关节畸形的发生或延缓关节畸形的发生,甚至还可以从事各种日常工作和劳动。没有重要脏器损害的病人一般不影响寿命,即便有个别的类风湿患者,由于诊断或治疗的延误,病情已属晚期,或药物治疗不理想,还可以考虑手术治疗,以矫正畸形,改善关节功能,提高自身的生活质量。

126. 类风湿关节炎病人怎样做才能不致成为一个残废者?

随着人类物质生活与精神文明的进步,科学技术与认识自然能力的提高,导致社会对医学的需要发生重大改变,健康的标准提高了。人们不仅要求治好病伤,保住生命,而且需要生活愉快,健康长寿,以致健康的内涵变成一种身体上、精神上和社会上的完美状态,而不仅仅是没有疾病和衰弱现象。社会的需要远远超出传统"生物医学模式"范围,引起现代医学向"生物－心理－社会"医学模式转变。健康,是每一个人的向往与追求。然而,日常生活中人们往往只注意身体健康,这是很不全面的,健康的新概念包括了三个方面:一是身体健康,二是心理健康,三是社会功能健康。三者是概括而又总体的概念。我们讲类风湿关节炎是一种致残率较高的疾病,不单指躯体功能的残废,还包括心理和社会能力的障碍,三者之中任何一个方面不正常,都不能算是一个健康者,或者说是一个残废者。所以类风湿的康复,应从这三个方面着手,才能不至于成为一个"残废"者。

(1) 预防关节功能不全: 类风湿致使关节僵直、畸形、肌肉萎缩、肌腱挛缩而导致关节功能不全或失去功能。这样不但给患者带来痛苦,还给社会和家庭带来不幸,因此应尽最大努力避免或减少其发生。本病的关节肿痛、功能受限是同时存在的,若能在短期内治愈肿痛,则关节功能也随之恢复。

但遗憾的是，目前还缺乏能在短期内治愈的方法和药物。若关节固定于一个姿势时间过长，就会造成功能受限，加上该病对关节破坏，易形成残废。我们在临床中经常见到这样的现象：有的患者关节破坏并不严重，但功能已大部分丧失，究其原因多数是由于疼痛而不愿做关节功能活动的结果；而有些患者，病史数年，甚至数十年，X线提示关节已有较严重的病变甚至破坏，但功能保存尚好。让其道出能保持关节功能的秘诀，其基本要领大凡是注意关节的功能锻炼，只要不是在严重肿痛时期，他们时刻注意保持关节的功能，有时活动甚至是很痛苦的，但却保持了关节功能，给生活带来方便。这里要提醒患者，在类风湿的晚期，即当软骨与骨破坏后剩下两个粗糙的骨面相碰，X线已表明关节间隙明显狭窄而关节还能轻度活动时，要有坚强的意志，每日忍痛坚持进行关节活动锻炼，如作关节的屈伸活动或走步等，这对于防止关节面融合与固定强直是特别重要的。对亚急性和慢性期的类风湿患者，早期就开始适当的关节活动，而不主张静止休息。这样可以防止或减轻关节功能障碍、骨质脱钙、肌肉萎缩。活动可以促进气血循行，有利于疾病的恢复，防止残废。实践证明，只注意药物治疗，而不注意调动患者的积极能动性和加强关节功能锻炼，预后不会理想。患者注意关节的功能锻炼并积极与医生配合，绝大多数是可以恢复或基本恢复关节功能的，至少可以保持生活能力。

（2）**恢复良好的心理状态**：因为人们大都知道类风湿棘手难治，所以，当病人一旦被确诊之后，原来正常的心理状态就会立即失去平衡。此后，若遇到一个不负责任的医生表示"此病不能治愈""终究要残废的"等，病人脆弱的心理就会再遭打击。如果此时病人正好处于多方治疗效果不佳的阶段或反复发作的时期，就更信以为真，这时病人势必出现绝望感，甚至持"破罐子破摔"的心理，或拒绝治疗，或盲目地胡乱治疗或轻生。以上种种不正常的心理状态必须纠正，因为它不但能使原有的病情加重，还严重影响各种治疗措施的效果。久而久之，很可能成为一个真正的残废人。如何恢复良好的心理状态呢？要让病人正确认识本病的一般规律，并讲明以下几个问题：①本病确是一种难治的病，但并非不能治；②病人的情绪、心理状态对本病的影响很大，甚至能左右其发展；③既然得了本病，焦虑、失望等都是徒劳的、无益的，积极的综合治疗和树立必胜的信念才是上策。除此之外，心理治疗当然是非常必要的。这里还要提出两个重要的能促进心理平衡恢复的方法。一是学会放松自己。这里提到的"放松"，并不是指晚间看看电视，喝点酒与朋友闲谈等（当然这对病人不但无害反而有益），而是患者内心意象的放松，将自己患病这一现实问题彻底忘记或认为无所谓，使思想达到超脱现实的意境。这种"放松"主要依靠患者的主观意识来完成。如果患者能够"放松"自己，就会觉得像蓄电池重新充电一样，重新得到力量，这时病人容易建立比较积极的治疗观念，从而增强必胜的信念。"放松"后的病人会感觉病痛减轻，这时病人应细心体会"放松"的好处。如此这般，病人能从病痛中完全解脱出来，对康复起着非同小可的作用。二是树立生活目标：树立生活目标有很多好处，它可以帮助病人克服精神上和情绪上的紧箍，争取康复。树立生活目标，表明病人相信自己有能力满足自己的要求，证实自己能掌握自己的命运，而不是被自己不能控制的力量所左右。当病人努力实践自己的要求时，也是在证明自己是个有价值的人。树立生活目标能使病人精力集中，当病人觉得生活似乎可有可无时，生活目标就会指出病人的方向和争取康复的信心。要强调指出的是，病人树立的生活目标一定要具体明确，最好是面面俱到，不能笼统。目标真实而具体，这样当病人实现目标时，就会清楚地感觉到、意识到，从而体会到自己的存在价值。因为每个病人的年龄、生活习惯、爱好、职业、文化程度、修养等方面不同，所以，制定的具体目标也不会一样。制定的生活目标要实际，能够通过努力而实现。当然不可能完全实现，此时病人不必气馁，因为这是一个渐进的过程。

（3）**避免社会功能障碍：**人生在世，不是孤立的人，而是社会的一分子。社会的事物必将影响着每一个人，而每一个人的言行也对社会发生着作用。类风湿病人要避免出现社会功能障碍，重要的是，要加入社会这个大家庭中，尽可能地与社会发生关系。欲达此目的，上述的关节功能恢复和心理状态恢复是关键。若这两种功能正常或基本正常，病人才能克服掉因疾病而产生的自卑感，就能在社会这个大环境中发挥自己的作用，实现自己的生活目标，成为一个对社会有用的人。实践证明，少数关节功能不能完全恢复甚至残废的病人，若性格开朗，是个"乐天派"，积极主动地参加一些力所能及的社会活动，他们感到很舒心，很愉快，比那些虽躯体无病而心理和社会功能障碍者的生活更充实，更有意义。那么到底哪些人更"健康"一些，哪些人的"残废"更严重一些呢？这是不言而喻的。

六、调护

127. 哪些类风湿关节炎病人需要休息？

类风湿病人需要动静结合，不能过度的活动，但也不能长期休息。那么哪些病人需要休息呢？具有以下情况者要注意休息：①类风湿急性发作或反复发作期间有发热、血沉明显增快和白细胞增高者；②受累关节肿胀明显，关节腔有积液；③颈椎或下肢负重关节病变明显者；④并发血管炎或心肺病变者。即使在卧床休息期间，也不能使病变关节完全制动，最好每日伸屈几次，保持原活动度。卧床休息以2~3周为宜，待急性症状或全身症状、关节腔积液消失，关节疼痛减轻，即可起床活动。经过1~2周起床活动后可以参加一般工作。每日保持午睡1小时左右，夜间睡眠8~10小时为宜。还有人主张卧床休息时间再少一些，活动可以早一点。

128. 为什么类风湿关节炎病人不能过度劳累？

根据临床调查发现，有31.4%的类风湿患者发病与劳累有关，占各种致病原因之首。并且，因劳累使病情加重或复发的更不在少数。劳累过度，主要伤及营卫气血，就脏腑而论，以脾、肺、肝为主。正气渐虚，则对外界环境的适应能力差，抗病能力下降；《素问·宣明五气》曰："久立伤骨、久行伤筋"。《素问·举痛论》曰："劳则气耗……劳则喘息汗出，外内皆越，故气耗矣"。临床上，痹病常有劳力过度或慢性损伤史；农村劳力之人，农忙过后其患病率高，即说明此问题。劳累是导致体虚（而后发为痹病）的最常见、最重要的原因。因此，类风湿患者生活要有规律，一定要注意休息，不要过度劳累，以防止病情加重。

129. 为什么类风湿关节炎病人生气会加重病情？

人的精神状态与疾病的发生、发展有着密切的关系。因为情志内伤可以直接致病，如"怒伤肝、思伤脾"等；亦可由七情内伤引起人体气机及阴阳失调，如"怒则气上、思则气结"等，气血运行紊乱，御邪乏力，易为外邪入侵。有研究发现，在精神抑郁的时候，抗病能力下降，疼痛因子增多；相反，精神乐观的时候，抗病能力增强，免疫能力上升。在临床上经常遇到因生气、精神刺激或精神压力较大而发病或病情加重和反复的病人。因此保持精神愉快是防止病情加重的一个重要方面。遇事要防止过于激动、闷闷不乐、忧忧郁郁，要善于自我节制、调节，保持心胸宽广，愉快生活，精神健康可带来身体健康。

130. 类风湿关节炎病人一定要避风寒湿吗？

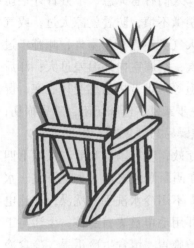

类风湿发病与风寒湿有密切关系。当天气突然寒冷时，应随时增添衣服以防风寒；夏季天气炎热，酷暑难当时，切不可睡卧当风之处或露宿达旦，因为人在入睡之后，卫阳之气静潜，毛孔开放，风、寒、湿等邪易趁虚而入；夏日也不宜席地而卧（尤其是水泥地及砖石之地），以防凉气侵入经脉，影响筋骨；炎夏分娩之产妇，切忌当风而卧，或睡中还以电扇、空调取凉，因产后百脉空虚，汗出较多，感受风寒则容易成疾，贪凉乘快于一时，病后受累则一世。身体健壮者，尚能耐受风寒，而年老体弱或劳累过度、身体虚弱者，易被风、寒、湿等所侵，必须谨慎。因此，平时要注意防范风寒、潮湿非常重要，尤其是当身体虚弱时更应注意。

另外，居处地势低而潮湿者，日常可用石灰洒于墙边屋角，以吸潮气；床上被褥在晴天宜经常曝晒；经常开门窗通气。在涉水淋雨之后，切忌立即热水浴，以防迫湿入内，而宜用干燥毛巾，擦干水渍，再洗净换上干燥衣服。劳动后大汗淋漓，亦不可入凉水中洗澡或入水游泳，因汗孔未闭，易使寒湿之气骤入。

类风湿成因是风、寒、湿等邪气杂至，因此，日常生活中注意避风、御寒、防湿，截其来路，是预防之良策。

131. 如何让类风湿关节炎病人平安度过长夏?

长夏属于中医名词,是指夏末秋初这一时期。门诊多数类风湿患者称,每到这个季节,病情容易复发或加重。其原因在于:该病患者长期受疾病折磨,机体免疫功能紊乱,抗病和适应能力低下。同时患者多伴有胃肠道功能损伤(长期服非甾体消炎药、免疫抑制剂等导致),及严重的心理障碍(如急躁易怒、悲观绝望等)。长夏如火,热浪袭人;且多雨潮湿,气压不稳,气候闷热、多变。该季节,包括类风湿患者在内,人们有意无意、千方百计地防暑降温,避热就凉。在这个过程中,若患者稍微不慎,防暑就凉太过,或气候突变,即可致使该病病情复发或加重。如天气炎热露宿于室外;睡卧于过堂风口;台风袭击,触风冒雨;电扇高档直吹,空调室内外温差过大;汗后冷水洗浴;或贪凉饮冷,大量冷食刺激胃肠道等。患者极易感受风、寒、湿邪,导致内环境再遭破坏,机体免疫功能进一步紊乱,经脉闭阻,脾胃损伤;并可能因暑热扰乱心包或暑湿遏滞气机,而焦躁易怒,悲观绝望。

要想让患者平安度过长夏,并取得好的疗效,应当因势利导,从以下四个方面着手:①慎起居:不在室外露宿;不在阴寒潮湿之地(如地下室、水泥地)休息或消暑纳凉;不在过堂风口睡卧;不用冷水洗手、洗澡;不让电扇高档直吹,开空调室内外温差不要过大,并用毛巾被裹盖身体;生活与工作环境要在晴天通风透气,勤晒衣被等。②护脾胃:慎食生冷瓜果、冷食冷饮,及油腻、辛辣食品。饮食一般要清淡。可适当进食山药、薏苡仁、赤小豆、扁豆等健脾除湿的食品。常配用的中成药有藿香正气水(丸)、六合定中丸、加味午时茶、清暑益气丸等。③悦情志:鼓励病人,树立起战胜疾病的信心,克服心理障碍;经常进行户外活动,积极与他人交流;从事简单的力所能及的家务劳动,让病人有些成就感;开展娱乐疗法,听轻松乐曲、下下棋、打打牌等,转移患者对病痛的注意力,有时甚至会收到意想不到的效果。④辨证候:无论何时,治疗类风湿关节炎必须"辨证候",即辨证论治。如患者属阴虚阳盛体质、感受湿热毒邪,证属热痹者,当选生地、丹皮、忍冬藤、桑枝等;如患者属阳虚寒盛体质、感受寒湿病邪,证属寒痹者,当选附子、淫羊藿、乌头、细辛等。

132. 类风湿关节炎病人的饮食有何要求?

事实上,多少年来,人们一直在寻找饮食与类风湿症状的产生、加重或缓解的关系。现有的抗类风湿药物,长期服用后都有较大的副作用,因而临床医生也期待着能通过调整患者的饮食,去掉对疾病不利的因素,从而减少药物的用量,甚至停药。这方面的努力已进行了半个多世纪。经过研究,不饱和的长链脂肪酸,如鱼油,以及某些微量元素,如硒可使类风湿患者的症状缓解,可以减少疼痛和肿胀的关节数目,减少晨僵的时间,增强握力,延缓疲劳等,但是并不能改变病程。有些食物,如小麦、燕麦、咖啡等,有的病人吃完可能会产生不良反应,使类风湿的症状加重。到目前为止,尚无充分的证据说明饮食治疗能转变类风湿的病程,因而单独应用饮食治疗是不正确的。饮食治疗只能作为缓解病人症状的一种辅助措施。饮食治疗改善病人关节症状的可能原因是多方面的,是多种因素综合作用的结果。总之,到目前为止,饮食对类风湿是否有治疗作用尚有争议。

但是,类风湿关节炎是一种慢性消耗性疾病,病程长,病人又常常终年服药,脾胃往往受到一定影响,进而影响食欲。因此,平时应注意改善病人的营养摄入,促进病人的食欲。要多吃些富含优质蛋白质、维生素和矿物质的食物,还应注意菜肴的色、香、味。当然,趋于肥胖的病人,要适当限制高热量食物的摄入。有的病人伴有发热或贫血,有的因药物治疗可诱发胃肠道不适或溃疡,因此患者的饮食要根据病情需要选用含有蛋白质、维生素或钙等不同的食品。但是同时不能只注意食物营养价值的高低,而忽略本人的具体情况。《素问·阴阳应象大论》有"形不足者,温之以气,精不足者,补之以味"之言,说明了补益也要根据个人的体质以及虚之所在,有所针对性。

总之,类风湿病人的饮食主要以清淡、富含营养的食物为主,高钙、高蛋白、高维生素饮食使身体得到丰富的营养,从而提高身体的免疫力。既要吃高蛋白、高营养的食物如肉类和鱼类,也要吃水果和蔬菜以补充维生素,饮牛奶以补充钙质,保持营养的均衡摄入,避免多食超重,加重关节负担。长时间服激素的病人可补充体内缺乏或对缓解疾病有益的食物如鱼油、硒、维生素、藻类、虫草、蜂王浆、人参、苹果醋、蒜和蜂蜜等。

133. 怎样对类风湿关节炎病人进行护理?

民间早有"三分治疗、七分调理"之说,这话尤其适用于类风湿病人。实践证明,护理工作在促进疾病康复和改善关节功能方面,具有非常重要的作用,应予以认真对待。类风湿病人能够住院治疗的毕竟是少数,绝大部分都是在家中进行治疗。因此,对家属说来,掌握一套在家庭生活中护理病人的方法,是至关重要的。那么,怎样护理类风湿病人呢?

(1) 一般性护理: 护理人员应懂得一些类风湿病的知识,以便能及时观察病人病情的变化,提出合理的治疗意见,取得病人的信任和合作。要认真细心,善于做心理工作;能指导病人定时、合理用药,并观察药物的疗效及副作用;注意生活起居,衣被勤洗勤晒,保持干燥。居住环境切忌潮湿,避免受凉,以免"复感于邪"而加重病情。良好的护理并不是代替病人做所有的事情。如果没有特殊医学上的理由,病人应当自己照顾自己。若家属代做了这些,只会造成病人过度的依赖。应该让病人学会如何尽可能地自给自足,当然,类风湿如在急性发作期,病人需要更多帮助时除外。为了帮助病人能独立生活,应尽可能改善房间内的设施,如在厨房的墙上装置一些栏杆、高椅子,使病人站起来比较方便;厕所的位置也应升高,不仅方便而且舒服。

(2) 休息与运动: 类风湿患者既要休息以利于炎症消退,又要运动关节以利于保持关节功能。这是一对矛盾,但应该处理好这对矛盾。在类风湿急性期,要减少活动,适当休息,以助炎症消退。保持良好的睡眠和午睡也很重要。若在激素治疗期间,应避免活动过度,以防止关节炎症加重或恶化。尽量保持肌肉松弛,避免肌肉挛缩。尽可能让病人自己变换肢体位置,避免强迫和暴力搬动病人。当炎症和疼痛减轻后,即应做一些不使关节肿痛加重的活动,以增强肌力,防止关节挛缩、强直和肌肉失用性萎缩。活动量由小到大,逐渐增加。若前一天活动后关节肿痛或僵硬感加重,翌日晨起仍不消失并出现疲乏无力时,说明运动量过大或方法不当,应暂停运动锻炼1~2天后再试进行。慢性或恢复期病人,应以主动运动为主。为病人制定运动锻炼计划,如体操、散步、太极拳、气功等,以防关节功能不全和残废。

(3) 饮食与营养: 类风湿病人对饮食没有特殊的要求,因本病不是营养缺乏病。但由于病人长期患病,慢性消耗,加上食欲不佳,入量不足,可能有消瘦及蛋白质缺乏的表现。因此,应让病人进食富于蛋白、维生素和矿物质的食物,并根据每个人的需要,进行适当调节。需要注意的是,不能只强调适宜的或理想的食物，而不管病人能否吃下去，应根据病人的饮食爱好调理饮食。病人出现较明显的贫血时，应增加含铁食物，如动物肝脏、瘦肉等；对全身骨质明显疏松的病人，除增加蛋白质、维生素 D 和钙质外，服用激素者还应停用激素，多晒太阳，并服用中西健骨药物如鱼肝油，六味地黄丸等；长期服用激素的病人，应多进些富含钾和钙的食物。

（4）姿势护理：病人的姿势护理是一个非常重要的问题。不良的姿势对病人的潜在威胁很大。如病人为了减轻疼痛，在膝关节下面安放枕头，膝关节易屈曲挛缩，长时间则易造成严重病残。长期的坐位，过度屈曲肘关节也是有害的，最好让病人的手臂自然放在腿部或适当高度的桌上。护理人员应经常检查病人的姿势，因为几天内就可能发生关节屈曲挛缩，一旦发生，却需要几周体疗甚至手术才能纠正。在关节炎症迅速进展、关节避免不了要发生强直时，保持关节在功能位置上是相当重要的，如保持肘关节屈曲位、髋和膝关节伸直位等。这样，假若关节迅速强直，也可保持部分生活功能。保持关节于功能位置，夜间尤为重要，必要时可用小夹板或石膏托固定。

134. 类风湿关节炎病人怎样安排好衣、食、住、行？

类风湿关节炎系慢性病，因此除吃药打针外，还必须做到"饮食有节，起居有常"。只有这样，才能提高疗效，巩固"战绩"。衣、食、住、行虽属琐碎，但人人都离不开，合理安排的衣、食、住、行既有一定的实用性，又有一定的科学性，类风湿病人必须充分注意，以助早日康复。

类风湿病人选择衣服的标准应该是舒适、轻巧和容易穿脱。如小纽扣往往难以扣上，而拉链和尼龙带则比较容易使用。若是拉链，则可在末端加一个环，并带一个钩形柄，便于上下拉动。冬季的衣服当然要暖和，但不宜太重。鞋的大小要合适，应选择轻便柔软的硬底软帮鞋，鞋带宜用松紧带代替。在大多数情况下，类风湿病人除了少数人因某些食物引起反应而不宜食用外，并没有必须禁忌的特殊食物。类风湿病人若工作和居住的地方潮湿，应积极创造条件，加以改善。即使条件优越，处于现代化的环境中，也有必要加以注意，如夏季应用电扇、空调时，应该适度、适时。在工作中，应把自己的病情告诉一起工作的同事，使他们能有所了解，必要时另行安排适当工作。在做家务时，也要讲究"艺术性"，应干片刻歇片刻，经常变换零活和姿势。熨衣服等许多零活可以坐着干，使用长把工具可以减少弯腰。注意厨房的工作台平面都应在同一高度，使用盛有熟食的平锅和盘子可以沿着平面滑动而不需端起来。用凳子坐着淋浴比盆浴更安全。在马桶上装上高起的塑料垫座，并在周围装上扶手，更适合于病人。用木块将床垫高，使得上床更容易，在床边放一张椅子用来帮助起床。餐桌和办公桌可用砖或木块调节到合适的高度。选用支撑下背部的、不要太软和太矮的椅子。一对支架和双拐是首先帮助某些病人行走的最好方法，但并不能使双腿更强壮，应让病人在温水中锻炼大腿肌肉，并鼓励病人拄拐棍行走。拐棍的末端应装上橡皮，以防止滑倒。少数病人需要靠轮椅助一臂之力，病人的手臂如果有足够的力量，可以自己推动轮椅；手僵硬的人需要将轮子的推圈包上垫子或戴手套。

七、其他

135. 类风湿关节炎会遗传吗?

遗传性疾病，是指由于祖辈的遗传物质（脱氧核糖核酸或称"DNA"）改变引起的疾病，这种疾病又在人类生殖过程中传给了下一代，这一过程叫遗传，这种疾病叫遗传性疾病。

那么，类风湿关节炎是遗传性疾病吗？会不会遗传呢？多年来对这一问题的回答尚无定论。一部分学者认为，类风湿与遗传因素有密切关系。类风湿关节炎有家族易感性，同一家族中常有多人患病。家系调查结果表明，类风湿患者家族中类风湿发病率比健康人群家族中高2～10倍，近亲中母系比父系患类风湿的多；同卵双生子的共同患病率为30%～50%，异卵孪生子发病的一致性仅为5%。因此，人们怀疑遗传因素从中起作用。也有人研究了一组类风湿病人的家族，共1677人，在他们中间，发病率达3.1%；而在2759人的对照组中，只有0.58%患类风湿关节炎，从而认为可能有微弱的遗传因素存在；并提出家族性患病率增高的原因除了遗传因素外，还应考虑家庭环境、营养状况、生活习惯、心理情况等各方面的影响。而另一部分学者认为，本病与遗传因素无关。他们报告38对孪生子中有30对孪生子仅一人患类风湿而另一人健康。因此，本病与遗传的关系有待进一步的研究。

目前，国际上绝大多数学者认为类风湿关节炎不属于遗传性疾病，但其发病可能与遗传因素相关，有学者曾调查，在类风湿患者的近亲中，类风湿因子阳性率比一般人群高2～3倍。亦有学者调查8个家庭中的兄弟10人和姐妹 6 人，都先后患上了类风湿关节炎，这表明类风湿关节炎确有一定的家族聚集倾向，而遗传学家尚未发现本病有遵循的遗传规律。

136. 类风湿关节炎会传染吗?

什么是传染性疾病呢？在人类生存的外界环境中有多种能使人致病的微生物如病毒、细菌、立克次体等，若这些微生物进入某一个人的体内，使这个人得了病，这个人体内的微生物通过某种途径又进入了另外一个人的体内，使这个人得了与上一个人同样性质的疾病，这一个过程就称为传染，这类疾病就称为传染性疾病（简称"传染病"）。

目前，类风湿关节炎的病因还不是很清楚，大多数学者认为可能是种种原因引起的自身免疫性疾病。虽然有些人认为类风湿发病与感染有关，但感染不是其发病的首要致病因素。并且不存在传染病必须具备的三大环节，不是由某一种微生物进入机体生长繁殖直接引起的疾病，而传染这一过程，是必须有微生物存在的条件下才能完成的。因此，类风湿关节炎是不会传染的。

137. 类风湿关节炎病人能结婚吗?

类风湿关节炎患者多为女性，因此患者能否结婚、妊娠是病人非常关心的问题。目前认为，禁止结婚是完全没有理由的，也是不人道的，应该用积极的态度来处理婚姻和妊娠问题。实际调查也表明，类风湿病人能结婚，而且可以过正常的夫妻生活。因此，类风湿病人是可以结婚的。但是婚前应让对方了解本病的情况，并得到充分的理解，并且注意生活规律的调护，以防影响类风湿的恢复。但急性活动期病人，不宜马上结婚，而恢复期的病人是可以结婚的。另外，人是属于社会的，从社会角度来看，当夫妻中的一方因病丧失劳动能力，甚至无生活自理能力时，将给对方和家庭带来很大的压力，并可造成种种障碍。许多类风湿病人都有美满的家庭，这是因为本病的发病年龄较晚，许多病人发病时大都已结婚多年。这种家庭关系的维持主要依赖于数年来共同生活的经历和家庭成员的道德情操。但未婚青年患了本病，是否应该结婚？从医学观点来看，美满的婚姻能给病人带来希望之光，使病人的精神处于一种良好的状态，有利于疾病的康复，而不幸的婚姻会使病情进一步恶化。因此，对于类风湿病人来说，结婚有利也有弊，婚姻是否幸福将对疾病产生很大影响，婚前一定要慎重考虑。

138. 类风湿关节炎病人可以进行性生活吗？

从医学角度来看，类风湿病人性激素分泌水平一般是正常的。有人对类风湿病人进行长期研究，发现绝大部分患者有正常的性功能。因此，尽管类风湿病人有疼痛、疲劳等不适表现，但只要给予科学的指导，这些困难是可以克服的。性生活是人们的一种生理需求，对类风湿病人来说，在适当的时候进行有节制的性生活是可以的。而且一定程度的性生活可调节自身的情绪、精神状态、免疫状态，对体内、关节等部位炎症介质的转移都是有益的。但在病情急性活动期、体质较差、心情不悦等状态不佳时，不宜进行性生活。

139. 类风湿关节炎病人如何做好"计划生育"？

首先，要了解妊娠究竟会给类风湿患者带来哪些困难和危险。患者妊娠后由于骨盆周围的韧带松弛，子宫扩张，使下背部压力过大，加之妊娠妇女的体重增加，使得病变关节受到更大的压力。类风湿患者的病情严重程度与患者能否妊娠也有密切关系。一般而言，类风湿活动期的病人不应妊娠；非活动期的病人，如病情较轻，无明显功能障碍时，则可以妊娠。有些治疗类风湿的药物要停用后方可妊娠，如服用醋酸泼尼松等皮质激素和甲氨蝶呤等免疫抑制剂的情况下不宜妊娠，以免对胎儿产生不利影响。若病情稳定，停服药物一段时间后，可考虑妊娠。一般认为，类风湿患者应在病情稳定或症状消失1年后怀孕较好，但也要加强营养，预防感染及复发。此外，患者家庭的经济状况、家庭关系与患者能否妊娠也不无关系。病人怀孕时，症状会暂时消退。因此，这类病人是否应该妊娠最好请有经验的医生协助作出判断。既要考虑病情是否活动，即严重程度和可能的发展，也要考虑经济状况，家庭关系。早期类风湿患者，大都能成功地从阴道分娩。然而，如果病人的髋关节受到限制，骶髂关节和耻骨联合发生融合或骨盆出口狭窄时，必须考虑剖宫产。分娩过程对患者而言是一种很大的负担，因此，必须作好各种准备。对于类风湿病人，一般生育后在泌乳素的作用下易引起病情反复或复发。因此，产后应严密观察，并估计可能的复发，以便及早采取有力措施，以防病情加重。同时，新生儿改用人工喂养等。

140. 幼年类风湿关节炎与双亲婚姻关系有关吗?

Monica JeanHenoch 等人对大量临床资料分析发现:未婚者子女幼年类风湿关节炎发病率为 28.4%,而对照组为 10.6%。被收养的儿童幼年类风湿关节炎发病率为 9.1%,对照组为 2.8%。单亲家庭儿童幼年类风湿关节炎发病率为 2.3%,双亲家庭仅为 1.8%,发病年龄在 2~3 岁和 6~7 岁最高,其次为 1 岁、4~5 岁和 8~9 岁。这可能与儿童的自我保护和心理感受有关。由此可以看出,家庭不健全、父母离异的儿童幼年类风湿关节炎发病率明显高于家庭健全的儿童。在婚姻观念日益更新的年代,人们更应该注意到未婚父母、单亲家庭和被收养儿童的幼年类风湿关节炎高发病率的现象,并因此能够从爱护儿童的角度珍惜婚姻关系。

141. 类风湿关节炎病人会"瘫痪"吗?

类风湿关节炎引起"瘫痪"的可能性虽然存在,但较小。根据美国风湿病学会类风湿关节炎四级关节功能分级标准,一般所说的"瘫痪",就是指关节功能属于Ⅳ级(大部分或完全失去活动能力,病人长期卧床或依赖轮椅,生活不能自理)者。类风湿患者如果能早期发现、诊断并得到有效治疗,一般不会有关节强直、畸形等残疾的发生。反之,诊断、治疗不及时,或者治疗方案不合理,治疗期间不注意关节功能锻炼及生活饮食禁忌,病情呈渐进性发展,致使关节破坏、功能障碍,最终发生多关节致残而导致瘫痪在床。我们在临床上观察到,有的瘫痪是暂时的,有的则是永久性的。不少病人在病程的早期或中期,四肢部分关节或全部关节肿痛,终日不离床椅,经过适当地治疗,多数能迅速地好转,不但生活能够自理,有的还能参加原来的工作;如果到了疾病晚期,因关节强直、畸形、肌肉萎缩,连吃饭、穿衣、大小便都要别人料理,这时药物治疗已难以奏效。但是,最后还是可以通过人工关节置换等手术,得到较好的治疗效果。国外曾报道过一个晚期患者,全身换了 58 个人工关节,还能较好的活动。当然,病情严重到如此程度的,实属少数。

142. 类风湿关节炎会导致死亡吗?

一般认为,类风湿关节炎不会引起死亡,若控制不及时到晚期关节畸形,生活不能自理而易致残。但如果患类风湿关节炎又继发心血管、脑血管等疾病会因病情恶化导致死亡。也有类风湿患者在服用一些药物后出现严重的不良反应而导致死亡。Pineus 等人分析了 13 个系列资料共计 2266 例患类风湿病的死亡病例，时间从 1953 年到 1986 年，发现类风湿病人的死亡有以下原因：①死于心血管病者占 42.1%，似乎呈逐年上升趋势。②死于肿瘤者占 14.1%。③死于感染者占 9.4%，1977 年美国资料为 10%。④死于肾脏疾病者占 7.8%，1977 年美国资料为 0.1%。⑤死于呼吸道疾病者有 5.3%。⑥死于消化道和中枢神经系统疾病者均为 4.2%。⑦死于其他原因（如交通事故等）者为 6.4%。由于该资料观察者并非一人，诊断标准与年代不同，以及有些系列资料不全，可能会影响其客观性和准确性。1993 年美国出版的《风湿病概要》中指出：类风湿关节炎病人的死因在美国主要依次为感染、肺部疾病、肾脏疾病和消化道出血。

143. 对于类风湿关节炎哪些传统观点是错误的？

经过对类风湿关节炎的深入研究和临床观察，发现越来越多的传统概念已不适应西医学的发展。令人遗憾的是，这些传统的概念已深深地植入到相当多的非风湿病专科医生的头脑里，同样令人遗憾的是相当多的病人常常由非专科医生作出诊断、治疗和有关方面的咨询，不能不令人担忧。可能有很多病人深受这些以讹传讹的传统错误观念之害。

（1）**传统观点**：所有根据美国风湿病学会所制定的类风湿关节炎分类标准所诊断的类风湿关节炎都有相似的病理过程和预后。现代观点：根据上述标准诊断的类风湿关节炎至少有三种不同的病理过程和预后。

（2）**传统观点**：把慢性抗风湿药归于缓解病情的药。现代观点：慢作用抗风湿药还不完全具备缓解病情药物的特性。

（3）**传统观点**：根据临床线索可提供类风湿关节炎长期病程的分析。现代观点：临床线索对于提供数周至数月的特殊治疗有价值，但不能作为长期治疗类风湿关节炎的依据。所以对病人要进行有关检查和定期随诊，进行个体化治疗。

（4）**传统观点**：在普通人群中类风湿病人死亡率不增高，类风湿不会引起病人死亡，但对类风湿患者的某些治疗措施可能会引起死亡。现代观点：类风湿的死亡率高于普通人群，虽然发病时不会立刻死亡，但急性死亡的原因与普通人群相同。

（5）**传统观点**：类风湿的严重性包括功能降低与病情相关，而没有依据来预测病情的严重性与死亡率是否增高。现代观点：类风湿的死亡率可以通过数种临床状态如关节计分、功能状态计分和每日生活问答的混合计分来预测。

（6）**传统观点**：类风湿关节炎的死亡率与心血管疾病和肿瘤无关。现代观点：相当一部分受累关节超过 30 个或每日生活受限的类风湿病人，可以预测死亡率与 3 支冠状动脉受累和Ⅳ期霍奇金病有关。

（7）**传统观点**：临床风湿病学的发展仅仅与实验室科学进展有关。现代观点：实验室科学进展对进一步理解类风湿关节炎的发病机制是必需的，但通过临床的不同变化包括关节计分和功能状态测定可以提供对近 5 年死亡率最佳的预测。

（8）**传统观点**：与普通人群相比，心血管疾病与其他疾病在类风湿病人中发病率并未增高，且类风湿自身也不会增加并发症的危险。现代观点：不足 20% 的类风湿关节炎无并发症，但多数病人有发生心血管疾病、肺部疾病、消化道疾病和肾脏等疾病的危险。在年龄、种族、性别和受教育程度方面与普通人群相比更是如此。

（9）**传统观点**：类风湿病人因不同的保健系统和药物治疗在很大程度上有不同的结局，而不考虑病人的经济差别。现代观点：在发病率和死亡率方面，类风湿病人与长期的社会经济状态差别的联系程度比治疗药物和保健系统更密切。

（10）**传统观点**：类风湿与其他慢性疾病的流行在所有个体都是相似的，而与社会经济状态无关。现代观点：社会经济状态、年龄、性别和受教育程度在流行发病率和死亡率方面与慢性病相比，类风湿关节炎有更高的危险性。

强直性脊柱炎

一、简介

144. 什么是强直性脊柱炎?

强直性脊柱炎是一种以中轴关节慢性炎症为主的全身性疾病。其特点为几乎全部累及骶髂关节;其特征性病理改变为肌腱、韧带附着点炎症。常见症状为腰背僵硬或疼痛,活动后可能缓解;晚期可发生脊柱强直、畸形甚至严重功能障碍。强直性脊柱炎可看做脊柱关节炎的原型或称原发性强直性脊柱炎,其他脊柱关节炎并发的骶髂关节炎为继发性强直性脊柱炎。20世纪前半叶,人们一直把强直性脊柱炎与类风湿关节炎视为同一种疾病的两个类型,把强直性脊柱炎当做类风湿关节炎的"中枢型",类风湿关节炎则称为"周围型"。20世纪50年代以来,人们逐渐认识到强直性脊柱炎有其特殊的表现,与类风湿关节炎并不相同,才对强直性脊柱炎概念的认识有了改变,从20世纪60年代起,把它从类风湿关节炎中分出来,成为一种独立的风湿病,被命名为强直性脊柱炎(简称强脊炎、强柱)。

本病发病率在各国报道不一,我国患病率初步调查为0.26%。本病多见于青壮年,以往认为男性多见,男女比例为10.6:1,现在报告男女比例为5:1,只不过女性发病比较缓慢及病情较轻;发病年龄通常在10~40岁,40岁以后及8岁以前发病者少见。本病起病形式一般比较隐匿,往往数月或数年才引起重视。其预后差异很大,自然病程中有20%~25%的病人转为晚期,见腰脊强直或畸形。骶髂关节炎是强直性脊柱炎最早且最重要的病变。

145. 什么是脊柱关节炎?

脊柱关节炎又称脊柱关节病、血清阴性脊柱关节病,是一组相互关联的多系统炎性疾病,主要累及脊柱关节,并可伴有各种特征性关节外表现。脊柱关节炎是风湿性疾病10大类中的第二类,包括强直性脊柱炎、银屑病关节炎、Reiter综合征、炎性肠病性关节炎等。脊柱关节炎的共同特征是:①大部分患者血清类风湿因子阴性;②无类风湿结节;③脊柱痛或非对称性、以下肢关节为主的关节炎;④X线片显示的骶髂关节炎;⑤各种脊柱关节炎关节外表现为：银屑样皮疹或指甲改变、眼炎，口腔、肠道或生殖器溃疡，尿道炎、前列腺炎、结节性红斑、坏死性脓皮病和血栓性静脉炎；⑥特征性病理变化是肌腱端炎，而不是关节滑膜炎症；⑦有家族聚集发病的倾向；⑧与HLA－B$_{27}$有一定相关性，尤其是强直性脊柱炎和Reiter综合征。

146. 强直性脊柱炎的发病原因有哪些?

西医对于强直性脊柱炎的病因虽然经过不少研究，但目前仍不清楚，认为可能与下列因素有关。

(1) 遗传因素：据调查，强直性脊柱炎亲属中发病率比一般人高30倍左右。在多对孪生兄弟中先后会出现强直性脊柱炎。另外，强直性脊柱炎HLA－B$_{27}$阳性率高达90%，子女HLA－B$_{27}$阳性占50%，发生强直性脊柱炎的占25%。强直性脊柱炎比类风湿关节炎具有更强的家族遗传倾向。

(2) 感染因素：一些研究发现，本病肠道及泌尿系统的克雷白杆菌和衣原体感染率较一般人高，从而推测其致病因素可能与感染有关。

(3) 环境：不良的生活和工作环境是重要的诱因之一，潮湿与寒冷的环境对强直性脊柱炎的发病有重要作用，风、寒、湿的环境可作为激发条件促使发病。

(4) 外伤：亦为本病的诱发因素，在对特殊人群的调查中发现，固定的工作姿势及刻板式局部训练可诱发本病，临床中发现部分病人是在外伤后发病的。

总之，本病可能是在遗传的基础上，再加上述诸因素的影响而发病。

147. 哪些人易患强直性脊柱炎?

从对强脊炎的病因研究中发现，HLA－B$_{27}$阳性的病人，在腹泻、痢疾、泌尿道感染或外伤后有可能患强直性脊柱炎，尤其有强直性脊柱炎家族史的病人则危险性更大。因此，20～30岁之间的男性，尤其是反复肠道、泌尿系感染者，若有强直性脊柱炎家族史，且HLA－B$_{27}$阳性，则应特别警惕本病。另外，长期居住在潮湿环境、有外伤史，当出现腰背部疼痛，尤其是早晨起床后有僵硬感而活动后减轻、或腰部活动不灵活者，也要考虑本病。

148. 是不是 40 岁以后就不再患强直性脊柱炎了?

强直性脊柱炎多在 10 ~ 40 岁之间发病, 40 岁后患病人数较少, 但仍可发病。40 岁后发病称晚发型强直性脊柱炎。其特点是脊柱受累轻或无症状, 不对称性四周关节炎较明显, 发热、消瘦等全身症状突出, 可伴有下肢凹陷性水肿, HLA – B_{27} 阳性, 急性期血沉 (ESR)、C 反应蛋白 (CRP) 值可显著升高。

149. 强直性脊柱炎会出现哪些病理改变?

(1) 肌腱端炎: 即韧带、肌腱附着部骨炎。强直性脊柱炎病人韧带、肌腱及关节囊附着部常发生无菌性炎症, 炎症过程中生成的肉芽组织可破坏松质骨。在骨组织修复过程中, 受炎症的刺激, 骨质生成过多, 新生的骨组织不仅填补了骨质缺损处, 而且向附近的韧带、肌腱和关节囊内延伸, 形成韧带骨赘。发生于强直性脊柱炎的肌腱附着部骨炎很有特点, 这种改变多见于股骨大转子、坐骨结节、跟骨结节、髂骨嵴和耻骨联合等处。强直性脊柱炎晚期, 受累关节骨质增生日益明显, 尤其关节囊和韧带的骨化十分突出, 最终受累关节间隙完全消失, 而发生骨性强直。这种骨性强直常发生在骶髂关节、脊柱及髋关节, 较少发生于膝关节和踝关节。

(2) 滑膜炎: 滑膜炎也是强直性脊柱炎受累关节出现的病理改变, 显微镜下可见到炎性改变的滑膜组织增生、肥厚, 绒毛形成, 小血管周围浆细胞和淋巴细胞浸润。约 30% 累及膝关节、踝关节等周围关节。

(3) 其他: 强直性脊柱炎可出现一些非关节病理改变。比如, 在眼部可出现复发性虹膜炎, 在心脏可出现主动脉瓣关闭不全、心脏扩大及传导障碍, 在肾脏可出现淀粉样病变, 在肺部可出现肺纤维化, 在中枢神经系统可出现脊髓压迫等。

150. 中医学对强直性脊柱炎是如何认识的?

中医学认为, 强直性脊柱炎属于"痹病"范畴, 古人所称"骨痹""肾痹""腰痛""脊痹""龟背风""竹节风"等与强直性脊柱炎相似。早在《素问·痹论》中就有"骨痹不已, 复感于邪, 内舍于肾……肾痹者, 善胀,尻以代踵，脊以代头"，形象地描述本病的晚期症状。另外，在《内经》多篇中记载有"脊脉痛""脊中痛""腰脊痛""腰脊强"等名称与症状。《素问·生气通天论》曰："阳气者，精则养神，柔则养筋，开阖不得，寒气从之，乃生大偻。"《素问·缪刺论》论述其表现为"脊强反折，不能俯仰"等。隋·巢元方《诸病源候论》则提出"背偻"之名，曰："若虚则受风，风寒搏于脊膂之筋，冷则挛急，故令背偻。"20世纪80年代，焦树德教授根据强直性脊柱炎的临床特点将其称为"大偻"。

中医学认为，本病为先天禀赋不足或后天调摄失调，房事不节，惊恐、郁怒，伤于肝肾，累及督脉；或病后失调，肝肾亏虚，督脉失荣，风、寒、湿邪趁虚侵袭，深入筋脉、骨骱而致。娄多峰教授概括其病因病机为"虚、邪、瘀"。

(1) 先天不足：先天禀赋不足，肾气亏虚，筋脉失养，而外邪易侵；若兼房事不节、相火妄动，水亏于下，火炎于上，阴火消烁，真阴愈亏；病久阴损及阳，时有外感风寒、湿热诸邪，深侵肝肾，筋骨失荣而致本病。《千金要方》强调说："腰背痛者皆是肾气虚弱"。《医学衷中参西录》曰："肾虚者，其督脉必虚，是以腰疼"。

(2) 感受外邪：风、寒、湿、热等邪由腠理而入，经输不利，营卫失和，气血阻滞脉络，经脉痹阻，而致本病。如《素问·痹论》云："所谓痹者，各以其时，重感于风寒湿之气也。"《济生方》曰："皆因体虚，腠理空疏，受风寒湿气而成痹也。"指出本病可由体虚而感受外邪所致。

(3) 肾虚督寒：肾主骨生髓，肾气不足，寒湿内盛，兼受寒湿之邪乘虚内侵，内外合邪，使气血运行不畅，不通则痛。若肾中精气不足，骨髓空虚，则骨质疏松，酸软无力。督脉"贯脊属肾"，其为病"脊强反折"，肾虚寒湿深侵，肾气不足，督脉失养，脊骨受损而致本病。《素问·逆调论》曰："肾者水也，而生于骨，肾不生则髓不能满，故寒甚至骨也……病名曰骨痹。"

(4) 痰瘀气滞：跌仆闪挫损伤经脉气血，瘀血内阻；或长期体位不正，腰部用力不当，屏气闪挫，或郁怒伤肝，气滞血瘀，阻塞经络；或脾失运化，痰浊内生；气血阻滞于背部经络，腰脊失气血濡养而发生本病。

综上所述，本病病因不外虚、邪、瘀三类。本病初起，外邪侵袭，多以邪实为主；病久邪留伤正，可出现肾督亏虚、痰瘀互结，而成虚证或本虚标实之证。督脉"循背而行于身后，为阳脉之总督，督之为病，脊强而厥（《难经·二十九难》)"，肾气不足，督脉失养，则脊柱阳气不布，外不能抵御邪气，内不能温养筋骨；若防护不慎，或冒雨涉水，风、寒、湿邪乘虚而入，肾督经输不利，经脉痹阻，发为腰、脊、骶、髋关节或臀部僵硬和疼痛，久则深侵肾督，骨质受损。病位在脊柱、筋骨、关节，与肝、肾等脏腑关系密切。病变后期可累及脏腑。

二、诊断

151. 出现哪些症状时要警惕强直性脊柱炎？

强直性脊柱炎早期没有特异的诊断标准，其症状只要符合现有的国际通用诊断标准，就已经不是早期了。因此，对强直性脊柱炎早期症状的认识有重要意义。早期症状是多种多样的，在儿童期早期表现主要是外周关节的肿胀、疼痛，多发于踝、膝、肘、肩等关节，少见髋关节；成年主要是脊柱关节发病，即骶髂、腰、胸、颈等。这些症状都是慢性隐匿性发病，不易发现，容易误诊。其主要症状是疼痛伴有僵硬，而僵硬的特点是休息后加重，活动后减轻。当然，儿童和成人都可能出现急性发病，急性发病比较凶猛，伴有发热、关节肿胀、疼痛、活动障碍，短时间内还可能卧床。急性发病比例较少，约5%，大部分是慢性发病。对16～25岁的青年，尤其是青年男性，如出现下述症状，应警惕强直性脊柱炎可能：①腰痛、腰僵3个月以上，经休息不能缓解；②单侧或双侧坐骨神经痛，无明显外伤史、扭伤史；③反复发作的膝关节或踝关节肿痛，关节积液，无明显外伤史、感染史；④反复发作的跟骨结节肿痛或足跟痛；⑤反复发作的虹膜炎；⑥无咳嗽等呼吸道症状，无外伤史的胸部疼痛及束带感，胸廓活动受限；⑦脊柱疼痛、僵硬感、甚至活动功能受限，无明显外伤史、扭伤史；⑧双侧臀部及髋关节疼痛，无明显外伤史及劳损史；⑨突然发生的脊柱及四肢大关节疼痛、肿胀、活动障碍。

152. 何谓肌腱端病？其临床表现是什么？

肌腱端病也称肌腱端炎，是指主要发生在肌腱末端韧带附着于骨的部位的炎症，故又称附着点炎症，是强直性脊柱炎等脊柱关节炎的特征性病理改变。肌腱端病主要发生在跟腱、胸肋关节、脊椎骨突、胸骨端、髂嵴、大转子、耻骨联合、坐骨结节、胫骨结节等部位。临床表现由上述部位的炎症过程及最终的纤维化和骨化所致。早期有足底或足跟痛、胸痛、腰背痛以及可向股内侧放射的臀部疼痛等。局部常有压痛，跟腱炎有时还可见局部红、肿、热现象。后期因肌腱、韧带及周围筋膜骨化，可引起关节强直，活动受限。脊椎骨突和胸肋关节的病变可致脊柱前屈、侧弯和后仰受限，胸廓扩展度减小；跟骨骨刺形成可致足跟痛。

153. 强直性脊柱炎为什么夜间疼痛加重，活动后疼痛缓解？

临床上，很多强脊炎病人都有这种现象：夜间甚至到早上起床时症状都比较严重，腰背僵硬疼痛，活动不利，甚至穿衣、下床都很困难，而活动后疼痛僵硬等症状明显减轻或消失。这是怎么回事呢？这种症状是临床上强直性脊柱炎的一个重要临床指征。人体气血阴阳运动不仅随着季节气候的变化而变化，也随着昼夜的变化而发生节律性的变化。人体的阳气随着昼夜阳气的朝始生、午最盛、夕始弱、夜半衰的波动而出现规律性的波动。阳气具有推动的作用，夜晚阳气弱，推动力差，气为血之帅，血随之而运行，故在夜晚休息的时候血液流速减慢，血中的免疫复合物在炎症部位聚集，造成夜间疼痛加重。活动后血液循环通畅，免疫复合物及炎性物质得到疏散，所以症状明显减轻。其实，如果白天长时间固定一个姿势也会造成疼痛加重。活动后加速了血液流动，降低了局部炎性物质浓度，疼痛也随之减轻。

154. 强直性脊柱炎为什么会有晨僵现象？

强直性脊柱炎也会有晨僵现象，与类风湿关节炎以双手晨僵为主不同，强直性脊柱炎病人的晨僵以腰背为主。其晨僵是由脊柱周围韧带的慢性炎症浸润，逐渐变性、硬化，失其柔润、弹性引起的。一般在早晨起床后或久卧、久坐起立时腰骶部感到僵硬发僵。下床时病人有一个平移至床边再下床的特殊动作，而腰部的僵硬要活动一段时间才会逐渐减轻至缓解。有时晨僵不一定只限于腰骶部，全身其他疼痛不适的关节也可有晨僵的感觉，病情严重者可持续全天。这种表现是早期强直性脊柱炎的重要症状，也是病情活动的指标及诊断标准、疗效评定标准之一。晨僵时间越长，说明病情越重，经过治疗后晨僵的时间缩短，则证明该治疗有效。

155. 强直性脊柱炎为什么会有腰骶背痛，而晚期则疼痛消失？

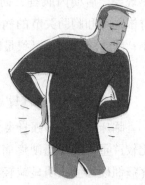

强直性脊柱炎主要在代谢活跃的韧带附着部、骶髂关节、脊柱小关节及临近关节处产生炎症反应，引起韧带炎、关节滑膜炎及关节囊的炎症。因此，脊柱的任何互动都可牵拉或刺激以上结构，产生疼痛；而到了病变晚期，所有脊柱韧带、关节钙化或骨性融合，活动度消失，疼痛也因而随之消失。

156. 强直性脊柱炎为什么会出现脊柱强直或驼背？

脊柱由多个单位构成，脊柱之所以能前后、左右活动，主要依赖于连结这些运动单位的各种韧带等组织。而强直性脊柱炎的病变则主要集中在韧带附着部，其非特异性炎症使韧带及其附着部位的骨质被侵蚀破坏，使椎体之间的纤维环、韧带等逐渐钙化，脊柱的活动度就逐渐减少。另外，椎体之间的小关节的关节囊也逐渐出现钙化，关节软骨破坏，使整个小关节完全呈骨性融合。这样，病变发展到最后，脊柱的所有活动单位钙化、融合，使活动度丧失而形成强直。

由于强直性脊柱炎的病理改变为脊柱韧带的钙化，脊柱逐渐变得僵硬，弹性消失。在病变进展过程中，椎旁肌明显痉挛，由于屈肌力量强于伸肌力量，再加上重力的作用，使脊柱发生前屈的倾向。此外，由于腰背部疼痛，患者常常不愿挺胸、直腰。因此，如果在发病期间不注意自己的坐姿及睡姿，比如弓背时间过长，或睡觉时取高枕仰卧位或侧卧弓腰屈膝位等，均会使脊柱呈屈曲位，使脊柱后凸更加明显。腰椎及颈椎的生理前凸也逐渐消失甚至变为后凸，从而使整个脊柱变为僵硬的圆形驼背，形成通常所说的"罗锅"。

157. 强直性脊柱炎病人的骶髂关节为什么会骨化？

强直性脊柱炎的主要病理过程为以关节囊、肌腱、韧带的骨附着点为中心的慢性炎症。骶髂关节是由骶骨和髂骨的耳状关节面组成，骶髂关节有少量软骨覆盖的关节面并有少量的滑膜附着，更多的是周围有多处韧带。强直性脊柱炎炎症过程引起附着点和软骨的侵蚀、肉芽组织形成，最后受累部位钙化，新骨形成。如此多次反复，使整个韧带、软骨完全骨化，形成骨桥或骨板。骨化后是不可逆的，强直性脊柱炎的治疗只能缓解或控制炎症的发展。

158. 强直性脊柱炎为什么会发生骨质疏松？

早期强直性脊柱炎患者，由于韧带、关节的炎症所致疼痛的影响，活动减少，从而导致脊柱骨矿物质含量减少，产生轻度骨质疏松，随病变的进一步发展，脊柱逐渐变得强直，使脊柱活动进一步减少，骨矿物质丢失进一步增加，加上此类病人由于疼痛长期服用消炎镇痛药物，对胃肠道功能有所影响，全身营养状况差，因此，在病变晚期可产生严重骨质疏松。

159. 强直性脊柱炎的关节表现有哪些？

强直性脊柱炎受累关节包括骶髂关节、脊柱和外周关节。

（1）骶髂关节： 90%的强直性脊柱炎患者病变首先累及骶髂关节，出现持续或间歇的腰骶部或臀部疼痛、晨僵。症状轻重差异很大，有的患者仅感腰部隐隐不适。体检直接按压或伸展骶髂关节时患者常常感到疼痛。

（2）脊柱： 大多数患者症状隐匿，呈慢性、波动性，部分患者则进行性发展累及脊柱。一般从腰椎向上至胸椎和颈椎，约3%的强直性脊柱炎患者先累及颈椎，再向下发展。腰椎受累时患者常主诉下背部疼痛及腰部活动受限。体检可发现患者腰部前屈、后仰、侧弯、转身等动作均受限。腰椎棘突压痛，椎旁肌肉痉挛，晚期可萎缩。胸椎受累表现为背痛、前胸痛，胸廓扩张度受限。颈椎受累出现颈部疼痛，头部固定于前屈位，抬头、侧弯和转动受限。晚期，整个脊柱完全强直，僵硬如弓，给患者生活和工作带来极大不便。

（3）外周关节： 30%～40%的强直性脊柱炎以外周关节受累为首发症状，女性及青少年较常见。单关节或下肢大关节受累者居多，除髋关节外，其他的外周关节炎常为一过性的，几乎不引起骨质破坏，很少发展为关节变形。髋关节受累者表现为局部疼痛、活动受限、屈曲挛缩，可发展为关节强直，是本病致残的主要原因。

160. 强直性脊柱炎的关节外表现有哪些？

强直性脊柱炎作为一种全身性慢性炎症性疾病，发病时除见脊柱等关节症状外，还可见全身症状并累及其他器官。

(1) 全身症状：多见于早期，一般不严重。主要表现为乏力、体重减轻、贫血以及发热等。一般来说，以脊柱关节症状为主者全身症状较轻；而外周关节受累比较严重者，全身症状比较突出。

(2) 虹膜炎或急性前葡萄膜炎：据统计，强直性脊柱炎虹膜炎的发生率为4%～33%，部分病例虹膜炎先于强直性脊柱炎发病，表现为眼充血、流泪、畏光等。因此，对虹膜炎或急性前葡萄膜炎病人应想到强直性脊柱炎的可能。

(3) 血管表现：心血管受累少见，男性多于女性，欧美国家发生率高于我国及日本。

(4) 肺部表现：为本病后期所常见，临床可无明显症状，也可有咳嗽、咳痰、气短甚至咯血。随着病情发展，出现胸廓活动受限，胸骨压痛，肺功能进一步下降。

(5) 肾损害：强直性脊柱炎肾损害较少见，主要为 IgA 肾病和肾淀粉样变性。

(6) 对听力的影响：有文章报道强直性脊柱炎病人可出现炎症性耳聋。

(7) 其他：本病脊柱强直以后，一般都并发骨质疏松，脊椎骨折以颈椎最易发生，尤以第 5～7 颈椎多见。

 161. 强直性脊柱炎会出现心脏病变吗？

心血管系统受累是强直性脊柱炎内脏受累的一组重要临床表现，其发病率不高，与病程长短有一定关系。心血管受累特点主要是侵犯主动脉和主动脉瓣，使主动脉瓣膜增厚、血管内膜损伤、纤维化，主动脉瓣环扩大，引起上行性主动脉炎、主动脉瓣膜下纤维化、主动脉瓣关闭不全等。累及二尖瓣，可引起二尖瓣关闭不全。三尖瓣很少受累。另外，本病也可累及心肌和心包，引起心脏扩大、扩张型心肌病和心包炎，累及心脏传导系统，可引起房室传导阻滞。心脏病变以主动脉瓣关闭不全和传导阻滞最为常见。心脏受累的临床表现根据受累部位不同而异。轻度主动脉瓣关闭不全可无症状，较严重时可出现心悸、气短、乏力，甚或胸痛、晕厥，心脏听诊在主动脉听诊区可听到舒张期杂音，容易诱发心功能不全；累及心脏传导系统可出现传导阻滞，病人表现心慌、头晕、心率变慢，严重者因完全性房室传导阻滞可发生阿－斯综合征；病变累及冠状动脉口时，可发生心绞痛，类似冠心病；少数病例可发生主动脉瘤。

有人报道，强直性脊柱炎心血管受累与 HLA－B_{27}密切相关。有人统计，心脏受累的发病率随年龄、病程和外周关节炎（除髋关节、肩关节外）的发病率增高而增高，出现主动脉功能不全者，病程 15 年后发病率为 3.5%，30 年后发病率为 10%；出现传导阻滞者，病程 15 年后发生率为 2.7%，30 年后发生率为 8.5%。值得提出的是，心血管受累的患者早期临床症状大多不明显，常常通过体检和辅助检查才能发现，所以医生要仔细进行心脏听诊，并借助心电图、动态心电图、心脏 X 线、超声心动图等检查手段以确定诊断。

 162. 强直性脊柱炎会影响肺吗？

强直性脊柱炎晚期死于呼吸系统疾病的患者是正常人群的 2～3 倍。呼吸系统受累是本病晚期常见的关节外表现，一般多发生于病程 20 年以上者。因临床表现不明显或缺乏特异性，常容易被忽视。呼吸系统受累的主要表现有：①胸廓改变：由于胸锁关节、胸肋关节、脊肋关节等胸廓关节骨化，使胸廓活动度明显变小，胸廓僵直，胸骨压痛，吸气时肋骨提升活动减弱或消失；晚期由于胸廓活动严重受限，使肺功能进一步下降，容易继发呼吸道感染，严重者可因呼吸衰竭而致死。②肺部表现：可出现双肺上部尤其是肺尖纤维化等，有时肺部 X 线检查已出现异常，但呼吸系统症状仍不明显，随着病情的进展，病人可出现咳嗽、咳痰、气短甚至咯血等症状，也可出现反复发作的肺炎、胸膜炎。③肺部 X 线特点：上肺条索状或斑片状阴影或两肺纹理增强，可有囊性变和空洞形成，大多累及双肺，但左右轻重程度不一，有时很难与肺结核相鉴别。鉴别诊断时不能局限于 X 线表现，应结合临床。肺结核有低热、乏力、消瘦等明显的结核中毒症状，另外，结核菌素抗体、痰液抗酸杆菌涂片和培养等检查可帮助诊断，必要时行支气管肺组织活检以明确诊断。较少见的肺部表现有胸膜增厚粘连、肺部或膈肌顶部模糊、条状肺膨胀不良等。

163. 强直性脊柱炎病人需要做哪些血液检查?

强直性脊柱炎的实验室检查一般包括 HLA－B$_{27}$、C－反应蛋白、血沉、抗"O"、类风湿因子（RF）、血尿常规及肝肾功能等。

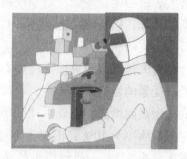

HLA－B$_{27}$在90%的强直性脊柱炎患者中为阳性，特异性强。因此，一旦怀疑早期强直性脊柱炎时，应检查 HLA－B$_{27}$。血沉（ESR）及 C－反应蛋白（CRP）作为病变活动的指标也应检查。对于临床表现不能典型者，还应查类风湿因子（RF）、抗"O"（ASO），以排除类风湿关节炎、风湿热的可能；有的强直性脊柱炎则可以合并类风湿关节炎等其他风湿病。另外，还应检查血常规、尿常规、肝肾功能等。因为强脊炎患者往往长期服用药物，而药物都是通过肝脏代谢和肾脏排泄的。如常用的甲氨蝶呤、柳氮磺胺吡啶、环磷酰胺、雷公藤等，对肝肾等脏器的毒副作用较大，可出现蛋白尿或血尿、转氨酶升高等。而很多病人对这些药物的危害往往不了解，长期使用，会带来较为棘手的问题，所以用药期间要定期查血尿常规及肝肾功能，以便及时发现而采取对应措施。

164. 什么是 HLA－B$_{27}$检查? HLA－B$_{27}$阳性就是强直性脊柱炎吗?

HLA（human leukocyte antigen，HLA）是3个英语单词开头字母的大写，H 代表人类（Human），L 代表白细胞（Leukocyte），A 代表抗原（Antigen），即人类白细胞抗原。HLA 是组织细胞上受遗传控制的个体特异性抗原，最早是在白细胞和血小板上发现的。HLA－B 是人类白细胞抗原的 B 位点，是人类主要组织相容性复合体 I 类基因表达于白细胞表面的产物。HLA－B 可通过血清学方法进行检测。目前已知它有多个亚型，依次命名为 HLA－B$_{2701}$、HLA－B$_{2702}$……，正常人群 HLA－B$_{27}$的阳性检出率为6%～8%，并与种族有关，但在强直性脊柱炎患者中，阳性率高达90%以上。临床流行病学及动物实验发现，它与脊柱关节炎的发病有密切关系。

强直性脊柱炎病人 HLA－B$_{27}$阳性率高达90%～96%，而普通人群 HLA－B$_{27}$阳性率不足10%；HLA－B$_{27}$阳性者强直性脊柱炎发病率为10%～20%，而普通人群发病率为 1‰ ~ 2‰,相差约 100 倍。有报道称,强直性脊柱炎一组亲属患强直性脊柱炎的危险性比一般人高出 20 ~ 40 倍,国内调查强直性脊柱炎一级亲属患病率为 24.2%,比正常人群高出 120 倍。HLA – B_{27} 阳性健康者亲属发生强直性脊柱炎的几率,远比 HLA – B_{27} 阳性强直性脊柱炎病人亲属低。所有这些说明 HLA – B_{27} 在强直性脊柱炎发病中是一个重要因素。临床上,其他一些如银屑病关节炎、溃疡性结肠炎、克隆氏病等 HLA – B_{27} 抗原也多呈阳性反应。所以说 HLA – B_{27} 阳性不一定就是强直性脊柱炎,只是可能性较大。相应地,HLA – B_{27} 阴性也不能完全排除患强直性脊柱炎的可能。HLA – B_{27} 阳性不是诊断强直性脊柱炎的金标准。

根据遗传科学的基本理论,通过常规治疗使 HLA – B_{27} 转阴是不太可能的,它是一个人的 DNA 基因中的一部分,是天生的。如果父母都是阴性,下一代是阳性,那是比较罕见的变异。改变 DNA 几乎就像改变血型一样困难。如果两次检查 HLA – B_{27} 一次是阳性,另一次是阴性,可能性有:①两次中有一次是实验室误差,结果是错误的;②结果介于阳性和阴性之间(或所谓的弱阳性中的弱者),说是阳性、阴性都行。

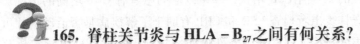

165. 脊柱关节炎与 HLA – B_{27} 之间有何关系?

自 20 世纪 70 年代初发现强直性脊柱炎和 HLA – B_{27} 密切相关以来,又相继发现其他一些脊柱关节炎和 HLA – B_{27} 相关,但是 HLA – B_{27} 本身不是必须具备的发病因素,也不能诱发任何一种脊柱关节炎。有一定数量的脊柱关节炎为 HLA – B_{27} 阴性。因此将这样一组疾病称为脊柱关节炎而不称为 HLA – B_{27} 相关疾病。脊柱关节炎与 HLA – B_{27} 之间的关系详见下表。

脊柱关节炎与 HLA – B_{27} 之间的关系

疾病	HLA – B_{27} 阳性率(%)
强直性脊柱炎	≥90
伴发葡萄膜炎或主动脉炎	近 100
Reiter 综合征	50 ~ 80
伴发骶髂关节炎或葡萄膜炎	90
儿童脊柱关节炎	80
炎性肠病	6 ~ 8
伴发外周关节炎	6 ~ 8

疾病	HLA – B$_{27}$阳性率（%）
伴发脊柱炎	50
银屑病	6 ~ 8
正常人群（中国）	2 ~ 7

166. 强直性脊柱炎患者检查血沉和 C – 反应蛋白有何意义？

血沉（ESR）和 C – 反应蛋白（CRP）在感染、炎症、创伤、肿瘤及其他多种疾病时均可以增高。因此，这两项指标属非特异性检查，即它们增高与否，既不能作为诊断某一种疾病的特定性依据，也不能说明某种疾病的病因是什么。但是，这两项检查提示机体可能有某种异常情况，应作进一步检查，或者提示已有的某种疾病有活动性。强直性脊柱炎患者在发病初期，或在有外周关节炎时，或在病变未得到控制而继续发展等情况下，即在强直性脊柱炎活动期，80% 的患者有 ESR 增快，50% 以上的患者有 CRP 增高的情况。因此，对强直性脊柱炎患者检查 ESR 和 CRP 有助于了解疾病是否活动，并可作为判断治疗效果的指标。通常在活动性病变控制后，ESR 和 CRP 也可恢复到正常水平。

167. 哪些检查可证实有骶髂关节炎？

骶髂关节炎是强直性脊柱炎的主要临床表现之一，可通过以下检查证实其存在。

（1）体格检查：可初步判断有无骶髂关节炎，部分患者可无阳性体征。①直接按压骶髂关节：患者俯卧，检查者双手直接按压在髋部相当于骶髂关节的地方，有炎症时患者往往感到局部疼痛；②"4"字试验：患者仰卧，一腿伸直，另一腿屈膝并将足置于对侧大腿上。检查者一手压住直腿侧髂嵴，另一手握住屈腿膝部并下压，此时患者臀部出现疼痛，提示屈腿侧骶髂关节炎；③骨盆挤压试验：患者侧卧，检查者双手按压其髂嵴，若患者感觉臀部疼痛，也提示有骶髂关节病变；④骨盆分离试验：患者仰卧，检查者双手放其髂嵴部，拇指放在髂前上棘处，然后用力推压骨盆，骶髂关节局部出现疼痛提示骶髂关节炎。

（2）影像学检查：是确诊骶髂关节炎的主要方法。普通 X 线片是最实用的手段，一般后前位片即可作出诊断。典型的骶髂关节炎症表现为关节面模糊，可有小囊状改变，关节缘呈锯齿状。后期表现为关节间隙变窄，甚至消失、融合。CT 检查对发现早期病变有帮助，对没有症状的单纯 CT 影像上的骶髂关节炎的诊断价值尚有争议。

168. 哪些检查可证实强直性脊柱炎有脊柱和胸廓的病变?

通过体格检查和影像学检查可证实强直性脊柱炎的脊柱和胸廓病变。

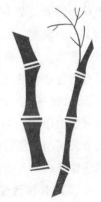

（1）体格检查：强直性脊柱炎引起脊柱和胸廓病变时，往往有脊柱活动度的下降及胸廓扩张度的减少。让患者前倾、侧弯和后仰即可发现脊柱活动受限，但对病变较轻的患者常需借助特殊的检查。①Schöber 实验：患者直立，以两髂后上棘连线的中点为起点向上 10cm（也可再向下5cm）做一标记，测量此两点之间的距离。令患者弯腰（双膝直立），再测此两点间的距离，若增加小于 5cm 为异常，提示脊柱活动度受限。②胸廓扩张度测量：用软尺测量第 4 肋间隙水平（妇女乳房下缘）深呼气和深吸气之间胸围差，患者常常小于 2.5cm。③枕墙距测量：患者直立靠墙，枕骨结节与墙之间的水平距离即枕墙距，正常人为0。颈椎受累时，前屈、抬头、侧弯和转动受限，枕墙距常大于 0。

（2）影像学检查：早期脊柱受累时表现为普遍的骨质疏松，腰椎生理曲度消失，以及椎体变方；后期可见骨桥形成及"竹节样"改变。

169. X 线检查对强直性脊柱炎的诊治有何意义?

（1）有助于强直性脊柱炎的诊断：由于强直性脊柱炎的许多 X 线表现如骶髂关节改变、脊柱的方形椎、竹节样、肌腱附着点炎等，均为本病的特征性改变，因此，X 线检查常可为本病的诊断提供有力的证据。特别是骶髂关节改变常常出现较早，故对本病可疑者能作出早期诊断。大多数强直性脊柱炎为上行性，即病变始于骶髂关节，逐渐向上发展，所以骶髂关节 X 线改变为早期诊断的重要依据之一。

（2）有助于治疗方法的选择：对于已确诊为强直性脊柱炎的患者，根据其X线分期及临床表现，可选择不同的治疗方法。对早期患者，应强调药物治疗、理疗、功能锻炼等保守治疗；对中期患者，除保守治疗外，尚需采取措施防止各种畸形的产生和发展；对晚期患者，则常需借助手术方法矫正畸形或重建关节功能。

170. 强直性脊柱炎可出现哪些X线改变?

（1）**骶髂关节炎改变**：骶髂关节炎是诊断强脊炎的重要依据。有些学者甚至认为骶髂关节炎在本病的发生率为100%。这就是说，如果X线检查未发现骶髂关节炎病变，那么诊断强直性脊柱炎应该是极其慎重的。由于本病骶髂关节病变常常发生在脊柱病变之前，因此，正确识别骶髂关节炎对本病的早期诊断具有十分重要的意义。美国风湿病学会将骶髂关节炎分为5级：0级为正常骶髂关节；I级表现为骨质疏松，关节间隙增宽，可疑的骨质侵袭和关节面模糊；Ⅱ级表现为微小的关节面破坏，关节边缘模糊，略有硬化，可见囊性病；Ⅲ级为关节破坏与重建的表现，关节间隙明显变窄，边缘模糊，明确的囊性变，关节两侧硬化，密度增高；Ⅳ级以硬化为主，关节间隙消失，关节融合、强直。

（2）**脊柱改变**：①方椎：在正常人脊柱的侧位X线片上，椎体前缘有一凹陷，本病椎体前缘因骨腐蚀及骨质增生使该凹陷消失，变为平直，使椎体在侧位X线片上呈方形，称为方形椎。②关节突间关节改变：本病已受累的脊柱段，关节突间关节先发生骨腐蚀，使关节间隙模糊，继之关节间隙狭窄，最后关节间隙消失，形成骨性强直。③竹节样脊柱：是指X线片显示脊柱的形状改变如同"竹节"一样。其原因是疾病发展到晚期，连接椎体间的韧带发生钙化，椎间盘纤维环发生骨化，骨化的椎间盘使上下两节相邻椎体完全融合在一起，这种骨化一般首先发生在胸腰段，逐渐向两侧发展。最后使许多椎体均发生骨性融合，使脊柱在X线片上呈竹节样，是强直性脊柱炎的特征性表现之一。④韧带骨化：棘上韧带、棘间韧带、黄韧带及前后纵韧带在本病均可发生骨化，使这些在正常X线片上不应显影的软组织在本病的X线片上出现与之轮廓相一致的致密带。⑤驼背畸形：侧位X线片表现颈椎生理前凸减小，胸椎生理后凸增加，腰椎生理前凸消失甚至后凸。与脊柱结核及脊椎压缩骨折所致的成角畸形不同，强直性脊柱炎所致的驼背畸形为圆背畸形。畸形常常以胸腰段最为严重。

（3）**髋关节改变**：早期X线片表现为骨质疏松，软组织肿胀，闭孔变小；中期，关节间隙狭窄，软骨下骨质囊性变，髋臼外上缘及股骨头边缘可见不同程度的骨质增生。强直性脊柱炎所致的股骨头改变常与一般股骨头不同，多是增大，并伴全髋关节病变；晚期，关节间隙消失，骨小梁通过，髋关节形成骨性强直。

（4）肌腱附着部骨炎：多见于坐骨结节、大转子、跟骨结节及耻骨联合等处。常为对称性，早期可见不同程度骨腐蚀，晚期则因韧带骨化出现不同程度的骨质增生。

（5）周围关节：多无破坏性改变，青少年患者可有髋关节侵袭性病变，后期出现关节强直。足跟、坐骨结节和耻骨联合附着点炎表现为跟骨骨刺及肌腱端炎。

（6）胸部平片：可尽早发现心、肺病变。

171. 如何初步判断患有脊柱关节炎？

脊柱关节炎是一组疾病，包括强直性脊柱炎、银屑病关节炎、Reiter 综合征、炎性肠病性关节炎等。根据这一组疾病的共同特点，一些学者先后制定了多种脊柱关节炎的诊断标准，其中常用的有：

（1）诊断脊柱关节炎的 Amor 标准

腰背夜间疼痛或晨僵（1 分）。

非对称性少关节炎（2 分）。

臀部疼痛（单侧 1 分、双侧 2 分）。

腊肠样指或趾（2 分）。

足跟痛或肯定的肌腱端炎（2 分）。

虹膜炎（2 分）。

关节炎伴发或 1 个月前有急性腹泻（1 分）。

关节炎伴发或 1 个月前有非淋菌性尿道炎（1 分）。

有银屑病/龟头炎/炎性肠病（2 分）。

X 线骶髂关节炎双侧 ≥ II 级，单侧 ≥ III 级（3 分）。

HLA - B_{27} 阳性或家族中有强直性脊柱炎、Reiter 综合征、银屑病或虹膜炎患者（2 分）。

服非甾体抗炎药（NSAIDs）症状改善，停药后加重（2 分）。

积分满 6 分者可诊断为脊柱关节炎。

（2）欧洲脊柱关节炎研究组（ESSG）诊断标准

主要标准：炎性下腰痛或非对称性下肢为主的滑膜炎。

次要标准：阳性家族史；银屑病；炎性肠病；尿道炎、宫颈炎或急性腹泻；交替性臀部疼痛；肌腱端病；骶髂关节炎。

注：①主要标准加任1项次要标准：敏感性为78.4%，特异性为89.6%；②如有X线证实的骶髂关节炎，敏感性为87%，特异性为86.7%。

172. 具备哪些条件可诊断为强直性脊柱炎？

对于典型的强直性脊柱炎患者，诊断并不困难，但在疾病的早期，以及骶髂关节炎改变尚不明显时，则需要经过一段时间的随访，强直性脊柱炎诊断的最好线索是患者的症状、家族史、关节体征和关节外表现。我国常用诊断标准为美国风湿病学会1984年发布的强直性脊柱炎的诊断标准（称之为修订的纽约标准）。其分为临床标准和放射学标准。

临床标准包括：①腰痛、僵3个月以上，此腰僵、痛多在活动后改善，休息后加重，尤其是夜间或晨起时最明显。②腰椎额状面、矢状面活动受限，即弯腰和侧弯方向活动受限。③胸廓活动度低于相应年龄、性别的正常人。

放射学标准：双侧骶髂关节炎≥Ⅱ级，或单侧骶髂关节炎Ⅲ～Ⅳ级。

临床只要满足上述标准，即可确诊为强直性脊柱炎。但在实际应用过程中，此时疾病已不是早期，治疗上难度增加，所以要掌握确诊与可疑诊断的标准，具体方法如下：

（1）符合放射学标准和1项以上临床标准，即可确诊为强直性脊柱炎。

（2）符合3项临床标准或只符合放射学标准而无临床标准（但应排除其他疾病所致的骶髂关节炎），可高度怀疑本病。

173. 强直性脊柱炎与其他脊柱关节炎有何区别？

强直性脊柱炎与其他脊柱关节炎的区别见下表。

强直性脊柱炎与其他脊柱关节炎的区别

	强直性脊柱炎	Reiter综合征	银屑病关节炎	肠病性关节炎	儿童强直性脊柱炎	反应性关节炎
性别分布	男＞女	男≥女	男≤女	女＝男	男≥女	男＝女
发病年龄	青壮年	不定	任何年龄	任何年龄	＜16岁	任何年龄
眼葡萄膜炎	＋	＋＋	＋	＋	＋＋	＋

续表

	强直性脊柱炎	Reiter综合征	银屑病关节炎	肠病性关节炎	儿童强直性脊柱炎	反应性关节炎
尿道炎	+	+	−	−	+
外周关节	下肢常见	下肢常见	上肢>下肢	下肢>上肢	上肢或下肢	下肢>上肢
骶髂关节炎	几乎100%	<50%	约20%	<20%	<50%	50%
HLA – B$_{27}$阳性	90%	90%	20%	5%	20%	90%
肌腱端病	+ +			±	+	±
结膜炎	+	+ + +	+	+	+
皮肤受损			+ + +		
黏膜受损	−	+ +	−	+	
脊柱受损	+ + +			+	+	+
发病方式	缓	急	不定	不定	不定	急

174. 强直性脊柱炎与类风湿关节炎有哪些区别?

强直性脊柱炎与类风湿关节炎是风湿病中最常见的两种疾病。20世纪,人们曾将两者视为同一种疾病的两个类型,但后来发现两病并不相同,其区别如下:

(1) 强直性脊柱炎随种族而异,而类风湿关节炎呈世界性分布。

(2) 强直性脊柱炎有明显的家族史,而类风湿关节炎则不很显著。

(3) 强直性脊柱炎大多于10~40岁发病,高峰在15~30岁;类风湿关节炎可见于各年龄组,高峰在30~50岁。

(4) 强直性脊柱炎男性多见,而类风湿关节炎则女性远多于男性。

(5) 强直性脊柱炎常为少关节炎,非对称性,下肢关节受侵多于上肢关节;大关节受累多于小关节。类风湿关节炎常为多关节炎,受侵关节呈对称性,大小关节皆可受累,侵及上肢关节如近端指间关节、掌指关节、腕关节等,较下肢关节多见。强直性脊柱炎很少侵及颞颌关节,类风湿关节炎有半数以上患者颞颌关节被侵及。

(6) 强直性脊柱炎几乎全部有骶髂关节炎,而类风湿关节炎则很少有。

(7) 强直性脊柱炎可影响全脊柱,一般由腰椎上行发展;而类风湿关节炎一般只影响颈椎。

(8) 强直性脊柱炎无类风湿结节,而类风湿关节炎则可见到。

（9）强直性脊柱炎可引起主动脉瓣关闭不全，而类风湿关节炎一般不引起心脏瓣膜疾病。

（10）强直性脊柱炎只有少数引起肺上叶纤维化，而类风湿关节炎肺部表现为结节、胸膜炎和肺纤维化。

（11）强直性脊柱炎类风湿因子阴性，而类风湿关节炎多阳性。

（12）强直性脊柱炎绝大多数为 $HLA-B_{27}$ 阳性，类风湿关节炎大多为 $HLA-DR_4$ 阳性，而 $HLA-B_{27}$ 与正常人群无异。

（13）强直性脊柱炎病理表现主要为肌腱韧带附着点炎（肌腱端炎），而类风湿关节炎主要为关节滑膜炎。

（14）两者对药物治疗反应亦不同。

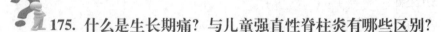

175. 什么是生长期痛？与儿童强直性脊柱炎有哪些区别？

临床上，儿童强直性脊柱炎早期发病时，常常被误诊为生长期痛。什么是生长期痛呢？处于生长发育期的儿童骨骼生长迅速，骨骼周围的神经、肌腱、肌肉的生长却相对缓慢，因而产生一种牵拉引起的疼痛，医学上称之为生长期痛，简称生长痛。生长期痛在有的国家发病率达 15.5%，国内尚无完整的统计资料。生长期痛一般在 5 岁前起病，8～12 岁疼痛最显著，13 岁以后明显减少并逐渐消失。疼痛是间歇性的，多为下肢，有在睡前出现，也有在半夜出现，持续时间较短，可用局部按摩使之缓解。有些儿童白天也会疼痛，过度运动、疲劳可使症状加重。检查疼痛部位，不红不肿不发热，活动也不受限。无明显的肌腱端炎，实验室检查及放射学检查都正常，与儿童强直性脊柱炎不难鉴别。

176. 强直性脊柱炎还应注意与哪些疾病相鉴别？

虽然典型的强直性脊柱炎诊断并不困难，但在强直性脊柱炎早期或遇到非典型病例时则易与其他疾病相混淆，需与下列疾病相鉴别。

（1）腰椎间盘突出症： 虽然本病也多因疼痛而出现腰椎活动受限，但常有明显劳累外伤史，在坐骨神经痛的同侧，伴有受累神经支配区的感觉异常及肌力改变，CT 一般可以确诊。X 线片骶髂关节无改变，实验室检查也无异常。

（2）增生性脊柱炎： 多发生于 45 岁以上的中老年人，脊柱活动受限及驼背畸形相对较轻微，脊柱 X 线片可见椎间隙变窄，椎体边缘骨质增生，血沉等实验室检查无异常。

（3）**致密性髂骨炎**：常见于女性，多于产后发病，腰骶部疼痛比较轻。X 线片在髂骨侧可见到致密带，但骶骨侧改变轻微。血沉等实验室检查无异常。

（4）**骶髂关节结核**：一般为单侧骶髂关节受累，女性较多，多有结核病史或结核病接触史。X 线片显示病变以骨质破坏为主，致密硬化不明显，骨病灶内常可见死骨形成。

177. HLA－B$_{27}$阳性和 HLA－B$_{27}$阴性的强直性脊柱炎患者临床表现有什么不同？

虽然 HLA－B$_{27}$阳性者与 HLA－B$_{27}$阴性者都可以患强直性脊柱炎，但却有不少差异，具体来讲：①HLA－B$_{27}$阴性者发病年龄相对较晚，确诊年龄相对较迟，即晚发强直性脊柱炎 HLA－B$_{27}$阴性者多；②HLA－B$_{27}$阳性者急性虹膜炎更多见；③HLA－B$_{27}$阳性者家族聚集性更明显；④HLA－B$_{27}$阳性者中轴关节受累更多见；⑤HLA－B$_{27}$阳性者更容易出现臀部疼痛；⑥HLA－B$_{27}$阳性者炎性改变更重，如血沉、C－反应蛋白等炎性指标水平更高；⑦HLA－B$_{27}$阳性者更容易出现髋关节病变。

178. 儿童强直性脊柱炎与成人强直性脊柱炎有什么不同？

16 岁以前发病的强直性脊柱炎称为儿童强直性脊柱炎。这类病人与成年发病的强直性脊柱炎相比有以下特点：①患儿发病年龄多数在 8 岁以上，8 岁以下者少见；②男性占绝大多数；③1 个或几个四肢大关节几乎必定出现疼痛或肿胀，并常成为本病的第一症状，受累关节以膝、髋及踝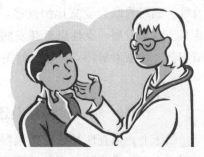等下肢关节居多；④有持久的单侧或双侧髋关节疼痛，进行性加重的髋部活动困难者，多数预示髋关节有破坏性病变，为本病致残的主要原因；⑤足跟、胫骨粗隆、腓骨小头、髌腱、跟腱或其他肌腱附着处的疼痛和（或）肿胀是本病常见的特征；⑥腰骶部疼痛是本病的主要病变部位，但在儿童常被忽视，通常要在第一症状出现几个月或几年后才出现，或者出现虽早因症状轻微而不被重视；⑦HLA – B_{27}阳性率可达90%，对诊断本病有帮助；⑧血清类风湿因子和抗核抗体阴性，有利于支持诊断儿童强直性脊柱炎；⑨家族中其他亲属往往有强直性脊柱炎或其他脊柱关节炎史。

总之，儿童强直性脊柱炎与成人强直性脊柱炎在性别分布、临床表现、家族聚集倾向以及与 HLA – B_{27} 的相关上极为相似，而且在发病年龄上有互相延续的倾向。所以，有的学者认为两者是同一疾病，只是按发病年龄不同而人为地加以划分。但也有学者不同意这种观点，认为两者不是同一疾病，因为两者在临床表现上有显著的区别，例如：①80% 以上的儿童强直性脊柱炎以外周关节炎起病，仅 10% 左右以腰部疼痛、发僵起病；而在成人强直性脊柱炎中，以外周关节炎和腰部症状起病者大约各占一半。②所有儿童强直性脊柱炎在病程的不同阶段，均可出现外周关节炎；而成人强直性脊柱炎，出现外周关节炎者只占 30% ~ 60%。③肌腱端病变，在儿童强直性脊柱炎远比成人强直性脊柱炎多见。

179. 女性强直性脊柱炎与男性强直性脊柱炎有什么不同?

一般来讲，强直性脊柱炎男性患者起病急、症状重、进展快，伴有发热、乏力、消瘦等全身症状，早期发病后有一段无任何症状的缓解期，但较短；女性患者相对症状较轻，缓解期有时达数年。男性以腰椎、骶髂关节、髋关节疼痛多见；女性以腕、肘等外周关节肿痛多见。在病情进展中，男性腰椎、颈椎、髋关节以及整个脊柱受累多见，致残率高；女性较轻，较少累及整个脊柱，而耻骨联合受累比男性多。脊柱受累时，男性多从下往上发展；女性多从上往下发展。女性患者在发病数年内不出现 X 线异常，女性由于骶髂关节解剖、性激素等特点，使骶髂关节病变多停留在炎症阶段，少见融合。

180. 强直性脊柱炎还会合并其他的风湿病吗?

临床上，强直性脊柱炎是风湿病中一种比较常见的疾病，有一些病人可以同时患两种或两种以上的风湿病。也就是说，患了强直性脊柱炎是可以再出现其他风湿病的，如强直性脊柱炎合并类风湿关节炎、痛风等。因此，在治疗强直性脊柱炎时，要充分考虑和照顾伴发病的因素。

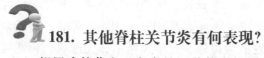

181. 其他脊柱关节炎有何表现?

（1）银屑病关节炎： 本病是一种伴有银屑病的慢性、炎性关节病，也是临床上常见的一种脊柱关节炎。目前认为，本病在世界各地都有发病，在美国的总患病率为 0.1%；在银屑病患者中的发病率为 5% ~ 7%。30 ~ 55 岁为发病高峰（银屑病发病年龄高峰为 5 ~ 15 岁），男女发病差异不大。在伴对称性多关节炎的患者中以女性为主，而在伴脊柱病变的患者中以男性为主，并与 HLA - B$_{27}$ 有关联。根据本病关节炎的临床特点可分为四型：①不对称少关节炎或单关节炎：此型较为常见，首发多是单关节炎或少关节炎，多发生在银屑病之后。指（趾）间关节、掌指关节、跖趾关节、腕、膝、踝等大小关节都可发病，通常不对称。尤以远端指（趾）间关节受累为主，具有特征性。受累关节出现肿胀、晨僵和疼痛，手指可呈腊肠样。②对称性多关节炎：以近端指间关节和掌指关节为主，其他关节也可受累。关节分布和病程与类风湿关节炎难以区别。这类患者偶有类风湿因子阳性，也有人认为是类风湿关节炎和银屑病的重叠。此型可发生在银屑病之前。③银屑病脊柱炎：临床表现类似强直性脊柱炎，但脊柱和骶髂关节病变常不对称。患者常无症状，背部和胸廓的症状也可较轻。④残毁性关节炎：因手指骨和掌骨（偶有足趾骨和跖骨）的骨质溶解而造成此型。受累手指变为望远镜式的套叠状，见于 5% 的银屑病关节炎患者。

（2）Reiter 综合征： 1916 年 HansReiter 描述了 1 例急性痢疾患者在发病 8 天后出现包括结膜炎、尿道炎和关节炎三联症为特点的疾病。此后人们逐渐发现志贺菌、沙门菌和弯曲菌所致的肠道感染、泌尿生殖道感染后，也可出现上述症状。因此将这种以关节炎、尿道炎和结膜炎为特征的疾病命名为 Reiter 综合征（赖特综合征）。本病是一种致病微生物感染后的反应性关节炎，50% ~ 80% 的患者 HLA - B$_{27}$ 阳性，特别是伴有骶髂关节炎或葡萄膜炎的患者，具有脊柱关节炎的许多临床特点。①全身性不适：主要有发热、疲乏及肌肉疼痛等。②尿道炎：见于 68% 的患者，表现为尿频和尿痛，可以伴有明显的脓性分泌物或稀薄水样渗出物，偶可出现血尿。查体可见尿道口红斑、水肿或浅表溃疡。约 20% 的患者可以出现前列腺炎、出血性膀胱炎、附睾炎及睾丸炎。③眼部改变：见于 63% 的患者，表现为结膜炎、虹膜炎和角膜溃疡。结膜炎多为轻度的无痛性发红，分泌物增加，单侧或双侧受累，2 ~ 7 天消退。虹膜炎易发生于单侧，也可以双侧交替发作，持续 1 ~ 2 个月。有时可表现为浅层点状角膜炎、角膜溃疡、巩膜炎、视神经炎和球后神经炎。④溢脓性皮肤角化病：为本病的特征性皮疹，见于 10% ~ 30% 的患者。病变开始表现为在红斑基础上的水疱，发展为斑疹、丘疹及结节，无触痛，相互可以融合，集聚成簇，破溃后皮肤角化形成一层很厚的痂，脱落后不留瘢痕。主要分布于足底，也可发生于手掌、阴囊等部位。指（趾）甲板病变出现甲下过度角化，甚至指甲脱落。9% ~ 40% 的患者可以出现浅表性口腔溃疡，是早期的一过性表现，不伴有疼痛，常被忽视。⑤漩涡状龟头炎：是无痛性浅表溃疡，表面潮湿，浅表溃疡可融合成大的斑状，表面及周围发红、不痛；位于尿道口周围，龟头、包皮的内侧及阴茎、阴囊均可受累。漩涡状龟头炎的发生与泌尿系感染的轻重无关联，一般在几天至几周内愈合。⑥其他：心包炎、心肌炎及有关的心脏异常等心脏受累约见于 10% 的患者。不足 15% 的患者出现外周神经病变、一过性偏瘫、脑膜炎、脑神经损伤等神经系统受累的表现。胸膜炎和肺浸润偶见于急性期，均较为罕见。

（3）肠病性关节炎： 肠病性关节炎指伴发于炎性肠病或肠道感染后出现的关节炎，包括肠道感染后反应性关节炎、炎性肠病性关节炎（克罗恩病和溃疡性结肠炎）、小肠旁路关节炎和 Whipple 病。①伴发于溃疡性结肠炎（ulcerative colitis，UC）和克罗恩病（Crohn's disease，CD）的关节炎：见于 10% ~ 20% 的 UC 和 CD 患者，偶有关节炎出现在肠道病变之前。UC 与 CD 关节炎症状相似，典型病例表现为游走性外周少关节炎，好发于下肢膝、踝和足部等关节，膝关节积液常见，偶有多关节炎。关节炎症状与肠道病变的严重程度有关，常常提示肠病处于活动期。UC 病变肠段切除后关节症状可消失，发生关节畸形者罕见。CD 所伴发的周围关节炎有可能导致关节破坏。约 10% 的患者出现与肠病活动性无关的骶髂关节和脊柱受累，男性患者较女性多见。此类患者约 50% HLA - B$_{27}$ 阳性，X 线改变与强直性脊柱炎相似，但常常无临床症状。②小肠旁路关节炎：指发生在空 - 结肠吻合术或空 - 回肠吻合术后的关节炎。手术造成的肠盲袢内细菌过度增生、细菌抗原被吸收可能与发病有关。关节症状通常出现在术后 2 周 ~ 6 个月，表现为对称性周围多关节炎，大小关节都可累及，骶髂关节和脊柱受累少见。症状为游走性或添加性，有自限性，持续数日至数月缓解，不留畸形。X 线检查正常或有轻度侵袭性改变。部分患者有消化道症状，如腹痛、腹胀、腹泻等。2/3 的患者出现其他关节外症状，包括皮肤血管炎、口腔溃疡、视网膜血管炎、心包炎、肾小球肾炎等。③Whipple 病：即肠源性脂肪代谢障碍，是一种罕见的慢性感染性疾病。诊断主要依靠空肠黏膜活检，在患者肠道黏膜和肠系膜淋巴结组织切片中发现巨噬细胞内有碘酸染色阳性的包涵体，或胞外有游离的棒状杆菌。临床以脂肪泻、发热、消瘦、贫血、皮肤色素沉着、淋巴结肿大、多浆膜炎和关节炎为主要表现。65%~90%的患者有关节症状，并可先于肠道症状出现，以膝和踝关节多见，指、腕、肘等关节也可受累。中轴关节症状少见。尽管关节炎可反复发作，但很少呈慢性，一般不留关节畸形。

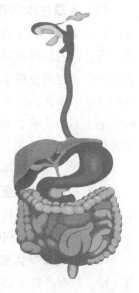

（4）未分化脊柱关节病：具有脊柱关节炎的某些共同特点，基本满足 ESSG 标准和（或）Amor 标准，但又不能满足已分类的脊柱关节炎（如强直性脊柱炎、银屑病关节炎、Reiter 综合征、炎性肠病性关节炎等）各自的诊断标准，称为未分化脊柱关节病（undifferentiated spondyloarthropathy，USPA）。未分化脊柱关节病可能是：①某种脊柱关节炎的早期，以后将发展为某种典型的脊柱关节炎；②某种典型脊柱关节炎的"挫顿型"或"流产型"；③某种重叠综合征；④将来可以明确分类，但目前尚未能定义的某种脊柱关节炎。

三、治疗

182. 强直性脊柱炎的治疗目的与策略是什么？

强直性脊柱炎至今尚无根治方法，但是，若能得到及早诊断和治疗，大多数患者是可以控制症状并改善预后。治疗的主要目的在于：①控制病情进展，缓解症状；②防止脊柱、髋关节僵直、畸形或保持最佳功能位置；③避免治疗所致副作用；④必要时手术矫正畸形。最终目的是改善和提高患者生活质量。近年来强调综合治疗，即包括中西药物治疗、病人教育、医疗体育、理疗等。在活动期的治疗应辨病辨证结合，中药西药并用。

183. 强直性脊柱炎患者在治疗过程中应注意什么?

(1) 克服急躁情绪和悲观思想: 强直性脊柱炎病程缠绵,治疗有一定难度,不少患者在治疗初期存在急躁情绪,对坚持长期治疗缺乏足够的思想准备。当治疗遇到困难后,情绪急转直下,变得十分悲观,甚至因失去信心而放弃治疗。这两种情绪都是十分危险的。应该看到,本病目前在国内外仍属难治之症,因此治疗不能急于求成,不应有不切合实际的精神寄托。但是本病又绝非不治之症,只要治疗及时、恰当,大多数患者病情可被有效控制,并能从事正常生活和工作。因此,对治疗本病既要有充足的信心,又要做好打"持久战"的思想准备。

(2) 积极与医生配合: 由于本病病程较长,一些患者逐渐产生松懈思想,不到病情严重时不积极就医,丧失了有利的治疗时机。因此,只有主动与医生配合,按时服药,积极治疗,才能获得理想的治疗效果。

(3) 合理安排休息、工作和功能锻炼,防止关节强直: 人体的关节如门窗一样,只有经常活动,才能保持灵活性。如果长期卧床,甚至因疼痛长期将肢体固定在一个不变的位置,脊柱与四肢均可能迅速强直。因此,除活动期外,应尽力活动各关节,坚持做扩胸、深呼吸、脊柱运动、下肢运动等,参加日常活动和工作,以防止发生关节强直。对因病情需要而卧床者,积极应用各种治疗手段,争取尽快控制病情,并尽量在病床上做些适当的功能锻炼。此外,还应进行适量户外活动,以减轻骨钙质流失和骨质疏松的程度。

(4) 注意加强营养,控制感染: 平素多摄入富含蛋白质及维生素 C 的食物,以增强自身的抗病能力。同时,还应积极控制慢性感染灶,如扁桃腺炎及鼻窦炎等一些可引起自身免疫反应的疾病,以利于关节炎的治疗和预防。

(5) 注意生理姿势,防止发生驼背畸形: 患者在站立或坐位时,应尽量挺胸收腹,避免懒散的弓背姿势;坐木椅不要坐沙发,写字时桌子要高一些,椅子要矮一些;睡觉时要卧硬板床,不要睡沙发床,更不要为减轻疼痛而在沙发、椅子上坐位睡眠。睡眠时忌用高枕,卧床时多采用俯卧位。上述生理姿势不仅在疾病的慢性期和缓解期要注意,在急性期则更应注意,均能有效防止或减慢驼背畸形的发生。

(6) 中西医结合、综合治疗: 因为本病的治疗存在一定难度,因此,单纯采用任何一种方法均会影响治疗效果和显效速度,只有坚持中西医结合,综合针灸、理疗、按摩、中药外治甚至外科手术等多种治疗方法，才能获得最快的治疗速度和最好的治疗结果。有些医生和患者对西医西药有抵触，有些医生和患者则对中医中药缺乏信任感，这些对治疗都是不利的。

184. 目前治疗强直性脊柱炎的西药有哪些?

目前治疗强直性脊柱炎的西药主要包括以下几类:

（1）非甾体类抗炎药（NSAIDs）: 此类药具有消炎止痛、减轻晨僵及缓解肌腱痉挛的作用。它的作用较快，主要用于缓解症状。应用时应强调个体化，避免两种以上药物的合用，注意不良反应。常用的药物有吲哚美辛、双氯芬酸钠以及COX-2抑制剂塞来昔布（西乐葆）等，常见的不良反应是胃肠道反应、皮疹、肾脏损害等。

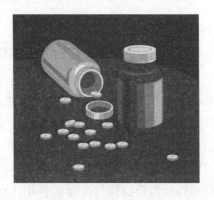

（2）慢作用药物（DMARDs）: 用于控制病情的活动，抑制病变的发展。常用的有柳氮磺胺吡啶（SSZ）、甲氨蝶呤（MTX）及雷公藤多苷（TⅡ）。这几种药物可单独或联合应用。常用剂量: SSZ由每次0.25g，每天3次开始，每周增加0.25g，3次/日，直至1.0g，每日3次维持。文献显示，多关节疾病比少关节疾病疗效好；外周关节较脊柱关节疗效好。副作用有胃肠道反应、皮疹、血象改变、肝功能异常等，均较少见，且一般为暂时性的，停药后可逆。MTX疗效与SSZ相似。小剂量疗法为每周1次，第1周2.5~5mg，以后每周增加2.5mg，至10~15mg时维持。口服、肌内注射和静脉给药均可。副作用有胃肠道反应、骨髓抑制、脱发、口腔炎、血象改变、肝功能损害等。TⅡ应用时需十分注意其副作用，如白细胞减少、胃肠道反应、月经紊乱、精子活力下降等。常用量为每次20mg，每日3次口服。其他如氯喹、青霉胺、环磷酰胺、硫唑嘌呤、反应停等，也有用于强直性脊柱炎者。

（3）糖皮质激素: 强直性脊柱炎一般不主张应用激素，但合并有急性眼部病变如虹膜炎、葡萄膜炎可以应用，激素可眼球后注射、滴眼或口服。另外，当非甾体类抗炎药治疗无效时，可小剂量口服或局部注射激素，但不主张长期应用。

（4）生物制剂: 最近几年，大家比较认同的肿瘤坏死因子（TNF）拮抗剂，包括 TNF 单抗 infliximab，TNF 融合受体 etanercept（Enbrel）及人化的 TNF 单抗 adalimumabinfliximab 剂量为 20mg/kg，间隔 6～12 周 1 次。etanercept 剂量为 25mg，皮下注射，每周 2 次。adalimumab 剂量为 20～40mg，皮下注射，每 2 周 1 次。这一类药物最大的副作用是继发感染，包括结核杆菌的感染。经临床实践，生物制剂对早、中期强直性脊柱炎的效果突出，晚期效果不佳。另外，本类药物经济代价较高，若长期应用，一般家庭负担不起；且停药后病情容易复发，因此也被称为"昂贵的激素"。

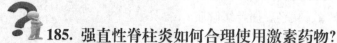

185. 强直性脊柱炎如何合理使用激素药物？

糖皮质激素不能影响强直性脊柱炎的病程，只是缓解急性期症状，不能从根本上控制病情。且长期使用弊大于利，尤其不宜大、中剂量长期使用，所以原则上反对用激素作为强直性脊柱炎常规治疗。病情比较严重者，可在治疗初期每天早上口服很小量的激素，待其他治疗风湿病的药物起效后，即可停用激素，一般不超过 3 个月；长期大量服用会产生很多副作用，并形成依赖性，当药物骤然减量或停用，病情随即加重。其应用指征如下：①对非甾体类抗炎药过敏，或非甾体类抗炎药不能控制症状者可以小剂量代之，如醋酸泼尼松每日 10mg 以下。②个别对非甾体类抗炎药治疗抵抗的严重外周关节炎，可用激素关节内注射或全身用药。如醋酸泼尼松每日 20～30mg，待症状控制，慢作用药物发挥作用以后，逐渐减量以至停用。常规治疗为每日早晨顿服，如夜间痛严重而非甾体类抗炎药无效者，可睡前口服 5mg，对减轻夜间痛和晨僵有效。③合并关节外损害如急性虹膜炎、肺受累者需用激素治疗。④病情进展急剧者，可用甲泼尼龙"冲击疗法"。如果有外周关节受累、症状重者可用复方倍他米松注射液（得宝松）1 支，肌内注射，且仅限于短期应用。

186. 中医如何辨证治疗强直性脊柱炎？

中医治疗的特点在于"天人合一"的整体观念及辨证论治指导思想，充分利用自然界的有利因素，发挥整个人体正气的抗病御邪的作用，运用"因人、因地、因时治宜"针对性强且丰富的个体化治疗手段，达到调节免疫能力、缓解病情、避免或减少反复、改善或避免残废程度、提高生存质量的目的，且毒副作用少。娄多峰教授以"虚、邪、瘀"辨证治疗强直性脊柱炎取得了较理想的效果，将其分为正虚候、邪实候、痰瘀候三候进行辨证论治。一般来说，邪实证者，多见初期，患者体质尚好，虚的征象不突出；正虚候者，一般病程较长，或患者素体虚弱多病，临床以虚的征象为主；痰瘀候，多见于中、晚期。

（1）邪实候

①寒湿痹阻：腰背酸困沉重僵痛，下肢关节肿痛发凉或顽麻，得热则舒，阴雨天加重。畏冷肢凉，身困重着，纳少便溏，或泄泻，小便清长，舌淡苔白滑，脉弦滑。治法：散寒除湿通络。方药：强脊宁一号汤。

②湿热痹阻：腰背、双髋关节酸困疼痛，下肢关节肿胀沉重，灼热疼痛，动则痛甚，身热不扬，头身困重，低热，汗出，咽痛，口干苦多饮或渴不欲饮，口黏腻，小便不利；舌质红，苔黄腻，脉弦滑数或濡数。治法：清热利湿通络。方药：四妙散合宣痹汤加减。

③热邪痹阻：腰背僵痛，关节红、肿、热、痛，屈伸不利，动则痛甚，高热皮疹，面赤咽痛，口渴心烦，口干苦，大便干，小便黄；舌质红或紫，苔黄厚，脉洪数。治法：清热通络。方药：清痹汤加减。

（2）正虚候

①肝肾亏虚：腰背僵痛，颈项强直，关节功能受限，头晕眼花、耳鸣，形体消瘦，腰膝酸软，目涩，失眠多梦，男子遗精，女子月经量少；舌质红或淡红，少苔或薄黄苔，脉细数或弦细。治法：滋补肝肾，强筋壮骨。方药：肾痹汤。

②肾虚督寒：颈强，腰背僵痛，酸困不适，畏冷肢凉，四肢不温，得热则舒，面色㿠白，倦怠乏力，食少或纳呆，腹部冷痛，便溏或泄泻或完谷不化，小便不利或水肿少尿，阳痿带下，舌淡胖，苔白滑，脉沉迟无力。治法：温脾肾，壮督脉，通经络。方药：强脊宁二号汤。

③气血两虚：腰背强直僵痛，形体消瘦，神疲乏力，气短懒言，面色淡白或萎黄，头晕目眩，唇甲色淡，心悸，多梦或失眠，月经量少色淡，延期甚或经闭，舌淡，苔少或无苔，脉沉细，或细弱无力。治法：益气养血，滋阴通络。方药：黄芪桂枝青藤汤。

（3）痰瘀候

①瘀血痹阻：腰背僵痛，关节肿胀、皮色黯淡，僵痛，尤以夜间为甚，呈针刺样疼痛，疼处不移，肌肤紫黯，面色黧黑，妇女经闭或者反复出血不止，或见于手术后，或明显外伤后；舌质紫黯，或者有瘀斑瘀点，脉细涩弦。

治法：活血通络，强肾壮骨。方药：化瘀通痹汤。

②痰瘀互结：腰背僵硬疼痛，颈强，关节肿大刺痛，或肢体麻木，皮色黯淡，肌肤紫黯，面色黧黑，皮肤无泽，按之稍硬，胸闷痰多，舌质紫黯，或有瘀斑瘀点，苔薄白或腻，脉弦涩。治法：活血化瘀，祛痰通络。方药：腰痹汤加减。

187. 为什么强直性脊柱炎患者服药时症状改善不明显，停药后症状加重？

强直性脊柱炎属于慢性病，多数病人疾病变化的周期长。服用治疗性药物（非止痛药）的时间也相对较长，一般来说需要 3～6 个月，也有些药物一个疗程需要一年时间。服药时症状改善不明显，停药后症状加重说明该药物对此疾病已经起到了作用，但是在短时间内还没有控制病情。如果停止用药后失去了药物控制，病情就会进一步加重。本病的加重及诱发因素很多，如患者悲观的心理因素和不良的情绪；不合理的使用药物；缺乏规范和必要的运动和锻炼；进行过度的活动和劳累；有不良的饮食嗜好及居住环境不良等。治疗效果不明显或停药后症状加重，可能都与以上这些因素有关。还有些是个体差异性的原因，每个人对药物的敏感性不同，所起到的疗效反应也不相同。

188. 强直性脊柱炎症状控制以后能停药吗？

强直性脊柱炎为慢性疾病，服药疗程长，在病情稳定后可以停药，但必须在专科医生指导下进行。一般来说，在症状完全控制或消失后，并且 ESR、CRP 等病情活动指标恢复正常，在维持治疗半年到一年左右方可停药。停药后仍应坚持日常生活功能锻炼，避风寒、勿劳累、慎烟酒，以进一步巩固疗效。

189. 强直性脊柱炎在何种情况下需外科手术治疗？

强直性脊柱炎晚期可以手术治疗，以改善关节功能，提高生活质量。手术治疗以髋关节为多，严重的脊柱畸形也可行手术矫正。

（1）髋关节： 强直性脊柱炎患者的髋关节受累造成的关节间隙变窄、消失或关节强直，是本病致残的主要原因，使患者生活、工作和学习产生很大困难，甚至需长期卧床。为了改善关节的功能、缓解患者的痛苦，可选择人工关节置换术等外科手术治疗。①人工髋关节置换术：用于髋关节病变晚期，关节严重破坏，或术髋已呈纤维性或骨性强直者，手术将已严重破坏的髋关节切除，安装一套人工的髋关节，以重新建立术髋功能。②股骨头颈切除术：将已破坏的股骨头颈部切除，使股骨残端与髋臼形成假关节。常用于术髋已严重屈曲畸形，因术髋前方软组织挛缩，不可能完成人工髋关节置换术者。③髋关节融合术：即通过手术方法，使术髋在正常生理负重位置实现骨性融合。适用于术髋已严重破坏，但患者因生活环境或工作环境需要，不要求术髋有理想的活动度，而要求有稳定的负重功能者。

（2）脊柱：本病的手术治疗在脊柱重点为脊柱截骨术。该手术主要用于矫正脊柱严重驼背畸形。方法为在选定的截骨部位切除一块底边向背侧的楔形骨块，驼背畸形矫正后，在截骨部位做内固定。适用于脊柱严重驼背畸形，且脊柱病变已稳定者。

强直性脊柱炎手术治疗只能改变已破坏的身体组织，改善关节功能，对疾病本身的控制无积极作用，应防止由于手术的创伤和刺激而加重本病的发展。

四、预防

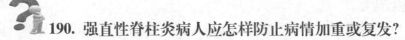

190. 强直性脊柱炎病人应怎样防止病情加重或复发？

强直性脊柱炎病人应注意以下几方面：①加强身体锻炼，生活规律，保持愉快的心情以提高机体免疫功能。②避免风寒湿邪的侵袭，预防感冒及感染。③戒烟酒，注意维持正常的姿势和活动能力。④避免剧烈的运动。

191. 怎样防止强直性脊柱炎髋关节损害？

强直性脊柱炎后期最常见的功能障碍即为髋关节损害后引起的功能受限，但这并不意味着每个病人都会出现髋关节损害，只要做好预防和早期治疗，即可防止髋关节损害。①避免风、寒、湿等外邪侵袭，尽量避免加重因素。

②早诊断、早治疗，防止漏诊、误诊，以免耽误最佳治疗时机。③尽量避免使用激素类药物，因为此类药物可加速骨质的破坏。④避免负重活动如跑、跳等剧烈运动，以减轻对髋关节刺激。⑤适量锻炼，以不负重锻炼为主，如骑自行车、游泳等，均是在减轻髋关节压力的情况下进行的功能锻炼，有利于髋关节的功能恢复。⑥戒烟酒，因过量烟酒也可致股骨头坏死、加重髋关节损害。

192. 怎样预防强直性脊柱炎驼背畸形的发生？

强直性脊柱炎活动期，卧床时以仰卧或俯卧为宜，不宜侧卧，最好是睡硬板床，避免软床，亦不可使用高枕头。坐位时，应避免高椅，以防发生脊柱前屈；同时还应注意坐姿，要挺胸抬头，避免坐立时间过长。另外，工作时须避免长久弯腰及蹲位，必要时可佩戴支具以避免畸形发生。除以上注意事项外，自己还应注意适当锻炼活动，如引体向上、牵引悬吊等，这些活动均可凭自身重量牵引脊柱及关节，预防驼背畸形发生。按摩治疗除可改善局部血液循环，避免或减轻椎旁肌肉萎缩外，还可使脊柱被动后伸，防止或矫正早期轻度畸形，亦可作为辅助治疗。

193. 强直性脊柱炎怎样"治未病"？

强直性脊柱炎是慢性疑难性疾病，致残率高。以中医学"治未病"的思想指导本病的防治十分重要。具体包括未病先防、既病防深（恶化）、慢病防残、瘥后防复。

（1）未病先防：该项主要针对易患人群。强直性脊柱炎的发生有一定的遗传基础，目前还很难对有关 HLA – B$_{27}$ 与人体的关系方面进行控制，克雷白杆菌引起的肠道感染而致强直性脊柱炎的发病机制仍在研究之中。而中医学认为，强直性脊柱炎的发病起于先天禀赋不足或后天调摄失调、惊恐郁怒等，加之感受风、寒、湿邪而发病，故应注意以下几方面：①加强身体锻炼，饮食合理，生活规律，保持愉快的心情，以提高机体免疫功能。②避免风、寒、湿等邪气的侵袭，预防感冒及感染。③戒烟酒，注意劳逸结合，避免外伤。

（2）既病防深（恶化）：①早诊断、早治疗：这一点非常重要，是取得最佳效果的关键。对青少年男性出现的腰部僵痛，休息后不缓解者，要高度怀疑本病，应及时找专业医师明确诊断。另外，有些早期表现为对称性下肢关节炎、肌腱端炎或虹膜睫状体炎者，也应该引起重视。②积极正确治疗：因为本病呈慢性，多数进展较慢，且有自动缓解期，或服用一些止痛药物而症状缓解，所以，不少患者失去早期治疗的机会，等到中、晚期出现了残疾，后悔莫及。因此，一旦确诊为本病，一定要积极治疗。治疗时不能单用止痛药物，必须使用能控制病情进展的药物，具体到中医，不能单用祛邪止痛药，必须注意滋补肝肾、活血养血等药物的应用。③综合治疗：强直性脊柱炎的治疗必须强调综合治疗，即包括药物治疗、物理治疗、运动疗法、心理疗法、食物疗法等。

（3）慢病防残：强直性脊柱炎最常见且最严重的残疾为髋关节功能受限、腰椎及颈椎活动受限、胸廓活动受限及反复发作的虹膜睫状体炎引起的视力减退（严重时失明）。预防和减轻致残应贯穿于强直性脊柱炎的整个治疗过程之中。除上述治疗外，还应包括适当的姿势和运动：①最佳的姿势和功能位：避免长期弯腰活动，尽量减少对脊柱的负重和创伤，对于体胖者，鼓励其减肥，以减轻负重关节的负担。要低枕，减少颈椎的前弯，以维持直立姿势和正常身高。夜间休息应以平卧为主，间以俯卧，尽量减少侧身弓腰睡觉。活动期应卧硬板床休息，以保持颈、腰部生理弧度。经常取俯卧位有利于预防脊柱及髋关节变形。腰椎弧度消失或僵直可以平卧时在腰部垫一小枕，防止脊柱畸形形成。坐、站位时应保持挺胸。练习背靠墙站立，以保持良好姿势。②配合运动疗法：具有预防残疾和畸形、改善关节活动度、增加肌力、改善肺功能等作用。常用的方法有：A. 颈椎活动方法：站立位或坐位，作颈椎的前屈、后伸、左侧、右侧、顺时针方向旋转、逆时针方向旋转等动作，活动幅度应尽量大，但动作要柔和，切忌猛烈急速进行。B. 腰椎活动方法：站立位，两脚与肩同宽，然后作腰椎前屈、后伸、左侧、右侧、顺时针旋转、逆时针旋转等动作；与颈椎活动方法相似；活动幅度应尽量大，但动作要柔和，切忌猛烈急速进行。C. 深呼吸运动方法：站立位，挺胸收腹，经鼻深呼吸，两臂同时外展与肩平行，后经口缓慢呼气；同时两臂放下于体侧；重复数遍。深呼吸运动最好将腹式呼吸和胸式呼吸结合交替进行，该运动的目的是通过最大限度地扩张胸廓，以防止呼吸运动受限。D. 髋关节练习：疼痛较明显或肌力较差时可在床上练习。疼痛不明显、肌力较好时可站立位练习。髋关节的活动包括屈、伸、内收、外展、内旋、外旋等动作。骑低位自行车对练习髋关节的屈伸运动是一种有效的方法。以上运动每日至少早晚各一次，每次10~30分钟，每次活动量以不引起第二天的症状加重为度。

另外，个别患者出现虹膜睫状体炎时，应尽早到眼科处理，以防失明。

（4）瘥后防复：经过积极的治疗后，多数病人的病情可以进入缓解期或稳定期，此时，防止复发极其重要。引起复发的常见因素为劳累、受风寒湿、生气及外伤等。因为劳累则消耗正气，导致正虚；受风寒湿则易致营卫气血的紊乱而使疾病复发；生气则导致气滞，外伤则致经脉受损而致瘀。"虚、邪、瘀"是风湿病的基本病因病机，也同样适合强直性脊柱炎的"治未病"。所以，稳定期或缓解期病人一定要避免过度劳累，包括体劳、脑劳、房劳，有些青年患者久坐于电脑旁上网也是劳累；保持良好的心情，要有积极乐观的精神，避免过度精神刺激，生活要规律；给自己创造一个温暖、干燥的生活、工作环境。另外要戒烟酒，少吃动物脂肪，适当运动，增强体质。

实践证明，以"治未病"的思想指导治疗的全程，绝大多数强直性脊柱炎患者的预后还是很好的。

五、康复

194. 强直性脊柱炎患者如何正确对待本病？

目前，治疗强直性脊柱炎存在一定的难度。很多病人期望医学上的奇迹，把希望寄托于"特效疗法"和"最新疗法"，他们想尽办法寻求"偏方"，盲目用药。这种不科学的治疗，反而会加剧病情。我们应该正确地认识这个病，并以积极、乐观的态度主动调整自己的心理状态，认真地、正确地对待本病，主动与医生配合，积极治疗，这将胜过几乎所有的"灵丹妙药"。凡进行过有成效的心理疗法的病人，对情绪压力的反应较轻，因此，他们的健康状况较好，病情也有明显好转。如果缺乏改善病情的强烈愿望或存在有某种严重的心理障碍，任何治疗计划都注定要失败。奥斯特洛夫斯基患有严重的强直性脊柱炎，还完成了《钢铁是怎样炼成的》这一巨著；哥伦布带病发现了新大陆。这些都是乐观无畏的精神给人们增添无比强大的抗病能力的最好证明。

195. 强直性脊柱炎患者为什么应坚持运动疗法？

俗语说"生命在于运动"，运动锻炼的重要性众所周知，运动的好处很多是药物难以达到的，对于强直性脊柱炎患者来说尤为重要。强直性脊柱炎患者主动进行功能锻炼的意义在于使病变的脊柱和关节维持在最佳的功能位置，增强椎旁肌腱的力量以及增加肺活量。强直性脊柱炎患者或家属，为了避免或减轻患者的关节疼痛，常常使病变关节长期处于完全或基本不活动状态，从而导致肌肉萎缩和关节强直，使本来并不严重且有可能完全恢复的关节，实际上处于活动度丧失的残疾状态。正确的方法应是在积极接受药物治疗，使关节疼痛得以控制的同时，及时、谨慎而渐进地进行关节活动。在病变的急性期，每天1~2次轻柔地帮助关节活动，使之刚刚达到出现疼痛的程度，有助于减轻关节挛缩。不做运动时，应将急性发炎的关节置于适当的位置和（或）用夹板制动，以备将来发生不可避免的挛缩、畸形又无法矫正时，可以多保持一些功能。在病变的亚急性、慢性期，坚持四肢及脊柱的伸展运动，既可维持或增加关节活动范围，又可缓解由肌肉痉挛或紧张引起的疼痛。伸展运动应根据疼痛的耐受程度，逐渐增加每日的活动次数、活动时间及活动频率。强直性脊柱炎患者应当认识到运动疗法与药物治疗同等重要，甚至在疼痛症状完全消失和停止药物治疗后，仍要长期坚持运动，尽可能保持各关节处于正常功能状态。

196. 强直性脊柱炎病人应做哪些运动？

运动对于强直性脊柱炎患者来说很重要，如维持脊柱生理曲度、防止畸形，保持良好的胸廓活动度、避免累及呼吸功能，防止或减轻肢体因废用而致的肌肉萎缩，维持骨密度和强度、防止骨质疏松

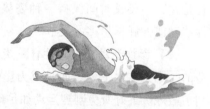

等。值得注意的是，运动在某种意义上比药物还重要，故应持之以恒。即使病情严重，也应注意尽可能做些力所能及的活动。运动可能增加疼痛，但如果经短时间休息即能缓解，应视为正常，不必中止；如运动后新增加的疼痛持续2小时以上，或运动致不适、疲劳难以恢复，则说明运动过度，应适当调整运动量、运动类型或暂停休整。以下几种运动可以长期坚持。

（1）维持胸廓活动度的运动，如深呼吸、扩胸运动等。

（2）保持脊柱活动度的运动，包括颈、腰各个方向的运动、转动等。

（3）肢体运动，种类繁多，最简单的如散步、游泳等。游泳既保持肢体、胸廓运动，又有利于维持正常的生理曲度，值得提倡。

（4）最简便、实用的做法是在散步的过程中，不时地停下来转脖子、转腰、做深呼吸。

197. 强直性脊柱炎是不是最后一定强直？

强直性脊柱炎不一定都会引起强直。本病如果发现得早，并且得到及时治疗，病人按照正确的方法锻炼，完全可以像正常人一样生活，仅有腰背部的僵硬感，不会发生脊柱强直。就预后而言，只要积极地采用有效药物治疗并科学合理地运动，强直性脊柱炎的预后是相当好的，90%的患者仍然可以拥有良好的生活质量。预后不好的指标是：①发病年龄小于16岁；②有周围关节炎者；③侵犯关节以外器官的患者；④疾病活动性指标常居高不下者。

198. 强直性脊柱炎患者日常生活和工作中应该注意什么？

若强直性脊柱炎病情处于稳定期，大多数平时的活动或工作是可以进行的，如：

（1）坚持工作：大多数强直性脊柱炎患者都情绪高涨，坚持全职工作。但在工作时，无论坐着还是站着，都要特别注意脊椎的姿态。如果坐在桌子旁边，可以通过调节座椅来避免向前弯曲，从而保持正确的体态。但无论坐还是站，不要长时间保持一种姿势。如果不得不保持一种姿势，那么尽可能地移动或伸展尽量多的关节。

（2）参加运动：强直性脊柱炎病人坚持运动是很重要的。游泳是非常有益的，因为在水平姿态而且重力影响很小的情况下，所有的肌肉和关节都得到了锻炼。最好避免剧烈运动如足球、摔跤、篮球、网球和跳跃等。无论做什么运动，穿着带有吸收冲击力的鞋垫的软运动鞋，能够帮助减轻对关节的震动。

（3）长时间坐姿或驾车时应注意：在驾车时，很可能感到疼痛和僵直的加重，所以应避免长时间驾驶。长时间坐位工作的患者，在工作中经常停下来做一些伸展活动是很重要的。在背后或臀部下面放一个小垫子可以帮助保持正确的坐姿。

199. 强直性脊柱炎患者可做哪些自我保健体操？

强直性脊柱炎患者，坚持适当做些自我保健体操，能保持关节的活动度，防止关节的畸形。可参考以下几种方法：

(1) 床上伸展运动：早晨醒来时，采用仰卧位，双臂上伸过头，向手指、脚趾两个方向伸展，伸展满意后，放松；伸展双腿，足跟下伸，足背向膝方向屈，至满意后，放松。可反复做几回。

(2) 膝胸运动：仰卧位，双足着床板，屈膝；抬起一膝慢慢向胸部方向屈曲，双手抱膝拉向胸前，到满意为止，回原双足位置，另膝做上述运动。双膝各重复2~3次，放松；做双手抱双膝运动2~3次，至僵硬消失为止。

(3) 猫背运动：趴跪如猫状，低头尽量放松，同时拱背如弓形，直至拉伸满意为止；回复原位后，塌背仰头抬臀，尽量拉伸至满意为止。如此重复5次。

(4) 腹部运动：目的在于伸张腹部肌肉，改善肌力并保持躯干平直姿势。仰卧位，屈膝，双足着地，双臂置身旁；头及双肩一起慢慢抬高，以至双手触膝；坚持5秒钟，回复至原位，此动作重复5次。

(5) 转体运动：坐位，屈臂平举，双手交叉，转体向右，目视右肘；坚持5秒钟后复原。反之转体向左，目视左肘。每侧重复5次。

(6) 转颈运动：坐位，双足着地，头向左转或向右转，并注视同侧肩部，再复原，每侧重复5次。同样也可采取颈前屈，下颌尽量向胸靠，复原；仰头尽量向后，复原，每个方向重复5次。

(7) 扩胸运动：伸展上胸、肩部肌肉以维持或改善胸、背姿态。双足与肩等宽，面对墙角而站，双手平肩支撑于两面墙上，行深呼吸；双肩向前并伸展头及上背，坚持5秒钟。恢复原位，重复5次。

200. 强直性脊柱炎患者应该保持一个什么样的心态？

强直性脊柱炎病人患病后不能每天只是思考疾病会不会发展，会不会致畸形，以后怎么办，这种情绪十分不利于疾病的康复。应该正确地安排生活、学习、治疗及锻炼的时间，并以良好的情绪对待疾病。再者，抑郁的心情也可导致全身各器官循环减慢，抵抗力下降，容易引起其他疾病。通过排解心理障碍，对自身疾病有一个正确的评价，病人的态度由消极变为积极，情绪由悲观变为乐观，治疗上由被动变为主动，使强直性脊柱炎病人有一个健康的心态，再加上外部治疗可使病理上的躯体早日恢复健康。

六、调护

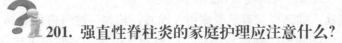

201. 强直性脊柱炎的家庭护理应注意什么?

在家庭中应关心和理解病人，及时给予安慰、鼓励，使病人获得心理支持，树立战胜疾病的信心，配合治疗。鼓励其进行适当锻炼，减少脊柱、髋关节的畸形程度。居住的房屋最好向阳、通风、干燥。要睡硬板床。"睡硬板床"并不是让病人直接卧睡于硬硬的床板上，这样也不好，因为这样会使病人的骨突部位（骨突部多是肌腱附着处）受压过多过重，反而不利于重病情。正确的做法是在木板床上铺上厚的褥子。病人应多取平卧位（俯卧或仰卧），尽量不要侧卧弓腰屈膝把自己卷成"豆芽状"（尽管这一姿势可使自己很舒服），以防止病人脊柱变形或者驼背。洗脸洗手宜用温水。衣服被褥如被汗渍浸湿，应及时更换干燥衣被，避免因之而受凉受湿。两膝关节及髋关节变形、行走不便者，要注意防其跌仆，或设计一些适当的拐杖或桌椅柄，使其位置安排得当，使患者能扶持便于室内活动。在厕所内适当地方装上把手，便于下蹲后起立。

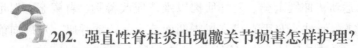

202. 强直性脊柱炎出现髋关节损害怎样护理?

当强直性脊柱炎病人发生不同程度的髋关节损害和功能受限时，轻者生活不便，重者生活不能自理，并会产生一系列心理问题。因此，作好护理对疾病的恢复有很大的帮助。

（1）由于髋关节损害，患者生活不能自理，势必产生忧虑、悲观、恐惧等心理，因此，我们不仅要治疗关节症状，也要减轻心理压力。向其讲解病情，帮助其认识疾病，给予其心理支持，使其树立治疗信心，积极配合治疗。

（2）疼痛较重的病人，应适量卧床休息，减少活动。等疼痛减轻时，鼓励其在床上进行髋关节功能锻炼，如髋关节屈伸、画圈练习等。

（3）适量配以双髋牵引，以减轻髋关节内部压力，以助髋关节功能恢复。在牵引的同时，要做好防护，避免出现压疮。

（4）应给予高蛋白、高维生素、富含钙质和铁质且易消化的食物，饮食应多样化，保持均衡并富有营养，以增强体质，提高抗病能力。

203. 强直性脊柱炎患者能用空调和电扇吗?

在夏日高温天气,很多强直性脊柱炎病人吹电扇或空调关节疼痛加重。是不是强脊炎都不能使用空调、电扇呢?这需要根据患者病情及体质正确对待:体质阳虚偏寒、平素畏寒怕冷者,不宜吹电扇、空调;但对于阳盛偏热体质则可用。其实用电风扇纳凉,不如用空调,因为用电扇必然要使身体直接对着风吹,而夏季气温高,人体皮表的毛孔都是舒张的,这个时候不断吹风的话,电扇的强风更容易造成关节酸痛,尤其是在睡眠时。这时候,可以选择空调,只要使用得当,既不会影响健康,还能达到很好的消暑效果。用空调时,温度不宜过低,不要对着风口,最好穿着长袖衣裤,不要频繁进出温差较大的两个房间。

204. 强直性脊柱炎病人的饮食有何要求?

临床上,有人认为强直性脊柱炎病人忌口非常重要,如果吃了某些食物,病情即会发展、严重,而且还道听途说,这也不能吃,那也不可食。但也有人认为,忌口无科学根据,不相信,也不注意。其实,这两种说法都不全面。如果忌口太严,长年累月,反而影响营养的摄入,于病情不利;绝对不忌口也是错误的,有的食物可使病情加重。具体根据不同的病人而对饮食有不同要求。一般在病情活动期,不宜食辛热的食品;胃肠失健或脾胃虚寒、大便稀溏者,不宜多食生冷瓜果;若患者在食某种食物之后,感到病痛增加或有某种不适反应则不宜再食;在食用膏粱厚味之后,感到胃中饱胀,则必须注意饮食要清淡些,有些人认为不吃鸡肉,仅喝汤不妨碍消化,但不知肥鸡之汤,油在汤中,因此必须注意去其油腻,否则亦会有碍运化;饮食宜节制,多食后胃中不适者,宜少食多餐,待饥后再食。过食肥肉及动物油对本病不利。另外,强直性脊柱炎不能吃冰冻食物,强直性脊柱炎的内因是肾督两虚,外因为风、寒、湿。饮食与强直性脊柱炎的发病、发展、康复都有关系,强直性脊柱炎的发病与肠道感染有关,冰冻食物易引起肠道感染。另外,暴饮暴食、饮食不洁会增加肠道疾病的发生机会,所以饮食要有规律,且注意卫生,防止肠道感染。

强直性脊柱炎根据病情可选用以下食物:①辛热食品:能抗风湿祛寒邪,如辣椒、葱、花椒、大料、茴香、大蒜有杀菌、抗病毒等作用,可预防肠道感染和病毒感染。冬季适当服姜汤以温胃散寒。但须视病情而定。②豆类：大豆、黑豆、黄豆等，含有丰富的植物蛋白和微量元素，有促进肌肉、骨骼、关节、肌腱的物质代谢，帮助修复病损的作用。可以用于以湿邪为主的风湿骨痛，对身体沉重、关节不利、筋脉拘挛或麻木不仁、关节肿痛而重着不适的风湿病，效果较好。用黑豆炒至半焦加入黄酒，治疗关节酸痛有效，有胃炎者慎用。③果实食品：栗子有补肾强筋健骨的作用，对风湿痹痛、腰膝无力有益。强直性脊柱炎是由于肾虚引起的筋骨、肌肉关节的病损，可生食、熟食，久服强筋、健骨、补肾。

205. 强直性脊柱炎患者需要戒烟戒酒吗？

由于强直性脊柱炎会造成胸廓活动能力的下降，从而引起肺活量的减小，吸烟会加重肺部换气量的减少，从而引起呼吸困难等症状。此外，一些强直性脊柱炎患者合并有肺间质纤维化，更使换气功能下降。长期服用抗风湿药会对胃黏膜造成破坏，而长期饮酒，酒精会加重对胃黏膜的破坏。此外，长期饮酒是引起股骨头坏死的重要原因，长期饮酒会使髋关节的骨质破坏进一步加重。所以强直性脊柱炎患者需要戒烟、戒酒。

206. 女性强直性脊柱炎与儿童强直性脊柱炎患者应该注意什么？

女性强直性脊柱炎患者除了和其他强直性脊柱炎患者一样坚持吃药、坚持功能锻炼、避免风寒湿外，还应该注意妊娠对本病的影响：妊娠可以加重强脊炎的发展。研究表明，产褥期感染、内分泌变化及过早下床劳作可能是诱发强直性脊柱炎的重要原因。女性强直性脊柱炎患者常因骶髂关节和髋关节受累使阴道分娩受阻，故骶髂关节强直和髋关节外展受限时需行剖宫产术。

儿童强直性脊柱炎患者则在坚持药物治疗、加强锻炼、避免风寒湿外邪侵袭的同时，还需要警惕肠道和泌尿系感染以及皮肤病等，这些疾病都可能引起本病的加重或者反复。早期发现、早期治疗仍然是治疗儿童强直性脊柱炎的关键。

七、其他

207. 影响强直性脊柱炎预后的因素有哪些?

一般认为，强直性脊柱炎有一定的疾病自限性，部分患者到一定的阶段可以自行缓解，但是也有很多患者出现关节强直、畸形和功能障碍，生活不能自理。因此，明确影响患者的预后因素，及早发现可能提示患者预后不佳的原因，从而给予早期积极治疗，将可能改善患者预后。一般认为，本病早期出现脊柱受累、脊柱活动受限、髋关节受累、幼年发病、阳性家族史、指（趾）炎、少关节炎、对于非甾体抗炎药反应不佳、炎症指标（如 ESR、CRP）水平居高不下等提示强直性脊柱炎预后不佳。肾脏、心脏及肺的淀粉样变性是否提示预后不佳尚不明确。早些年用来治疗难治性强直性脊柱炎的放射治疗，可以增加患者发生白血病的几率，增加死亡率。出现足跟痛、颈椎及胸椎活动受限、阳性家族史、携带 HLA－B_{27} 基因预示患者将来会呈慢性病程。另外，受教育水平低，对疾病认识不足，没有及时正确治疗，也是影响预后的重要因素。

208. 强直性脊柱炎可以进行性生活吗?

强直性脊柱炎通常并不妨碍性功能。但是，如果髋关节有问题，或强直性脊柱炎正处于严重发病阶段，或已经有很多脊椎骨融合而必须予以考虑的情况下，可能要开动脑筋找一些适合的姿势，使性生活更满意。如果很容易疲劳，可能需要放慢你的节奏，而且事先计划好你的活动。与爱人讨论这些问题是很重要的，使他（她）明白你的感受。

209. 强直性脊柱炎对生育有影响吗?

首先，强直性脊柱炎无论男性还是女性，对患者的生殖器官和生殖功能均不会产生不良影响。对于女性患者来说是可以怀孕的，但是如果有髋关节或骶髂关节的严重损害，则会导致骨盆活动度的降低，影响分娩时骨盆的活动及产道的扩张，导致难产发生，因此，女性患者分娩，必要时应行剖宫产

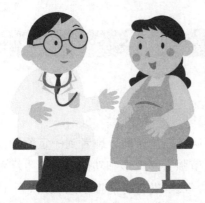

术，避免采取顺产。另外，在怀孕期间，当孕妇站立时，不断成长的胎儿能够引起脊柱向前弯曲的趋势，从而可能诱发畸形和疼痛。此点可以通过妇产科医生的帮助，把因怀孕而增加的重量分散到整个脊椎上，以减轻痛苦。

其次，本病是一种慢性疾病，需长期治疗，如果患者在此过程中服用了对生殖系统有损害的药物或采用了某些对生育有影响的治疗办法，就可能会导致不育。有报道，治疗强直性脊柱炎药物中的柳氮磺吡啶、甲氨蝶呤、雷公藤对性腺有一定影响，但多是可逆的。但对于未婚、未生育的患者还是应尽量避免使用免疫抑制剂，因为有些人对雷公藤制剂的反应是不可逆的。还有报道，甲氨蝶呤有致胎儿畸形的副作用，但多是用量较大后出现，而在治疗本病时，全疗程的总量最多也不超过1000mg。但从优生优育出发，在准备生育时应提前半年或更长时间停药，一般不影响生育质量。非甾体抗炎药如服用量过大、时间过久，可抑制前列腺素合成，故有时对性功能有些不良影响，但是可逆的，调整或停药后可恢复正常。

210. 强直性脊柱炎遗传吗？如何正确对待强直性脊柱炎的遗传性？

不少已患强直性脊柱炎的家长，最担心的问题就是子女是否会被遗传本病。这种心情是完全可以理解的，甚至从某种意义上讲也是完全必要的。但却不能一概而论，强直性脊柱炎的发病在性别上是有明显差异的，男性多于女性。因此，如果强直性脊柱炎患者的下一代是女性，那么她被遗传本病的可能性就小，家长无需过分担心。如果下一代是男性，则应提高警惕。由于强直性脊柱炎的好发年龄是 16 ~ 25 岁，其余年龄组患本病的发病率锐减。因此，即使下一代是男孩，也无需忧心忡忡，最重要是观察 16 ~ 25 岁这段时间。

强直性脊柱炎是多种病因所致的疾病，遗传只是其中之一，并不是影响本病的唯一因素。也就是说，如果您是强直性脊柱炎病人，您的孩子患本病的可能性只有20% ~ 30%。一些强直性脊柱炎病人，即使 HLA - B$_{27}$ 阳性者，其子女也并不都是阳性，即使其子女是阳性也不一定患病，因为正常人群中约有 5% 的 HLA－B_{27} 抗原可为阳性。但强直性脊柱炎确实有比较强的家族遗传倾向。1964 年 Kellgren 报告本病家属的平均患病率为 4%，1973 年 Hart 和 Hus－Risson 在《关节病大全》一书中报告本病患者 6% 有家族史。根据目前国内外统计资料，尽管本病的家族患病率因人种不同、地区不同，所报道的统计学数字也不尽相同，但均明显高于正常对照组。因此，强直性脊柱炎的确有明显的家族遗传倾向。

近年来，随着人们对组织相容抗原 HLA 系统认识不断加深，本病的家族遗传倾向得到了进一步的理论认证。在目前已经发现 HLA 系统的 77 个抗原中，人们发现 HLA－B_{27} 阳性患者常常容易患强直性脊柱炎等数种疾病。在 HLA－B_{27} 阳性人群中，强直性脊柱炎等疾病的发病率高达 20%。在白种人中，HLA－B_{27} 阳性者强直性脊柱炎的发病率比阴性者高 100 倍。在日本人中，HLA－B_{27} 阳性患者的发病率比阴性者高 300 倍。由于 HLA 是由遗传决定的，因此，不难理解在某些家族为何会出现较多的强直性脊柱炎患者。

必须指出，HLA－B_{27} 阳性只说明其对强直性脊柱炎等疾病有易感性，并不意味着 HLA－B_{27} 阳性患者一定会患强直性脊柱炎。因为促使疾病发病仍需要种种诱因。正因为如此，即使在那些已经出现若干强直性脊柱炎的家族内，多数人并不发病。因此，那些在本家族已经出现强直性脊柱炎患者的人们，虽然应该提高警惕，但也没有必要心灰意冷，草木皆兵。

所以，建议对强直性脊柱炎患者的血亲或子女高度警惕，密切注意各种发病迹象，以便早期诊断，及早治疗，改善预后。

骨关节炎

一、简介

211. 什么是骨关节炎?

骨关节炎又名骨性关节炎、骨关节病、增生性关节炎或退行性关节病,俗称骨质增生、骨刺,以关节软骨退变、损伤及骨增生为特点。多发生于中老年人,以负重关节和多动关节发生率高,如脊柱、髋、膝、指间关节,主要临床表现为缓慢发展的关节疼痛、僵硬、关节肿大伴活动受限。依据有无局部和全身性致病因素,骨关节炎可分为原发性和继发性两类。

212. 什么是原发性骨关节炎和继发性骨关节炎?

原发性骨关节炎,简单地说就是随着年龄的增长不知不觉发生的骨关节炎。按其受累部位不同而分为周围关节病变为主的骨关节炎、脊柱关节炎(如骨突关节、椎间关节为主的骨关节炎)、亚类(骨关节炎的变型)三大类,其中亚类又可分为周身性骨关节炎、侵蚀性骨关节炎、弥漫性原发性骨肥厚症。原发性骨关节炎多发生于50岁以后,女性多于男性。通常所说的骨关节炎属于原发性骨关节炎。

继发性骨关节炎,简单地说就是由其他病引起的骨关节炎。常见的原因有创伤、原有关节病(如类风湿关节炎、感染性关节炎等)、代谢性疾病、内分泌性疾病、晶体沉积疾病、关节内应用激素过多、软骨发育不全等所致的骨关节炎。继发性骨关节炎多有局部外伤、手术、长期慢性关节疾患等病史。继发性骨关节炎发病年龄较小,30～40岁多见。

213. 哪些人易患骨关节炎?

(1) 老年人:在所有骨关节炎发病的危险因素中,年龄是最明显的,本病患病率随年龄增长而增高。

(2) 关节损伤和关节过度使用者:某些职业劳动、剧烈运动、损伤,可对关节形成过度的压力,促使软骨细胞发生退行性变化;而退变的细胞又使软骨基质合成减少，更加剧了软骨细胞的破坏，形成不良循环。在毫无准备的情况下，即使看来是很轻微的损伤，如失足踏空等就可成为骨关节炎的致病原因。

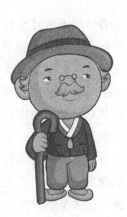

（3）**肥胖者**：早在20世纪30年代就已发现肥胖者容易发生骨关节炎，37岁时超过标准体重20%的男性，患骨关节炎的危险性比标准体重者高2.1倍。因体重负荷主要集中于膝关节内侧软骨，这正好是大多数肥胖者发生膝骨关节炎的常见部位。肥胖引起骨关节炎的原因，除了因体重增加关节的负重外，还与肥胖引起的姿势、步态及运动习惯改变有关。

（4）**有家族史者**：有家族史者易发生骨关节炎，说明遗传因素也不容忽视。先天性关节结构异常和缺陷（如先天性髋关节脱位、髋臼发育不良等），与遗传因素有关的肥胖及骨质疏松症等均会引起骨关节炎。

（5）**某些关节的慢性炎症者**：如类风湿关节炎、各种慢性感染性关节炎等。

（6）**关节受过创伤者**：如创伤性关节炎。

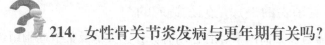

214. 女性骨关节炎发病与更年期有关吗？

女性更年期由于卵巢功能衰退，卵巢激素分泌减少及排卵功能障碍，孕激素不足并发展至完全缺乏。而雌激素在绝经过渡期的初期分泌较多或相对较多，然后进入长期缺乏状态。在绝经过渡期，雌孕激素比例失衡。由于孕激素相对不足而内源性雌激素水平相对过高，可导致关节软骨的损伤和破坏，从而加速骨关节炎的发生。另外，随着年龄的增加，骨重量减轻，从50～80岁，每增加10岁，骨重量男性减轻5%，女性减轻7%，在更年期时骨量的丢失明显加速，容易导致骨质疏松，当骨量下降到一定程度时，骨强度减弱则会发生细微的骨骼变形，关节面出现凹凸不平，在负重等应力下增加了关节的磨损，可导致骨关节炎的发生或加速其发展，反过来因骨关节炎所产生的疼痛、病人不敢活动患肢、亦会产生或加重骨质疏松，如此产生恶性循环。

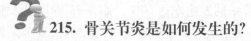

215. 骨关节炎是如何发生的？

人体的每一个关节至少有两个或两个以上相对应的关节面，它的上面覆盖有一层光滑且富有弹性的关节软骨。关节软骨在关节的活动中发挥着重要作用。关节软骨的主要功能为传导载荷、缓冲压力。由于关节软骨有很好的弹性，所以在关节承受压力时，软骨被压缩，解除压力后又可迅速恢复原状，类似于弹性垫的效果。正常的关节软骨表面很光滑，且有关节滑液的存在，使关节运动时的摩擦力和磨损极小。随着年龄的增加，人体渐趋老化，或因创伤，或因疾病，关节软骨慢慢出现退化（退行性病变、老化），表现为关节软骨变薄、失去弹性，并渐渐出现断裂，表面糜烂与溃疡，使软骨表面呈毛刷状粗糙不平。不光滑的软骨面相互摩擦，使软骨的退化、损伤进一步加重。此时，关节软骨的完整性就遭到破坏，软骨下骨板由于缺乏软骨的保护，局部受到异常的压力和刺激而发生代偿性骨质增生，即产生骨关节炎。关节软骨在关节腔内的骨与骨之间起到"垫子"作用，失去"垫子"的保护作用，在关节活动时骨与骨之间的直接摩擦引起炎症，造成关节疼痛、肿胀、活动受限等。由于骨关节炎的本质是人体的退化，尤其是关节软骨的退行性病变，所以本病又称退行性关节病；由于本病在关节软骨退化的基础上出现明显的代偿性骨质增生，所以本病又称为增生性关节炎。

216. 骨关节炎的疼痛是怎么造成的?

骨关节炎的疼痛与多方面因素综合作用有关：①关节及关节周围组织无菌性炎症。炎症过程中释放的致痛物质，导致关节疼痛的发生。②关节积液。使关节腔内压力升高，可刺激关节囊的神经末梢。③骨内压升高。④骨刺周围滑囊炎。尽管不排除骨刺对周围组织的致痛作用，但发生于关节及关节周围组织的无菌性炎症是造成骨关节炎关节疼痛的主要因素。

217. 骨关节炎给病人和社会带来什么痛苦和危害?

骨关节炎病人除有关节疼痛外，严重者可有关节活动不便甚至残废，给家庭和社会带来沉重的负担。长期以来，骨关节炎被普遍认为不是致命性疾病，因而不被大家重视。其实，骨关节炎虽不像肿瘤、心、脑血管疾病那样可怕，但它所引起的危害并不比这些疾病少。首先，此疾病易患人群多，有报告称骨关节炎在65岁以上人群中的发病率达60%，而在75岁以上人群中发病率高达80%，它是最常见的关节疾病。在美国50岁以上的人群中，其发病率仅次于心脏病。其次，致残率高，有工作能力的人群中，其劳动力丧失者可高达53%。第三，由于骨关节炎最常见的表现是疼痛及功能障碍，故会使患者生活质量下降。第四，医疗花费巨大，包括治疗人群多，仅美国1989年就有7800万人次因骨关节炎看门诊，其中2800万人次住院，54万人次需做手术治疗。第五，重复治疗人数多。由于骨关节炎是一种慢性疾病，常反复发作，有些病人经一段时间治疗症状好转，可过了一段时间又发病，同样需要再次治疗，病情严重者寿命会缩短10～15年。据统计，我国有各种关节炎病人近1亿。50岁以上的人中，有半数患有骨关节炎。目前，每年因骨关节炎而不得不退休的人数占有不小的比例；每年接受髋关节、膝关节置换术的人中，大多数为骨关节病患者。

218. 中医学对骨关节炎是怎样认识的？

骨关节炎属于中医学"骨痹""腰腿疼"等范畴。早在《素问·痹论》中就有："风寒湿三气杂至，合而为痹……以冬遇此者为骨痹""痹在于骨则重"。《素问·长刺节论》也提出："病在骨，骨重不可举，骨髓酸痛，寒气至，名曰骨痹"。《中藏经》曰："大凡风寒暑湿之邪……入于肾，则名骨痹。"严用和《济生方》曰："骨痹之为病，应乎肾，其状骨重不可举，不遂而痛且胀"。娄多峰教授认为，骨关节炎的病因为感受六淫之邪、负重远行、劳损外伤、年老肾亏等，概括起来为"虚、邪、瘀"。

（1）感受外邪：营卫不固，感受寒湿等邪，或素体阳胜，感邪郁而化热，浸淫于骨，或暑湿、热毒直中，伤及筋骨，侵蚀关节，造成骨节变形失用，而发本病。《素问·长刺节论》云："病在骨，骨重不可举，骨髓酸痛，寒气至，名曰骨痹。"《灵枢·刺节真邪》曰："虚邪之中人也，洒淅动形，起毫毛而发腠理，其入深，内搏于骨，则为骨痹。"《素问·气穴论》曰："积寒留舍，营卫不居，卷肉缩筋，肋肘不得伸，内为骨痹，外为不仁，命曰不足，大寒留于溪谷也。"《灵枢·五邪》曰："邪在肾，则病骨痛阴痹。"《中藏经》曰："大凡风寒暑湿之邪……入于肾，则名骨痹。"《诸病源候论》曰："其风冷则骨骱沉痛，按之乃应骨痛也"。明·马莳《黄帝内经素问注证发微》说："肾气衰则三气入骨，故名之曰骨痹。"李时珍《本草纲目》曰："汗后入冷水，成骨痹。"清·尤怡《金匮翼》曰："风寒湿三气，袭人经络，入于骨则重而不举。"清·沈金鳌《杂病源流犀烛》曰："风寒湿三气犯其经络之阴而成痹也……入于骨，则重而不举为骨痹。"清·费伯雄《医醇賸义》曰："寒为阴中之阴，乘于肌肉筋骨之间，营卫闭塞，筋骨拘挛，不通则痛。"近代医家陆锦燧《存粹医话》曰："邪甚入骨，故骨痛。"

（2）肝肾亏虚：先天禀赋不足，或年高肾气衰退，或嗜欲不节，致肾虚髓空，不能束骨而利关节；肝肾同源，肾精不足，则不能滋生肝阴肝血，筋骨失荣，肢节失用，发为骨痹。《素问·逆调论》曰："人身有寒，汤火不能热，厚衣不能温，然不冻栗……是人者，素肾气胜，以水为事，太阳气衰，肾脂枯不长，一水不能胜两火。肾者水也，而生于骨，肾不生则髓不能满，故寒甚至骨也。"与骨相合的肾脏、经络气血虚弱，也是发生骨痹的条件。如《素问·四时逆从论》曰："太阳有余病骨痹身重，不足病肾痹。"这里的"有余"是指经脉中邪气有余而气血不足。《灵枢·阴阳二十五人》曰："血气皆少则无须，感于寒湿则仁善痹，骨痛爪枯。"《中藏经》曰："骨痹者，乃嗜欲不节，伤于肾也。"《诸病源候论》曰："虚劳损血耗髓，故伤筋骨也。"《鸡峰普济方》曰："此由肾气素盛，恣欲太过，水竭脂枯，髓不满骨，津华不充于外，所以不冻栗者，非阳虚而为阴乘也，名曰骨痹。"马莳曰："肾气衰则三气入骨，故名之曰骨痹。"清·吴澄《不居集》曰："虚劳之人，精不化气，气不化精，先天之真元不足则周身之道路不通，阻碍气血，不能营养经络而为痛也。是故水不养木而胁痛，精血衰少而腰痛，真阴竭绝而骨痛，机关不利而颈痛，骨髓空虚而脊背痛，三阴亏损而腿膝痛，此皆非外邪有余，实由肝肾不足所致也。"另外，筋骨劳伤过度，也可致痹。如《素问·宣明五气》云："久立伤骨。"

（3）痰浊瘀血：饮食不节，损伤脾胃，内生痰湿，或外感湿邪，聚湿生痰；或外伤筋骨，经络不通，或血虚脉涩，瘀血痹阻，痰瘀阻滞，经络气血不通，而致骨痹。《灵枢·贼风》曰："若有所堕坠，恶血在内而不去，卒然喜怒不节，饮食不适，寒温不时，腠理闭而不通。其开而遇风寒，则血气凝结"。《灵枢·痈疽》曰："营卫稽留于经脉之中，则血泣而不行，不行则卫气从之而不通，壅遏而不得行。"元·刘宗厚言："冷痰多成骨痹。"《赤水玄珠》曰："凡见筋骨作痛……有痰涎者。"明·龚廷贤《寿世保元》曰："瘀血湿痰，蓄于肢节之间，筋骨之会，空窍之所而作痛也。肢节沉重者是湿痰，晚间病重者是瘀血也。"清·林佩琴《类证治裁》曰："诸痹……正气为邪所阻，不能宣行，因而留滞，气血凝滞，久而成痹……故在骨则重而不举"；"骨痛筋挛，血脉凝涩。"

综上所述，骨痹的病因也不外"虚、邪、瘀"三类。骨痹的病位主要在骨、关节，可累及脊柱和四肢关节；主要涉及肾、肝、脾等脏腑。经脉气血闭阻，筋骨关节失养是其主要病机，基本病理特点是骨节腐蚀，筋骨挛缩。病情初起往往以邪实为主，多为寒、湿、热等邪阻滞，经脉气血痹阻不通；久病则正虚为主，多为肝肾不足或气血亏虚，筋骨失养；若寒邪深重，或湿热留着，或寒热错杂，或痰瘀交阻，形成虚实兼杂之证。骨痹日久出现脘腹胀满、关节严重变形，"脊以代头，尻以代踵"或肾虚等肾痹症状，是由于骨痹不已，复感外邪，内舍于肾，并累及肾、肝、脾等脏腑所致。

二、诊断

219. 怎样判断自己患了骨关节炎？

骨关节炎是所有关节疾病中最常见的一种关节病变，其发生率随年龄的增长而增加。那么从哪些方面来判断自己患了骨关节炎呢？一般来说，劳累、受凉或轻微的外伤后，关节酸胀疼痛，承重时加重，从一个姿势转换至另一个姿势时，活动不便并感疼痛，症状逐渐加重，反复发作，症状出现的间歇期越来越短，最后产生持续性疼痛，并伴有关节功能受限。常受累的关节是活动多、负重大的关节，如手指、膝、髋、颈椎、腰椎、踝等，这通常应考虑骨关节炎。具体来说，如①手骨关节炎：手疼痛或有手周围软组织红、肿、疼痛或压痛，不能提重物。②膝骨关节炎：关节酸痛、僵硬，行走、蹲起时疼痛，剧烈运动、受凉或阴雨天时加重，上下楼困难，双膝发软，易摔倒等。③腰椎骨关节炎：腰及腰部软组织酸痛、胀痛、僵硬与疲乏感，患者弯腰受限。当邻近的神经受刺激时，会引发局部疼痛、发僵、麻木等感觉；当炎症或骨刺压迫坐骨神经时，同侧下肢会有剧烈的麻痛、灼痛、抽搐、窜痛，向整个下肢放射等；压迫马尾神经时，会引括约肌功能障碍（排便功能异常）等。④颈椎骨关节炎（颈椎病）：除可压迫神经引起相应症状外，还可压迫椎动脉，引起突发眩晕等脑部缺血表现。但最后的诊断还需去医院，由医生检查并结合 X 线片等检查作出诊断。

220. 骨关节炎有什么临床表现？

骨关节炎的临床表现包括症状和体征。

（1）症状：①骨关节炎主要累及负重关节及多动关节，也就是我们经常使用的关节。②关节疼痛：是最常见症状。早期疼痛较轻，多在活动时发生，休息后缓解，后期则休息时也痛，且常有夜间痛发生。过度劳累或受风寒湿可使疼痛突然加重。③僵硬：为局限性，活动后多在数分钟内缓解，僵硬时间不会超过30分钟。④活动困难：系缓慢进展性。早期轻微，仅在晨起或久坐后活动不灵便，活动后可恢复。随着病情进展，症状逐渐加重，以致关节活动范围明显减小。

（2）**本病的常见体征为关节肿大、触痛、关节摩擦音（即活动时发出响声）、畸形和功能障碍。**好发部位以易受摩擦和负重的关节受累较多，如远端和近端指间关节、第一腕掌关节、髋膝、第一跖趾关节、颈椎和腰椎最常见。不同部位的骨关节炎表现如：①手：远端指间关节背单侧或双侧出现软骨性或骨性肥大，成瘤状样隆起，称为赫伯登结节（Heberden结节）；同样出现于近端指间关节者，称为布夏尔结节（Bouchard结节）。这些结节女性多见，有轻微的疼痛和压痛，偶尔有局部的红肿。少数病人可出现远端关节屈曲或外斜畸形。②腕掌关节：以第一腕掌关节炎多见。由于第一掌骨后部骨质增生的隆起而呈方形，活动时疼痛或压痛，局部有肿胀，X线片示关节可有半脱位。③跖趾关节：第一跖趾关节最常受累，局部有逐渐加重的疼痛、压痛和骨性肥大，可有突发的肿痛加剧，可能为滑囊炎症称为踇囊炎。足内翻、外翻和穿紧鞋可使行走困难。④膝：膝关节疼痛为最早、最常见的症状。上下楼梯时出现，下楼梯时更甚。关节积液或骨性肥大导致膝关节肿大。膝周肌肉可有萎缩，如退行性变集中于某一部分，可引起膝内翻或膝外翻，形成"X"或"O"形腿。如侧韧带松弛，可导致关节半脱位。⑤髋：多见于男性，可一侧或双侧受累，症状多为髋反射至腹股沟、大腿内侧、臀部或沿坐骨神经至膝部的疼痛，病人多保持外翻，髋关节屈曲内收位置，髋关节骨旋和伸直活动受限。⑥脊柱：由于椎体、椎间盘、髋关节的退行性病变可引起颈、胸、腰椎体局部疼痛和僵硬感。严重者可有椎体缘的唇样增生和骨赘压迫局部神经根或血管出现相应的放射痛或神经系统症状。颈椎病变可引起头晕、恶心、上下肢体麻木感，腰椎病变可引起下肢发麻和放射性痛。

221. 骨关节炎有哪些特殊类型？

原发性骨关节炎的特殊类型（骨关节炎的变型，又称亚类），可分为三类。

（1）**周身性骨关节炎**：又称全身性骨关节炎，以远端指间关节、近端指间关节和第一腕掌关节为好发部位。膝、髋、跖趾关节和脊柱也可受累。症状呈发作性，可有受累关节积液、红肿等表现。根据临床和流行病学特点将其分为两类：①结节型：以远端指间关节受累为主，女性多见，有家族聚集现象。②非结节型：以近端指间关节受累为主，性别和家族聚集特点不明显，但常反复出现外周关节炎。重症患者可有血沉增快及 C－反应蛋白增高等。

（2）**侵蚀性骨关节炎**：又称侵蚀性炎症性骨关节炎，常见于绝经后女性，主要累及远端及近端指间关节和腕掌关节。有家族性及反复急性发作的特点。受累关节出现疼痛和触痛，最终导致关节畸形和强直。患者的滑膜检查可见明显的增生性滑膜炎、免疫复合物沉积和血管翳的形成。少数患者最终发展为类风湿关节炎，有的患者合并干燥综合征。X 线可见明显的骨赘生成和软骨下骨硬化，晚期可见明显的骨侵蚀和关节骨性强直。

（3）**弥漫性特发性骨肥厚症**（diffuse idiopathic skeletal hyperostosis, DISH）：是一种特殊的脊柱骨质增生症，好发于中老年男性，肥胖者较多。病变累及整个脊柱，特别是颈椎，呈弥漫性骨质增生，脊柱韧带广泛增生骨化，伴邻近骨皮质增生。但椎小关节和椎间盘保持完整。一般无明显症状，少数患者可有肩背痛、发僵、手指麻木或腰痛等症状，病变严重时会出现椎管狭窄的相应表现。X 线片可见特征性椎体前纵及后纵韧带的钙化，以下胸段为著，一般连续 4 个或 4 个椎体以上，可伴广泛骨质增生。

222. 手骨关节炎的表现有哪些？

以双手远端指间关节受累最为常见，表现为晨僵、疼痛、肿胀变形。晨僵约数分钟，很少超过 30 分钟。远端指间关节伸侧面的一侧或两侧骨性膨大，即赫伯登结节；近端指间关节伸侧则出现布夏尔结节。可伴有结节局部的轻度红肿、疼痛和压痛。第一腕掌关节受累后，其基底部的骨质增生可出现方形手畸形；而手指关节增生及侧向半脱位可致畸形。

223. 膝骨关节炎的表现有哪些？

膝关节是人体结构最复杂的大关节，它既需灵活又需稳定，因此，发生骨关节炎的几率很高。膝骨关节炎的临床表现有：

（1）**疼痛**：几乎所有病例都有膝部疼痛。疼痛的特点为：刚开始活动时痛，几分钟后消失；上下楼痛、负重时痛、主动活动痛及休息痛。疼痛多与气温、气压、环境、情绪有关，有的秋冬季节和天气变化时加重。疼痛多位于髌股之间或髌骨周围、膝关节内侧。严重者关节活动时出现骨摩擦音（感）、捻发感。

（2）**肿胀畸形**：由于关节积液、软组织变性增生（如滑膜增厚、脂肪垫增大）、骨质增生、骨赘形成等造成膝关节肿胀、肿大。"O"或"X"型腿的畸形是严重的膝骨关节炎的典型表现。股四头肌萎缩也是常见的表现。

（3）**功能障碍**：关节活动协调性改变，如打软、滑落感、跪倒感。运动能力减弱，如关节僵硬、不稳、活动范围减少及生活和工作能力下降。不少患者表现有静止后僵硬，即膝关节固定于某一位置较长时间，再活动时出现僵硬感，活动几下或几分钟后明显缓解。若关节内有游离体，则可出现绞锁症状。

224. 髋骨关节炎的表现有哪些？

髋骨关节炎主要表现为关节的疼痛、僵硬和活动受限。通常病人在活动或承重时感到腹股沟处酸胀疼痛，以内侧痛和外侧痛最为常见，而且部分病人同时感到膝部疼痛。病人晨起时常感关节僵硬，即通常所讲的"晨僵"，持续时间较短，一般经活动后数分钟即会缓解，很少超过30分钟。病人还有活动受限，下肢呈屈曲内收内旋位，行走、上楼、由坐位站起时困难。

225. 颈椎骨关节炎的表现有哪些？

颈椎受累比较常见，临床表现也很复杂，多数仅在X线片上见到骨质增生或骨刺而没有临床症状；如果骨刺压迫椎动脉及枕大、小神经，则会出现头晕、头痛、颈项强痛、眼干、视物模糊等症状；如果骨刺压迫脊神经根就会出现上肢麻木、疼痛等症状；如果椎体滑脱或者骨刺向前生长，压迫脊柱前方的交感神经，更会出现心慌、胸闷等现象。如果出现这些症状，应高度怀疑颈椎病，但要与其他颈部疾病相鉴别。

226. 腰椎骨关节炎的表现有哪些?

腰椎骨关节炎,又称退行性脊柱炎、肥大性脊柱炎、脊柱退行性关节炎,是由于腰椎间盘及椎间小关节软骨退化继发相应骨质的增生而形成骨关节病变。腰椎骨关节炎发病缓慢,早期症状轻微不易引起重视,仅表现为腰部酸痛,时轻时重,尤以久坐、劳累后或晨起时疼痛明显,适当活动或休息后减轻。当椎间盘退变后,椎体变形,相邻椎体间松弛不稳,活动时自觉腰部僵硬,疼痛无力。退变后形成的骨赘刺激,可使腰部僵硬感更加明显,休息时重,稍事活动后减轻,过劳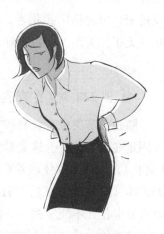
则加剧。一旦增生使脊神经受压,可引起腰部的放射痛,也可以出现腿痛及下肢麻木。若椎体的后缘增生而导致椎管狭窄,压迫马尾神经,出现马尾神经受压综合征,临床有间歇性跛行症状。椎体前缘及侧方增生时,可压迫刺激附近的血管及自主神经产生功能障碍。X线以椎体边缘增生和小关节肥大性变为其主要特征。

227. 如何认识骨刺?

在门诊常常遇到这种情况,病人拿着关节的X线片,忧心忡忡地告诉医生:"我关节里长了骨刺,怎么把骨刺去掉?"

骨刺,是指在骨关节边缘上增生的骨质,又称骨赘,它是骨关节炎的一种表现。由于近年来X线检查的普遍应用,发现的骨刺越来越多。临床上常见许多病人一旦X线片发现了骨刺,就惶惶不可终日,茶饭不思,好像患了什么不治之症,到处求医寻药,甚至到一些游医那里寻找特效药,妄想一朝将之消灭掉,结果事与愿违,浪费了人力物力。其实骨质增生是一种代偿功能的反应,是关节退变,其力学发生改变是为了适应变化而产生的一种防御反应,它既是生理的,又可以是病理的。它可以使失去稳定的关节得以加强,从而有利于关节的稳定,但也可能对周围组织造成压迫,出现相应的症状,临床上由于骨刺造成的症状只占少部分,不能把所有症状都归咎于骨刺。

实践证明,随着年龄的增长,骨刺的发生率也增高,所以骨质增生是中老年人关节正常的生理性退行性改变。犹如人老了，皮肤出皱纹，头发变白，记忆力减退一样，是人体衰老的必然结果，更不能认为是什么"绝症""不治之症"而自寻烦恼。临床实践也证明，关节长了骨刺，并不都出现临床症状，反过来，出现临床症状者，也并不都有骨刺。骨刺的有无、大小、多少与症状并无正比关系，所以正确认识骨刺，才能正确地认识骨关节炎。

228. 膝关节被卡死动弹不得是咋回事？

膝骨关节炎患者，有时在活动过程中膝关节突然不能活动，像被卡住一样固定在某一位置。这是膝骨关节炎的一种特有表现，是因膝关节软骨退变（老化），经常摩擦使软骨和骨质碎裂，脱落的骨片进入关节腔而形成关节内游离体（又称关节鼠），当这些碎片处于关节腔某些相对狭窄的位置时，会导致关节卡住，不能屈曲，一时动弹不得，这在临床上称之为关节绞锁征。

游离体在关节腔内游动可出现以反复关节绞锁和疼痛为特点的一系列临床症状。在日常活动中，当较小的游离体夹挤在股骨和胫骨关节面或股骨与髌骨关节面之间时，就可以出现关节绞锁征并伴有剧痛。膝关节再适当活动可使游离体脱离嵌夹而自行解除绞锁现象，关节又重新恢复运动，疼痛也随之缓解。当游离体位于浅表部位时，可以触及可移动的、时隐时现的游离体。由于游离体可对滑膜产生机械性刺激，所以，有时可在绞锁后出现膝关节肿胀、积液。除骨性游离体外，大多数游离体均可不在 X 线片上显影。X 线检查常在关节腔内见到一个或数个高密度含骨质游离体。但在 X 线检查时不要将腓骨豆或腓肠肌外侧头内籽骨误为是游离体。

229. 股四头肌萎缩与膝关节肿胀、积液有什么关系？

在膝骨关节炎或髌骨软化症的病人中，无一例外地存在着不同程度的股四头肌萎缩，其中以股内侧肌萎缩最为严重。而膝关节肿胀、积液常常发生在某一次剧烈或过多地活动之后，然后股四头肌很快萎缩并变得软弱无力。

这说明膝关节肿胀、积液与股四头肌萎缩之间存在着因果关系。为了阐明二者的关系，许多学者进行了研究，发现即使膝关节腔内只有很少量的积液，股四头肌也会很快萎缩，而其他肌肉萎缩则不明显，股四头肌萎缩又可加重或导致膝关节积液，如此反复，形成恶性循环，故提出股四头肌萎缩与膝关节积液存在着互为因果的关系。这种选择性股四头肌萎缩的机制非常复杂，仍需进一步研究，但却使我们认识了如何打破这个恶性循环的关键，即在膝关节积液多时，可穿刺抽吸，同时积极锻炼股四头肌；在关节积液少时，只需锻炼股四头肌即可。临床实践证明，这样做效果很好。

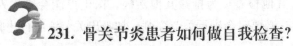

230. 骨关节炎病人为什么要拍 X 线片？骨关节炎的 X 线征象有哪些？

骨关节炎无特异的实验室诊断方法，关节的 X 线片是重要的诊断手段，因此，怀疑骨关节炎时，必须做关节的 X 线片检查。在 X 线片上我们可以清晰地看到骨与关节的变化，骨关节炎的 X 线特点为非对称性关节间隙变窄；软骨下骨硬化和囊性变；关节边缘的骨质增生和骨赘形成；关节内游离体；关节变形及半脱位。这些变化是骨关节炎诊断及与其他关节病相鉴别的重要依据。同时也是疾病分级分期的重要条件，对于预后、评价疗效均有重要意义。

骨关节炎的 X 线征象有：①关节间隙变窄；②软骨下骨质硬化；③关节缘有骨赘（骨刺）形成；④软骨下骨出现囊性变；⑤骨变形或关节半脱位。上述 X 线变化不一定与临床症状相平行，有些病人可有上述改变而无任何临床症状。

231. 骨关节炎患者如何做自我检查？

（1）检查有无关节肿胀（可双侧对比）：关节肿胀指关节周围的弥漫性肿胀。做法：将双侧关节放在同一位置（屈曲或伸直均可），观察关节有无局部红肿、隆起，皮肤有无静脉怒张（即许多小血管），双侧关节是否等大，必要时可用皮尺测量相同部位的周长，双侧对比，或几次测量结果相比。

（2）检查有无肌肉萎缩：肌肉正常隆起的轮廓在收缩时明显，触及较硬，有弹性，如果肌肉萎缩，则肌隆起消失，触之较软，且缺乏弹性。

（3）检查关节活动度：双侧对比，或和以前对比，用力使关节屈曲、伸直，观察是否受限，是否诱发疼痛。

（4）检查有无关节积液：关节积液指关节腔内液体的聚积。可用手指触动关节一侧，另一只手放在对侧体会有无波动感，如检查膝关节，可一只手压在膝关节上方并向下挤压，另一只手扶在关节下方，用食指冲击或下压髌骨，如髌骨被压下又迅速浮起，同时感觉到有波动感，说明膝关节内有积液。

(5) **检查关节摩擦声**：这种声音多种多样，病人自己可以诱发出来。可以把一只手放在关节处，活动关节时，可体会到关节摩擦时的吱嘎声及震动。

通过上述检查，如果发现有异常情况，应到医院就诊，以早期诊治。也可以通过上述观察，确定治疗的效果。

232. 医生是如何诊断骨关节炎的？

医生通常会根据下列几点来作出骨关节炎的诊断。①病史：让病人描述有何症状，及这些症状是什么时候、怎样出现的。因此，病人与医生之间的沟通很重要。如果病人对疼痛、僵硬、关节功能等情况说得很清楚，并且能讲明白这些症状随时间的推移发生了怎样的变化，医生就会对病情有比较好的估计。对医生来说，知道病情对病人的工作和日常生活的影响也很重要。最后，医生还得了解病人以前接受过哪些治疗以及用过什么药物。②体格检查：医生会为病人检查关节，包括检查腱反射和肌肉的力量，还要观察病人行走、弯腰和进行日常活动的能力。③X 线检查：X 线片可了解关节破坏的程度。如受累关节处有没有软骨丢失、骨质破坏和骨刺都能在 X 线片上显示出来。但 X 线片上显示的关节损害严重程度与病人疼痛、残疾的程度之间往往有很大差别，而且对于早期的骨关节炎，在大量软骨丢失发生以前，X 线片上可能表现不出来。④其他检查：为排除其他疾病，医生可能会给病人抽血做一些生化实验室检查，必要时会进行关节穿刺，抽吸出关节液进行化验。

233. 骨关节炎的诊断标准是什么？

(1) **手骨关节炎的诊断标准**：①近 1 个月大多数时间有手痛，发酸，发僵；②10 个指间关节中，骨性膨大关节≥2 个；③掌指关节肿胀≤2 个；④远端指间关节骨性膨大 >2 个；⑤10 个指间关节中，畸形关节≥1 个。

满足①＋②＋③＋④条或①＋②＋③＋⑤条可诊断为手骨关节炎（10 个指间关节为双侧第 2、第 3 远端及近端指间关节，双侧第 1 腕掌关节）。

(2) **膝骨关节炎的诊断标准**：①近 1 个月大多数时间有膝痛；②有骨摩擦音；③晨僵≤30 分钟；④年龄≥38 岁；⑤有骨性膨大。

满足①＋②＋③＋④条或①＋②＋⑤条或①＋④＋⑤条者可诊断为膝骨关节炎。

(3) **髋骨关节炎的诊断标准**：①近 1 个月大多数时间髋痛；②血沉≤

20mm/h；③X 线片有骨赘形成；④X 线片髋关节间隙狭窄。

满足①＋②＋③条或①＋②＋④条或①＋③＋④条者可诊断为髋骨关节炎。

234. 颈椎骨质增生就一定是颈椎病吗?

从颈椎骨质增生的起因来看，颈椎的骨质增生只是由于颈椎为了适应长期的运动和负荷而产生的一种生理性退行性变化。这种退变是自人体出生后，随着人体的发育、生长与成熟而逐渐产生的，伴随着年龄增长，这种骨质增生似乎成了所有老年人所共有的表现。除了颈椎之外，活动关节，特别是负重关节也均可见到这种现象。在大多数情况下，颈椎的骨质增生并非预示着骨赘可能或已经压迫神经、脊髓，临床上也可能不产生任何症状，所以颈椎的骨质增生只是人体整个退化过程中的一种表现而已。但是，一旦颈椎骨质增生后，使得椎管、椎间孔、横突孔等变得狭窄，造成脊髓、脊神经根和椎动脉的刺激与压迫，并出现相应的临床症状时，这就不是单纯的颈椎骨质增生，而是名副其实的颈椎病了。所以，我们可以这样说，颈椎病的病理变化可有骨质增生，但有骨质增生并不一定都得颈椎病。另外，颈椎病的严重程度也并非与骨质增生的轻重成正比，而是要看其病理变化刺激或压迫的部位。临床上，一般要通过病史、症状、体征、X 线片、其他辅助检查等综合分析后才会作出诊断，而单靠 X 线片上有骨质增生是不能随便作出颈椎病的诊断的。

235. 颈椎病有哪些类型?

颈椎病病人各自的症状、体征不尽相同，有的是以颈项僵硬、活动受限、颈肩部疼痛为主；有的是以上肢无力、手指麻木为主；还有的或是头痛、头晕、恶心，或是下肢无力，步态不稳；有的甚至瘫痪、大小便失禁等；也有的是上面几种症状兼而有之。临床上根据患者的表现予以不同的分型。

(1) 颈型：由于颈椎间盘退行性改变，反射性地产生颈部酸痛、胀麻等不适感，大约有半数患者可由此产生颈部活动受限或被迫体位。

(2) 神经根型：由于髓核的突出或脱出、骨质增生、黄韧带肥厚等改变对脊神经根造成刺激和压迫，在临床上产生上肢无力、手指麻木、感觉异常等根性症状。臂丛牵拉试验和挤压试验常呈阳性。

（3）**脊髓型**：由于压迫或刺激了脊髓而出现了髓性异常感觉，运动、反射障碍等症状，如下肢无力、抬步沉重感、跛行、腱反射亢进，甚至可出现痉挛性瘫痪、大小便失禁。

（4）**椎动脉型**：因为椎动脉受刺激、压迫，造成以椎－基底动脉供血不足为主要症状的症候群，可产生偏头痛、耳鸣、眩晕、视力减退、猝倒等症状。

（5）**交感神经型**：因为颈部交感神经纤维受累，可出现恶心、心动过速等症状。该型往往与椎动脉型伴发。

（6）**其他型**：多因为颈椎椎体前缘鸟嘴样骨赘增生压迫食管，引起吞咽困难。

此外，在临床上，上述几型中的症状混合存在时，则称为混合型。

236. 腰椎骨关节炎与腰椎间盘突出症有何不同？

腰椎骨关节炎的症状以腰背痛为主，临床上，不少老年患者除了腰背痛外，往往伴发下肢疼痛、麻木、发凉等症状，而这些症状又与腰椎间盘突出症的症状颇为相似，因此，有些患者会认为自己得了腰椎间盘突出症。腰椎骨关节炎和腰椎间盘突出症有共同点，但更有不同之处。一般认为，腰椎骨关节炎椎体边缘增生与椎间盘退变有明显的联系，且与年龄、压力及创伤有关。椎间盘的退变可能是关节退变的关键因素。由于椎间盘退变、椎间隙狭窄导致关节突关节（椎间小关节）承受更大压力，刺激软骨下骨质硬化及边缘增生，致关节突肥大松弛，压迫邻近结构。目前较明确的是，特定部位的骨赘可导致腰背痛。若骨赘虽大，但不压迫神经，反而可使脊柱稳定，则不引起疼痛；若压迫神经，则可出现腰腿痛症状，但它与腰椎间盘突出症有一定的区别。从病理学角度讲，腰椎退行性改变首先是由椎间盘脱水变窄逐渐发展，引起椎体后移位，椎体边缘骨赘形成及关节突关节退变，从而造成腰椎结构方面一系列的改变。如骨刺或关节失稳，刺激并压迫脊神经根，则可产生腰部及下肢症状。因此，与腰椎间盘突出症的纤维环破裂、髓核突出病理不同。从临床表现上看，腰椎骨关节炎的腰痛症状有如下特点：晨起疼痛，适当活动后可缓解，多活动或多负重后，疼痛又逐渐加重，并伴活动受限。尤其在傍晚时分，活动了一天以后，疼痛可明显加重，经坐、卧、倚、靠休息后，症状又可明显改善。腰痛可同时伴有发酸、发胀等症状，叩击后有明显的舒适感。从影像学检查上看，X线片可见椎间隙变窄，椎体边缘增生，大小不等的骨赘形成，亦可见腰椎侧弯畸形或变直等。椎间小关节间隙变狭窄或消失、软骨下骨质致密、关节面边缘呈唇样骨质增生等。从 CT、磁共振更能区别两病的不同。

237. 腰椎间盘退行性变是怎么回事？它与腰椎间盘突出症是什么关系？

门诊常常遇到许多病人，见影像学的报告单上写着腰椎间盘有退行性病变，就非常紧张，认为自己患了腰椎间盘突出或得了严重的疾病。其实不然，随着年龄的增长，人体各部位的器官均有不同程度的退行性变，即俗话所说的"老化"。一般在 20 岁以后，腰椎间盘开始退行性变，髓核的含水量逐步减少，髓核张力下降，腰椎间盘可变薄。同时髓核中的蛋白多糖含量下降，胶原纤维增多，髓核失去弹性，此外，腰椎间盘的纤维环也产生玻璃样变，失去韧性。纤维环与软骨板及椎体缘附着处也变得松弛，软骨板可发生囊性变，这一系列过程均为腰椎间盘的退行性变。因此，随着人的老龄化，腰椎间盘退行性变是一个必然的趋势，但它不同于腰椎间盘突出，只要腰椎间盘不向后突出压迫脊髓或神经根，就不会引起任何症状，因此，不必存有顾虑。

腰椎间盘突出主要是在腰椎间盘退行性变的基础上受到相应的损伤所引起的。腰椎间盘退行性变使腰椎间盘的弹性及抗负荷能力也随之减退。人们在日常生活和劳动中的一些积累性损伤，使腰椎间盘反复承受挤压、屈曲和扭转等负荷，就可能在腰椎间盘受力最大的部位即纤维环的后部产生裂缝。随着承重的反复进行，裂缝逐渐增大，使此处的纤维环变得越来越薄，在此基础上加上外伤，就可能使纤维环破裂，已变性的髓核组织由纤维环的薄弱处或破裂处突出，压迫神经根或马尾，引起腰痛和放射性下肢痛，甚至产生神经功能损害的症状。

238. 髌骨软化症是怎么回事？它与膝骨关节炎有什么关系？

髌骨是膝前的一块骨头，在放松下肢（股四头肌松弛）时可以被摇动。髌骨的后面与股骨下端形成髌股关节。当膝关节（由股骨下端、胫骨上端、髌骨组成）做伸屈运动时，髌骨上下滑动，髌股关节面承受着很大的压力。所有滑膜关节的关节面上，都被覆着一层弹性极好的软骨，髌骨后边（与股骨下端形成关节面的部分）同样被覆着一层软骨。所谓"髌骨软化症"就是髌骨后面软骨的软化,并引起膝前疼痛等一系列症状的一种膝关节疾病。髌骨软化症是一种好发于青年人的膝关节疼痛性疾病。关于它的病因说法很多,但较多的人还是认为与创伤(单次过大的创伤或多次小创伤的积累)、过度劳损等有关。其病理改变局限于髌骨软骨面。正常软骨面平滑且有0.5~0.7cm的厚度。病变早期软骨局部软化,逐渐纤维化,晚期出现剥脱、碎裂,甚至糜烂暴露骨质,最后可在髌骨边缘形成骨刺。髌骨软化症发病初期,膝关节有弥漫性的不适感,并逐渐加重,随之出现膝前疼痛,特别是在膝关节过伸活动时,由于髌股关节之间相互压迫而出现疼痛,还会逐渐出现腘窝部及膝外侧疼痛。疼痛随活动量增大而明显,休息后减轻。疼痛可使膝关节僵硬,影响从座位站起、上下楼梯等日常活动。伸屈活动时还可出现假性绞锁现象。上述症状常为间歇性发作,时轻时重。病程晚期疼痛可表现为持续性,劳累后更为加重,甚至出现膝关节软弱无力现象,以至于不能做各种运动或进行重体力劳动。检查患者膝关节时可发现髌骨处压痛及叩击痛,特别是向侧方推动髌骨时疼痛加重。按压髌骨同时伸膝,可触及骨摩擦感,并出现疼痛。患侧单腿半蹲也可导致疼痛。一般关节无肿胀或渗液。X线片早期无异常发现,晚期可见髌股关节间隙变窄,边缘骨刺形成,关节面粗糙、硬化、残缺等。临床发现,女性更易患髌骨软化症,这是因为女性的膝外翻角度比男性大所致。

髌骨软化症与髌股关节骨关节炎是同一种疾病的不同时期。在早期髌骨软骨破坏得还不太严重,软骨面的破坏只是肿胀、发软,此时如果及时治疗,软骨面尚可自行修复。但如果继续发展下去,软骨面破坏加重,软骨就会剥落,软骨下的骨质裸露,出现硬化,软骨就无法修复了,此时其相对应的股骨髁软骨面也出现了病理改变,到了这一阶段,髌骨软化症就发展成为髌股关节骨关节炎了,这会给膝关节的功能带来很大影响,与之同时或先后,膝关节的其他部分也会发生退变,逐渐发展成全膝的骨关节炎。所以及时治疗髌骨软化症也是防止进一步发展成为髌股关节炎和全膝骨关节炎的重要措施。

239. 骨关节炎与骨质增生、骨质疏松有什么关系?

骨关节炎的病理本质是在关节软骨退化的基础上发生代偿性骨质增生反应。本病的主要表现为关节疼痛、肿胀、关节摩擦音、绞锁、关节内游离体、关节囊及韧带的骨化以及关节部位骨质疏松等现象。骨质增生是骨骼的一种正常的生理反应,就像一棵树干被撞破以后,局部会发生代偿性、增生性修复反应一样。如骨折时，通过局部的骨质增生使骨折愈合；关节软骨退化时通过骨质增生达到一定的代偿作用。因此，骨质增生是骨关节炎病理基础的一部分。骨质疏松是骨质减少的一种现象，主要表现为骨骼中基质的含量明显减少，而骨骼中矿物质（主要是钙、磷）的成分基本正常。也就是说，骨质疏松时，骨骼中蛋白质等有机物及水分的含量减少，而钙、磷等矿物质含量相对保持在正常水平。由于骨基质在钙、磷等矿物质之间起支持和连接作用，所以如果骨基质减少，则矿物质之间的间隙就增大，表现为骨质疏松。随着骨质疏松的进展，骨骼中钙、磷等矿物质也会不断丢失及减少，从而造成骨骼中骨基质和矿物质都减少的现象。所以骨关节炎和骨质疏松不是一回事，但有密切关系：一方面骨质疏松是骨关节炎的一个致病因素；另一方面骨关节炎多伴有骨质疏松。

240. 骨关节炎还应与哪些风湿病相鉴别?

(1) 类风湿关节炎：骨关节炎通常发展缓慢，持续数年，累及少数关节，可以双侧同时发生，关节肿胀程度不重，晨起关节僵硬比较常见，但持续时间短，多为数分钟；只影响某些关节，如手（尤其是远端指间关节）、足趾、髋、膝和脊柱等关节；X线示关节间隙变窄及骨质增生。类风湿关节炎常累及近端指间关节、掌指关节及腕关节，很少累及远端指间关节；为对称性多关节炎，晨僵明显，晨僵时间多在60分钟以上；常有发热、贫血等全身症状，类风湿因子阳性，血沉增快；X线示关节间隙变窄及骨质破坏，甚至关节半脱位、强直等。

(2) 强直性脊柱炎：骨关节炎常发生于老年人，X线特征为关节间隙变窄及骨质增生，受损关节以负重的脊柱和膝关节等较常见。累及脊柱者常以慢性腰背痛为主要症状，易与强直性脊柱炎混淆；但骨关节炎不发生关节强直，无全身症状，X线表现为骨赘生成和椎间隙变窄。强直性脊柱炎则多见于男性青年，典型表现为腰背僵硬，休息后不缓解，活动后减轻。可伴有髋、膝、踝部肿痛。X线早期可见双侧骶髂关节炎，晚期则骶髂关节融合、脊柱呈"竹节样"强直。

(3) 银屑病关节炎：银屑病关节炎患者有时侵犯手指的远端指间关节，有时侵犯脊柱、四肢的大关节而出现疼痛、肿胀等症状，但病人多同时发现有银屑病存在，有时在指甲上可以发现许多针眼样小凹陷，全面了解病情可以帮助鉴别。

（4）痛风：有些痛风病人关节症状最初为发作性的，多突然发作，红、肿、热、痛，数日可缓解，之后又反复发作，久之可形成痛风石。手指上的痛风石多发生在大拇指，为囊性肿块；而手骨关节炎则是骨性肿胀。另外，痛风病人血尿酸增高，以显微镜观察关节液可见针状尿酸盐结晶，耳廓等处可见痛风石，可以帮助鉴别。

三、治疗

241. 如何治疗骨关节炎？

骨关节炎是一种慢性病，首先应解除病人的思想顾虑，本病虽有一些痛苦和不便，但一般不致引起严重残疾。骨关节炎的治疗目的是减轻症状，改善关节功能，促进关节修复，提高生活质量。最基本、最重要的是调整和改变生活方式，其他常用的治疗方法还有：药物治疗、物理治疗、手术治疗等。

（1）调整和改变生活方式：是最重要的基本治疗。之所以称为基本治疗，是因为其他的所有治疗都是基于此项治疗的；若不基于此项治疗，其他的所有治疗则疗效不佳或虽有暂时疗效但不能持久。此项治疗的目的是减轻已病关节的负荷、避免或减轻已病关节的进一步劳损。主要包括：①减少每日运动总量；②避免或减少易损动作；③必要时调整工种；④合理饮食减轻体重。

（2）药物治疗：西药口服首先选择对乙酰氨基酚类药，其次可选择非甾体类抗炎药，可配合使用关节软骨保护剂。中成药选择具有滋补肝肾、祛风除湿、消肿止痛、活血化瘀、通利关节功效的药物。中医辨证进行祛风散寒、通络止痛、化痰散瘀、补益肝肾等治疗。多以滋补肝肾、益气养血为大法，再根据邪气的盛衰，佐以祛风除湿、活血通络，标本兼治。

（3）物理治疗：可选用热疗、水疗、蜡疗、超声波、醋离子导入、埋针、梅花针扣刺等，对缓解疼痛和伴发的肌肉痉挛，维持及恢复关节功能有一定帮助。若在每次关节运动前进行15～20分钟的热疗，则有助于缓解关节疼痛和减轻僵硬。值得注意的是，在热疗前应让病人洗净皮肤，并避免烫伤；对已做过关节置换术和配有金属元件的关节禁用导电透热和超声疗法，以免引起深部灼伤。对颈椎病，尤其是神经根疼痛者可使用颈牵引。

（4）针灸推拿：针灸、推拿等对骨关节炎也有较好的作用。通过辨证，合理取穴和运用正确针刺方法，对骨关节炎患者进行针灸治疗，可以缓解关节的局部症状，改善病情，防止病情进一步恶化。推拿治疗骨关节炎具有疏通经络，松解粘连，恢复肌肉肌腱弹性，促进软组织修复，矫正关节畸形，减轻关节内压力及骨内压，促进炎症介质的吸收等作用，有利于关节软骨基质的合成，加快损伤的良性修复。若有局限性压痛，可采用封闭、埋针等疗法。

（5）中医外治：包括熏洗法、熏蒸法、敷贴法和中药离子导入法等。中药外用具有温经散寒、理气散结、活血化瘀、祛风除湿、强筋健骨等功能，可明显改善局部营养，有效地消除关节滑膜炎症，改善骨内微循环，降低骨内压。

（6）臭氧和小针刀：用小针刀既可以松解骨刺周围肌腱韧带，还能调节肢体力线的平衡，运用特殊针刀还可以进行骨减压，从而缓解肢体疼痛，并且延缓骨关节炎发展的进程。配合臭氧治疗，利用臭氧消炎以及促使关节软骨合成等作用，可以起到标本兼治的效果，临床证明，疗效显著。

（7）关节灌洗疗法：通过关节镜持续向关节腔内注入生理盐水，并不断吸出冲洗液，借以排出关节内的渗液、代谢废物、碎屑、结晶体和游离体，减少有害物质的刺激从而减轻和消除关节的疼痛。关节内注射玻璃酸钠也是一种治疗方法。

（8）手术治疗：若病人有持续顽固性疼痛或进行性畸形可考虑手术治疗。手术方法依病人的病情、年龄、职业和生理习惯等因素决定。

242. 骨关节炎的药物疗法包括哪些?

对不同病人药物选择应个体化，即根据病人对药物的敏感性及是否合并全身性疾病选择用药。骨关节炎病人疼痛的原因很多，但大部分原因不是炎症，或者只是轻度的炎症，大多数情况下可用镇痛剂治疗，对乙酰氨基酚（扑热息痛）是较佳选择。对乙酰氨基酚虽无明显的抗炎作用，但有良好的镇痛和解热作用，而且经济、有效、副作用少。如果对镇痛剂治疗反应不佳，可选用非甾体类抗炎药如塞来昔布（西乐葆）、双氯芬酸类药物，尤其当关节有炎症表现时，如长时间僵硬、肿胀、局部发热者。疼痛本身是机体的一种保护性反应，它的存在可以提醒骨关节炎病人自己减轻受累关节负荷，避免过度使用。如果过度使用缓解症状药，忘却了自己的关节正在患病而照常从事过多负荷的活动，不免会加重受累关节损伤。因此，为了保护受累关节，要适当使用镇痛药。通常仅应在休息或日常活动出现疼痛时使用消炎镇痛药。软骨保护类药物目前主要有两种，即硫酸软骨素、硫酸氨基葡萄糖，这两种药物主要是改善关节的结构，从而改善骨关节病人的症状。中药应选用滋补肝肾、强筋壮骨、活血化瘀、祛风散寒类药物。药物治疗应在专业医师指导下应用。

243. 药物能溶掉骨刺吗？

众所周知，骨刺的结构与正常骨骼相似，成分相同。若有人吹嘘有溶掉骨刺的特效药，纯属子虚乌有。试想若真有的话，那么正常骨组织岂不"同归于尽"了？虽然世界上还没有这种"仙丹妙药"，但骨刺并非不治之症。尽管药物不能除掉骨刺，按照骨关节炎发病的"炎性病因学说"（无菌性炎症），在医生的指导下，正确选用中西药物，同时配合针灸、理疗等方法，进行综合治疗，炎症是可以消退的。只要炎症消除了，也就减少了渗出，消除了肿胀，缓解了疼痛。虽然骨刺依旧，却也达到了临床治愈（症状消失）的效果。

244. 药物治疗骨关节炎有没有副作用？

药物，特别是西药，都有一定的副作用。在治疗的过程中，医生是通过对比药效和药物的副作用来判断使用药物治疗是否合适，或选择哪种药物进行治疗。一方面，治疗关节疾病的常用药物——非甾体类抗炎药，这类药物大多有消化系统的副作用，如恶心、胃痛、腹部不适或过敏等，其中消化系统副作用有时会严重限制这类药物的使用。另一方面，如果过度担心药物有副作用而放弃之，会使很多疾病得不到很好的治疗，也可能给病人带来更多痛苦。

245. 骨关节炎中药治疗好还是西药治疗好？

中药是我国中医学的瑰宝，而西药集中了现代科技在生命科学领域的结晶，中药和西药各有优缺点，中药注重调和养，药性一般比较温和，药物的副作用一般不是很强烈；而西药的优势在于通过科学的药理及病理研究，针对疾病的特性，通过特殊的化学成分对人体的直接作用来达到治疗的目的。中药和西药都已经得到了广大病人的认同，并不能简单地贬低或抛弃其中的一种，而应针对不同的关节疾病，选用合适的药物，也可能需要中药和西药联合使用，以便发挥他们各自的特点，取长补短，达到最佳的治疗效果。专业医生在开处方的时候，会按病情的需要，采用合适的药物治疗方案。

246. 不吃药能治疗骨关节炎吗？

在调整和改变生活方式的基础上，应首先考虑单独采用物理方法治疗。物理治疗可选用热疗、水疗、蜡疗、超声波、醋离子导入、埋针、梅花针扣刺等。中医外治还可以选择膏药、搽剂等。多数早期的骨关节炎都可以通过此类方法取得很好的效果。近十年来，一种新的治疗方法——小针刀疗法在临床上被广泛应用，对于一部分骨关节炎达到了立竿见影的效果。必要时使用辅助措施：如助行器及拐杖、穿可以吸收冲击力的鞋子、使用内低外高的鞋垫和使用膝关节内侧支具等。

247. 关节腔内注射药物能治疗骨关节炎吗？

可以在关节腔注射的药物主要为两种，一种是激素，另一类是透明质酸制剂。

（1）激素类药物：虽然它可以暂时减轻疼痛，然而多次关节腔内注射激素类药物可加速关节退变，导致"皮质类固醇关节病"。激素还会抑制正常关节软骨的基质合成，会增加感染的可能性。因此只有对关节肿胀并且疼痛剧烈的患者，可以临时注射激素类药物。不宜反复使用，确需再次使用，同一部位2次注射应间隔3个月以上。

（2）透明质酸制剂：如玻璃酸钠、透明质酸钠等。关节腔中滑液的高黏性对关节运动可提供几乎无摩擦的表面，因而对正常关节功能十分有利。骨关节炎时，透明质酸被破坏，滑液黏性降低，润滑作用消失及关节表面的光滑运动丧失，从而导致关节进一步破坏。关节腔内大分子量透明质酸补充治疗有利于缓解关节疼痛，增加活动度，消除滑膜炎症及延缓疾病进展。这类药物主要用于膝骨关节炎，适于常规治疗疗效不佳，或不能耐受止痛剂或非甾体类抗炎药治疗者。

248. 骨关节炎的手术治疗方法有哪些？

对骨关节炎常用的手术疗法有截骨术、关节清理术、关节融合术及人工关节置换术。截骨术多用于髋、膝骨关节炎的矫形，通过截骨纠正关节力线和受力分布，达到缓解疼痛、改善关节活动度及延迟关节置换时间的目的。肢体力线不正确所造成的髋、膝关节畸形和退行性关节炎可采用此术治疗。

关节清理术是指对膝关节内的冲洗、病变软骨的修整、破损半月板的切除以及滑膜的切除等。它适合患轻、中度慢性骨关节炎的病人，但对伴有肢体力线不佳者仅做关节清理效果差，应同时截骨；对重度关节破坏者需行人工关节置换术。关节融合术是将病变关节融合于医学上的功能位，即病人在日常生活中最常使用的位置，此手术可获得一个稳定、无痛、能负重的关节，对年轻体力劳动者的髋、膝骨关节炎关节融合的远期效果要比人工关节置换术可靠。特别对腕关节或指间关节的关节融合术，其整体功能并不比人工关节置换术差。对某些严重的慢性关节炎病人关节疼痛严重，但因经济或其他原因不能行全髋或膝关节置换者关节融合术不失是一种合适的术式，特别是对从事体力劳动的病人，融合丧失了关节活动度，但行走不痛，具备有一定的生活和劳动自理能力。各个关节融合术采用的方式亦成熟，目前技术上不存在问题。人工关节或全关节置换对关节广泛破坏、畸形明显的关节病变可减少关节疼痛，并改善病人的关节功能。

249. 关节清理术适用于哪些骨关节炎患者？

当骨关节炎发展到后期，软骨破坏，骨赘生成，半月板损伤甚至破裂，必定导致疼痛、肿胀及活动障碍。关节清理术多采用关节切开或关节镜，将软骨、半月板碎片等游离体取出，除掉松动的软骨和其他位于发炎关节的碎片，并磨削骨赘、退变严重的半月板，反复冲洗关节腔，改善关节腔内环境，能起到缓解症状的作用。本手术对膝骨关节炎有效，但作用不能持久彻底。尤其是内、外侧关节间隙变狭窄，关节受压的情况没有得到改善。术后患者因疼痛减轻，无意中关节负重增加，促使关节软骨更迅速的破坏，这一点应注意。

250. 骨刺能手术切除吗？病情发展到何种程度可以手术？

骨刺本身就是人体的一种代偿表现或自我保护反应，就是因为这里的软骨薄弱了才长出骨刺来加强支撑及保持稳定，我们把它切掉，为了保持关节稳定，它还是要长的，因此，现在不提倡手术切除。如果骨刺过于巨大，压迫了附近的重要组织（如血管、神经等），以保守治疗屡治无效的情况下可以考虑手术切除。

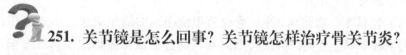

251. 关节镜是怎么回事？关节镜怎样治疗骨关节炎？

人的关节是由几块骨头组成的，这几块骨头和周围的组织韧带组成了一个腔隙。当关节患病时，就会有疼痛等症状，这时候可在关节皮肤上打几个小洞，放进去一个小的摄像头，这个摄像头带有一个长尾巴，可将图像输出到电视上，并可放大，这样关节内的情况就可清晰地在显示屏上显示，借助显示屏上的图像可对关节内部的情况进行检查，如果配合刀、剪、钳等手术器械，也可以进行关节疾病的治疗。

早在 1918 年日本学者 Tadabi 首先用膀胱镜检查膝关节，同一年，第一台膝关节镜设计制成。20 世纪 70 年代以后，关节镜的应用和研究逐渐多了起来，并开始应用于肩关节、髋关节等多个关节。

当药物和其他的方法（如运动）都不能对骨关节炎起缓解作用时，可求助关节镜来清理或灌洗。关节镜即可对关节进行全面的检查，准确了解骨关节炎病变范围和程度，还可对关节进行清理冲洗，将软骨、半月板碎片取出，对骨赘、退变严重的半月板和关节软骨面、滑膜予以磨削，并反复冲洗。关节内软骨碎片可以刺激滑膜组织的炎症和关节积液，冲洗可去除引起关节机械功能障碍的软骨或半月板碎片，能立即改善功能，减轻症状，并通过改善关节内环境，阻止关节软骨的退变。而传统的关节切开清理术后软组织愈合和肌肉功能的恢复至少需要几周时间，有时甚至更长，而关节镜的应用显著避免了这些缺点，具有创伤小、恢复快的优点。

252. 骨关节炎可用哪些食疗方？

（1）三七丹参粥：三七 10～15g，丹参 15～20g，鸡血藤 30g 洗净，加入适量清水煎煮取浓汁，再把粳米 300g 加水煮粥，待粥将成时加入药汁，共煮片刻即成。每次随意食用，每日 1 剂。活血化瘀，通络止痛。主治瘀血内阻、经脉不利的关节疼痛。

（2）三七炖鸡：雄乌鸡 1 只，三七 6g，黄芪 10g，共纳入鸡腹内，加入黄酒 10ml 隔水小火炖至鸡肉熟。用酱油随意蘸食，隔日 1 次。温阳，益气，定痛。主治膝关节炎，证属阳气不足者。

（3）**猪肾粥**：取猪肾 1 对洗净切片，人参 6g，核桃肉 10g 与粳米 200g，加适量水共煮成粥，随意食用，每日 1 剂。祛风除湿，补益肾气。主治膝关节炎，证属肾气不足者。

（4）**防风粥**：取防风 12g，葱白两根洗净，加适量清水，小火煎药汁备用；再取粳米 60g 煮粥，待粥将熟时加入药汁熬成稀粥即成。每日 1 剂，作为早餐用。祛风湿。主治膝关节炎，证属风湿痹阻者。

（5）**桃仁粥**：取桃仁 10g 洗净，捣烂如泥，加水研去渣，与薏苡仁 30g，粳米 100g 同煮为粥，随意食用，每日 1 剂。益气活血，通利关节。主治膝骨关节炎，证属气虚血瘀、阻滞关节者。

（6）**冬瓜薏仁汤**：冬瓜 500g 连皮切片，与薏苡仁 50g 加适量水共煮，小火煮至冬瓜烂熟为度，食时酌加食盐调味。每日 1 剂，随意食之。健脾，清热利湿。主治膝骨关节炎，证属湿热内蕴而湿邪偏盛者。

（7）**葛根赤小豆粥**：葛根 15g，水煎去渣取汁，赤小豆 20g，粳米 30g 共煮粥服食，适用于颈椎病颈项僵硬者。

（8）**伸筋草鲳鱼汤**：当归 6g，伸筋草 15g，板栗适量，与鲳鱼一条共煮汤，食鱼饮汤。适用于颈椎病引起四肢麻木、足软无力者。

253. 各型颈椎病分别选用哪些治疗方案较为合适？

各型颈椎病的症状不同，相应的治疗方法也有所不同。

（1）**颈型**：可采用牵引、理疗、推拿、医疗体操、中草药等非手术疗法，均可见效。

（2）**根型**：也主要采用牵引、推拿、理疗、医疗体操、药物、中草药等非手术治疗，其中采用牵引、医疗体操、推拿三者相结合的综合疗法较好。症状较严重者可辅以维生素 B_1、抗炎等药物或中草药治疗。手术仅用于经非手术治疗后上肢放射痛严重、肩臂部肌力减弱、明显肌萎缩等症状仍严重的病人。

（3）**椎动脉型**：可选择理疗、牵引、药物、颈围、中草药等方法，并可用抗凝疗法。在进行推拿治疗时，应避免幅度较大的旋转手法。

（4）**脊髓型**：手法治疗仅适用于病程短、症状较轻者，但原则上禁忌牵引、推拿治疗，可使用保护性颈围、减少颈部活动及用中草药活血等疗法。对较严重的病例应及早进行手术治疗。

254. 腰椎骨关节炎如何治疗？

脊柱的退变增生系随年龄增长而逐渐出现的生理过程，因此，对于无症状或症状不重者，不需特殊处理，但对症状明显者应针对病情及时治疗：①减轻加重脊柱负担的体力活动，同时注意加强一些必要的体育锻炼，如加强腰背肌锻炼；②对症治疗可给予水杨酸钠或吲哚美辛肠溶片（消炎痛）等以解痉、消炎、止痛，以及中药舒筋活血、祛风散寒、补益肝肾类药物；③手法按摩可采用揉、擦、按、旋、压等手法缓解肌肉痉挛，增加关节活动，疏经止痛，但忌用强手法，以免骨赘脱落，特别是增生重者不宜施用；④其他：针灸、理疗、牵引等。

255. 骨关节炎患者如何与医生配合治疗？

骨关节炎患者与医生合作主要指积极主动地参与治疗，就可以更好地控制疾病。

（1）尽可能多学点关于骨关节炎的知识，询问医生自己的病情可能有哪些变化。

（2）可以稍微为不能再从事的工作和不再能做的事"伤心"一下，然后集中精力投入能做的事，找些自己感兴趣有目标的新的事情做。

（3）与家人和朋友交谈自己的感觉和问题，让他们更好地理解自己。

（4）学会积极地看待问题。

虽然骨刺不会彻底消除，但对于其症状的控制，患者本人还是大有可为的。

256. 骨关节炎能否治愈？会复发吗？

目前骨关节炎不能彻底治愈。治疗的目的是对症治疗，缓解疼痛，延缓病情。无论药物还是非药物治疗都不会使退变的关节恢复正常，这就如同返老还童一样，是不可能的。我们可以还病人一个"无痛的关节"，但不能给他（她）一个"年青的关节"。疼痛消失但骨刺依然，医学上叫临床治愈。若想不复发，就要祛除诱发因素，如减肥、减轻病变关节负重、保持正常活动姿势、合理进行食补、适当功能锻炼、避免受风寒湿等，否则很容易复发。

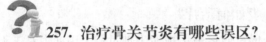

257. 治疗骨关节炎有哪些误区?

对于骨关节炎的治疗,很多患者误入歧途,得不偿失。下面,就骨关节炎治疗容易出现的几大误区列举如下。

误区一:多活动好。骨关节炎患者的关节在静止一段时间后,刚开始活动时有僵硬感,活动几下或活动几分钟后,僵硬感就明显减轻或几乎消失,这种现象称"静止后僵硬"。这种现象的存在,使不少骨关节炎患者误认为多活动好,经常或几乎每天都忍痛活动。这样做在短期内可能看不出有多大不妥,甚至有的在短期内可使关节功能得到部分改善,但长期来看,这样做加速了关节的损伤、退化,数年内使骨关节炎明显加重。正确的做法是在不引起关节疼痛感和疲劳感的基础上适量活动,方式以散步、游泳为宜。

误区二:消炎止痛药效果好,疼痛就来两片,方便又便宜。消炎止痛药物只能治标,对"本"无益,这样虽然患者感觉不疼了,但是软骨的病变还在持续进行,若长期不合理应用,会使患者无意中增加过多的活动,久之会加重病变,会对关节造成不可逆转的破坏。正确的做法是,在调整和改善生活方式、物理治疗的基础上,仍有明显的疼痛时,再加用消炎止痛药治疗,疼痛缓解即可停用,不易久服。

误区三:关节痛,得补钙。事实证明,大部分关节疼痛都不是因为缺钙引起的。补钙对伴有骨质疏松的骨关节炎有益处,但对骨关节炎并没有治疗作用。

误区四:"某某"药物,能够软化溶解骨刺,彻底根治骨关节炎。骨刺就是异常增生的骨质,是无法溶解或软化的。而且在很多情况下,是不需要针对骨刺进行治疗的。

以上这些是江湖游医或不负责任的药商的虚假宣传,都是没有科学依据的。所以,建议患者朋友,一定要前往正规医院的风湿科、骨科治疗,切不可凭着广告和感觉来治病,以免进入误区,耽误病情。

四、预防

258. 骨关节炎发病有什么征兆吗?

早期的症状有关节疼痛、僵硬、肿胀、屈伸不利等。例如感到疼痛、僵硬和活动困难，在以前对自己来说轻而易举的动作，现在却出现困难，比如说上下楼梯或者是拧开瓶盖。疼痛和僵硬往往在早晨或者静息一段时间后，更加严重。那么自己就要注意了。

259. 骨关节炎患病的高危人群有哪些?

（1）肥胖者特别易患脊柱、髋、膝骨关节炎。

（2）女性，尤其是爱干净的女性，平常用水洗刷等活动过多，易患手部的骨关节炎。

（3）经常伏案工作的人，如会计、作家等，易患颈椎骨关节炎。

（4）曾经骨折者如复位不好，关节面对合不齐，容易很快引起骨关节炎即创伤性关节炎。

（5）特殊职业的人也易患骨关节炎。如芭蕾舞演员的跖趾关节，纺织工的手，矿工的髋、膝关节，棒球运动员的肩、肘，足球运动员的足、踝、膝，拳击运动员的掌指关节均易患骨关节炎。

260. 如何预防骨关节炎?

虽然目前尚不能完全预防骨关节炎的发生，但是通过一些措施，在劳动、运动及日常生活中，必须随时注意保护关节，才能减少或延缓骨关节炎的发生。

（1）减少关节的负荷，如避免过度负重、防止过度使用、减轻体重等。

（2）保护关节的功能位置，关节伸屈时勿使肌腱、韧带和关节本身受到过度牵扯、摩擦和挤压。如尽量不穿高跟鞋，尽量减少频繁做登高运动。

（3）不要长时间做同一动作或使关节固定于同一姿势，如避免长时间伏案工作，因为这会引起脊椎关节，尤其是颈椎关节有关的肌肉、韧带过度紧张而导致的损伤。养成经常使关节充分舒展的习惯。

（4）应避免做不可停止的动作或节奏过快的动作，尤其是防止用力过大、过猛、过快。

（5）当出现疼痛时应立即停止关节动作，尽量用强有力的关节应付工作。如关节周围有畸形要及时手术矫形。

（6）行动时应小心谨慎，防止滑倒、跌伤或扭伤。如有半月板损伤应及时通过关节镜进行修补或缝合，如果有关节韧带损伤要及时治疗，关节内骨折要手术复位。必要时借助器具保护关节。

（7）天气寒冷时注意关节保暖。另外，服用维生素 A、C、E 及补足维生素 D 等对骨关节炎也有一定的预防作用。

261. 预防老年骨关节炎，为什么要从中年甚至青年开始？

骨关节炎是一种退行性疾病，主要发生于软骨，而软骨的变性从青年即已开始，如半月板的退变。此外，人的一生中，骨量在 30 岁左右达到了顶峰，以后开始逐步下降。骨量的多少与遗传、运动、营养等因素有关，如能在 30 岁有一个较高的骨量峰值，则为今后骨丢失存有较多的骨量储备。女性 45 岁左右由于体内雌激素水平的急剧下降，失去对骨的控制，很快就会骨质疏松。而男性较晚，一般在 60 岁以后才开始。峰值骨量的增加有助于预防骨质疏松的发生，而骨质疏松与骨关节炎的发病及加速发展有一定的联系，因而对骨关节炎要从中年甚至青年开始预防。

262. 盘腿坐着的习惯好吗？

有些中老年人甚至一些青年人，由于受传统习俗的影响喜欢盘腿而坐，电视剧及一些娱乐节目里也常常出现这种盘腿坐着的镜头，盘腿似乎成了人们生活中的一种时尚。

有人对此进行了研究，结果发现有盘腿习惯的人患双膝骨关节炎的几率比没此习惯的人高 4~5 倍，也就是说，盘腿而坐与膝骨关节炎的发病有关，从这一点可以说明盘腿对身体有害，为什么呢？因为盘腿使膝关节极度屈曲，坐位时身体的重量又部分地作用在大腿上，结果使膝关节股骨髁和胫骨髁的关节软骨所承受的压力过高，久而久之就会造成关节软骨的损伤；另外，在膝关节极度屈曲时，髌骨与股骨髁之间压力增高，也会加重髌骨软骨的损伤，导致髌骨软化症。除此之外，盘腿坐地过久还会使双下肢的静脉回流不畅，动脉供血受阻，使下肢出现酸、麻、胀等症状，膝关节的血液循环也会受到不良影响，可诱发一系列的改变而导致关节软骨损伤。所以在日常生活中应尽量避免盘腿坐。

263. 日常生活中如何预防膝骨关节炎的发生？

俗话说"人老先老腿，防老先护膝"。为了防止或推迟步履蹒跚那一天的到来，预防膝骨关节炎必须从年轻时做起，应注意：①保持正常体重；②避免关节外伤；③尽量不穿或少穿高跟鞋。有关研究证明，穿高跟鞋的女性，膝关节负重压力是正常人的 3 倍，穿高跟鞋下楼时，膝关节的压力为常人的 7～9 倍。膝骨关节炎患者在急性炎症期，应禁止锻炼，少走多坐。待炎症消退后，可选择对关节冲击小的柔和运动，如散步、股四头肌锻炼、游泳、太极拳等，以改善关节功能，促进康复。

264. 如何在日常生活和工作中注意预防颈椎病？

从生物力学的角度来看，日常生活和工作中的每一个动作都有是否符合生物力学要求的问题。比如说：从刷牙、饮水、接电话、站立、坐姿等动作来看，刷牙时身体若过度弯曲，头颈部则势必过度仰伸；饮水时仰头痛饮，头颈部过度仰伸不免也有些吃力；坐位时，应该端坐，必要时可在足部垫一物体以保持双膝、双髋的屈曲，切忌前趴后仰；站立时肩部也应自然下垂，下颌保持微收状态。像这些问题也许我们平时都很少注意，但久而久之则有可能形成促使颈椎病发展的不良习惯。因此，在日常生活和工作中保持一种良好的动作姿势也是很有意义的。平时加强对颈部肌肉的强化练习，增强其功能运动，保持其较好的稳定性；注意工作或睡眠时头部的位置，防止反复的落枕；避免过度疲劳、突然回头；在乘车等场合注意安全，减少颈部闪挫造成的颈部扭伤，等等。另外，避免咽喉炎、扁桃体炎等咽喉部炎症的反复发作，采取措施予以防治，对颈椎病的防治也极有帮助。

应该说颈椎病这种退行性的病理改变是长期缓慢发展的，如果我们能够及时地注意改善条件，消除可能促进这种退变的诱发因素，颈椎病的发病率和复发率还是可以降低的。

265. 日常生活中哪些正确姿势可预防腰椎骨关节炎?

（1）**提物**：正确地提物姿势是，先屈膝下蹲，降低身体重心，然后再弯曲腰背部提起重物。错误提物姿势是，不屈膝即弯腰提物，由于身体重心未下降，向前弯腰时腰部负担加重，易扭伤。

（2）**搬运**：正确的搬运姿势是，当屈膝下蹲搬起重物后，将重物尽量靠近身体，重物不超过腰围的高度，缩短力臂，使身体重心保持平衡状态，不会增加腰部负担。错误的搬运姿势是，不按上法搬物，则身体重心前倾，易失去平衡导致跌倒。在未跌倒之前，腰背部肌肉负重很大，易致损伤。

（3）**背物**：正确的背物姿势是，膝关节、髋关节轻度屈曲，腰背部保持弯曲，不易引起腰痛。错误的背物姿势是，不按上法背物，则重物距身体重心较远，且超过腰围的高度，因增加腰部负担而易致腰部损伤。

（4）**高处取、放物**：正确的姿势是，先踩物垫高身体，再取、放物。错误的姿势是，髋、膝关节都处在完全伸直状态，腰部极易后伸，增加了腰部的负担。一旦用力不当，或失去平衡，均容易扭伤腰部。

（5）**洗刷**：正确的洗脸刷牙时的姿势应是，微屈膝关节，轻弯腰，可避免损伤。

266. 骨关节炎的"治未病"包括哪些内容?

"治未病"是中医学重要的学术思想，这一思想应贯穿于骨关节炎的预防、摄生、保健、治疗、调理、康复等整个过程中。"治未病"主要包括未病先防、既病防深（恶化）、慢病防残、瘥后防复（复发）四方面。

（1）**未病先防**：要避免过度劳累，注意劳逸结合。要避免过度受风、寒、湿，尤其在劳累、汗出之后更应该注意保护。平常注意多晒太阳，合理补钙，如骨头汤等。除此之外，还要注意如下三点。①预防关节损伤：在日常工作、生活过程中，注意预防膝、踝等关节的损伤，以免日后增加这些关节患骨关节炎的危险，尤其要注意预防较重大的损伤。②预防职业性关节慢性劳损：主要是预防某一关节的过度使用。避免关节劳损的方法是改变方法，不宜长时间对一个关节反复施予过量的运动负荷。③减肥：对肥胖者应通过合理饮食、运动等手段以降低体重达到减肥目的，有学者研究所得到的资料提示，肥胖者减重5公斤，可使日后10年患膝骨关节炎的危险减少50%，因此，减肥对预防膝骨关节炎尤为重要。

（2）既病防深： 关键是早期诊断、早期正确治疗。一是早期诊断，骨关节炎的诊断一般不难。关键是提高对本病的重视程度。二是早期治疗。

1）调整和改变生活方式：这是骨关节炎早期治疗最重要的措施。它的目的是减轻受患关节的负荷、减轻或避免受患关节的进一步劳损。这对膝、髋骨关节炎患者尤为重要，当发现有"无症状性骨关节炎"（仅有放射学检查所见的关节结构改变）或轻度的"症状性骨关节炎"后，即应指导和要求患者改变原来不适当的生活方式。以膝骨关节炎为例，要求患者：①减少每日运动总量：指步行、下肢运动、跑步等，使膝关节有较充分的休息，同时避免关节及全身有疲劳感觉。②避免或减少屈膝：如上下楼梯活动，尤其屈膝深蹲会增加膝关节内压力和增加膝关节负担，刺激病变组织引起剧烈疼痛，更应避免。③必要时调整工种：如果职业性劳动与上述两项（运动总量较大，常作屈膝、蹲坐、上下楼梯活动）有关，应调整工种，改做对上述两项要求不高的工作。④合理饮食：目的是减肥、减重（对肥胖患者而言）。

2）医疗体操：目的为维持或改善关节运动范围，增加肌力，从而间接地减轻关节负荷、改善患者运动能力。包括：①关节体操：体操要按关节本身的运动轴作充分的主动运动（以不引起疼痛为度），例如膝关节要作主动的充分的屈伸运动。②等长练习：令有关肌肉等长收缩（静止紧张用力、不引起关节运动），这是增强肌肉力量、预防失用性肌萎缩的有效办法，如膝骨关节炎时要做股四头肌的等长收缩练习，以强健股四头肌。等长收缩每次持续5秒，放松后再做，可重复30~40次。③伸展运动：伸展关节周围的肌肉和肌腱，预防挛缩，并可改善肌肉的协同动作，对下肢骨关节炎患者可改善步态。④耐力运动：一般踏固定自行车，在膝关节不负重下进行适当的耐力运动，每次时间一般不超过10分钟，也可以做游泳、平地上步行等练习，但不宜在凹凸不平的路上或斜坡上步行。注意：在骨关节炎有急性发作表现或有剧痛时，暂停医疗体操，或仅做少量等长收缩的肌肉练习。

3）关节保护：采取一系列简化的、不费力的、减轻受患关节负荷的动作来完成日常生活活动，使受患关节不致受到劳损。

4）中医药治疗：强调辨证论治、综合治疗。

（3）慢病防残： 骨关节炎最常见的致残部位是手、膝及腰椎、颈椎。手部的骨关节炎所致的功能障碍一般较轻，但仍有一些患者会对完成日常生活活动、生活自理等有不同程度的障碍和影响；膝关节的骨关节炎严重者也会引起关节活动受限，不能伸直，膝关节成角、内翻或外翻而构成畸形，活动时和活动后疼痛，步行与上下楼梯有障碍，甚至从座位上站起也有困难。腰椎、颈椎病变引起的严重后果主要是压迫神经。预防上述肢体残疾的关键是早期诊断、早期正确治疗。当骨关节炎患者已出现明显功能障碍或残疾时，可配合拐杖、护膝甚至轮椅等，以提高生活质量。颈椎病患者应使用保健枕、做颈椎操等。腰椎病变应注意加强腰背肌锻炼。

（4）瘥后防复：早期骨关节炎的症状较容易控制，但若不注意，很容易复发。若反复发作，经年累月，则病情渐深重，终致残疾。所以，骨关节炎症状被控制以后，减少复发是极为重要的。避免复发的关键是减少潜在危险性损伤，除了上述"早期治疗"项中的内容外，还应注意：①休息时应维持身体关节在功能位置，避免长时间站立，尽量采取坐姿，让负重关节（髋、膝、足、踝、足板）获得休息；活动时要小心维持患部肢体平稳，必要时可以使用拐杖来支持患部，可让患部关节获得休息及缓解疼痛；活动量不能大，以不引起不适为度；②日常生活中应避免弯腰动作，因弯腰会导致髋关节及膝关节屈曲，以及足部承受不当压力；③注意饮食均衡以促进关节组织愈合并避免体重增加；④避免受风、寒、湿邪气的过度侵袭。

骨关节炎患者出现严重残疾时，需坐轮椅度日或进行人工关节置换手术。但是，只要早期诊断、早期正确治疗，一般不会发展到这样严重的程度，患者的生活质量应该是很好的。

五、康复

267. 骨关节炎患者如何进行康复？

骨关节炎在中年以后多发，初期主要为关节疼痛和肿胀，后期发展为晨僵和活动受限。为了控制和缓解骨关节炎的症状，患者需积极配合康复治疗。康复即恢复到原来状态。从这一理念出发，康复应该从患病初期就开始进行，而不是等到出现了功能障碍或残疾时再进行康复。骨关节炎的康复包括以下内容。

（1）休息与姿势保护：在急性疼痛时不应过多活动，对炎性关节宜局部休息，以有利于缓解疼痛、炎症和预防挛缩，建议休息2周左右。如果是多个关节受累，而应用抗炎药物治疗后又未能控制症状者，则宜卧床休息4周，避免在同体位下长时间负荷。维持良好姿势，以减轻对某一关节的负荷。

（2）关节活动范围训练和肌肉等长收缩训练： 关节活动范围训练包括被动活动、主动助力活动、主动活动。增强肌力活动、肌耐力练习和牵张练习等肌肉等长收缩训练有利于增强关节的稳定性。关节活动作业练习是防止和矫正畸形的基础。在急性期可做缓慢的被动活动，要注意多轴关节的各个活动轴位，要防止进行可能增加畸形的任何被动活动。

（3）支具： 对于不经常负重和不稳定的关节，可以采用夹板和支具进行固定，以减少关节活动；为了增加关节活动还可采用动力性夹板。

268. 运动疗法治疗骨关节炎的机制是什么？

适宜的运动可以维持关节的正常活动范围，改善软骨的营养和代谢。正确地应用运动疗法，可改善骨关节炎患者的运动功能障碍，如肌力下降、关节活动范围减少等，还能消除或减弱影响骨关节炎患者运动功能障碍的相关因素，从而打破骨关节炎发病过程中的恶性循环，延缓疾病的发展。大部分早期骨关节炎患者通过调整生活方式及正确的运动、锻炼，不需要打针、吃药，疼痛及运动不适的症状就能得到改善，甚至消失。

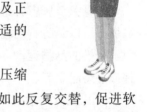

（1）关节活动可对软骨产生压缩和放松的作用，压缩时软骨基质内的液体溢出，放松时关节液进入基质，如此反复交替，促进软骨的新陈代谢，为软骨细胞提供营养，排出代谢废物。

（2）运动可促进全身及关节局部的血液循环，有利于炎症的消退；运动可刺激软骨细胞，促进胶原、氨基己糖的合成，还能预防滑膜粘连和血管翳的形成，从而增大关节活动范围，恢复关节功能。

（3）运动还可加大骨受力，刺激骨生长，增大骨密度，从而防止患者并发骨质疏松；同时，维持良好的机体运动功能状态，可进一步防止关节的继发性损害。

269. 骨关节炎病人运动的原则是什么？

骨关节炎患者通过适度的运动、锻炼可改善功能、体能，既往强调受累关节休息的观念，现已为医疗体育所替代。在运动时掌握不负重的原则，以增强肌肉力量，增加关节活动度为目标，达到增加耐受性，减轻疲劳，增强抵抗疾病综合能力的目的，从而防止病变进展。运动应该坚持，循序渐进，逐渐增加运动时间和运动量。

运动锻炼须根据病人具体情况，在病变关节的活动范围以内，由病人自主锻炼，包括增加关节活动度、增强关节周围肌力及增加耐力等锻炼，如散步、骑自行车或游泳等，可增加病人的氧容量、改善心肺功能和糖、脂肪代谢，增强耐力和体能。症状重者，开始时只能进行肌力收缩而不活动关节，且最好能在水中锻炼，因水中人体重量只达到陆地体重的1/8。循序渐进、逐渐加大动作的幅度，先选择不负重的形式进行，待疼痛基本消失后再做负重锻炼。

骨关节炎患者的运动量多大为宜？不能机械地决定，一般应以病人的自我感觉为准，以运动后无明显不适为宜，若运动后出现明显不适甚至疼痛，则为运动过度。

270. 膝骨关节炎患者适宜哪些运动？

膝骨关节病患者最好选择对膝关节没有损伤的运动疗法，正确、适当的锻炼，可以预防、延缓和减慢骨关节炎的进程。如散步、慢跑、游泳、骑车以及轻松的舞蹈运动。而不正确的过度锻炼可加重骨关节炎，如爬山、爬楼梯或下蹲起立等。

（1）**缓行**：膝关节疼痛缓解后首先应训练行走，开始时缓步行走。腿要慢抬轻放，避免膝关节骨面撞击，加重损伤。步速可控制在每分钟60步以内，每天20~30分钟。逐渐延长锻炼时间，在3周内达到每次锻炼维持20~30分钟。缓步行走应坚持2~3个月，膝关节功能得到改善之后可逐步加快步伐，仍为每日30分钟左右，锻炼强度以行走时不气促、肌肉感到轻度酸痛，休息后可以很快恢复为宜。

（2）**慢跑**：慢跑几乎与散步一样，既不需要经济投入，锻炼起来又很方便。慢跑比散步的运动强度大，所以能够在相对较短的时间内获得较好的锻炼效果。在跑步过程中，如果感到关节疼痛可以歇息一两天，或者用散步来替代跑步。为了减少受伤的危险，尽可能在比较松软的路基上慢跑。

（3）**游泳**：老年患者由于年龄限制不能从事其他体育活动时，仍然能够继续游泳。游泳时，人体和地面基本平行，各关节都得以放松，是在不负重的情况下活动关节和肌肉。虽然游泳不能塑造粗壮隆起的肌肉，但能够提高肌肉的力量和协调性，长期锻炼能够使肌肉的力量、耐力和关节的灵活性都得到提高。

（4）骑车： 自行车运动可以分为两种形式，一种为健身房中的固定式自行车，另一种是外出时骑的自行车。骑自行车能够锻炼心脏功能与腿部肌肉，加强大腿股四头肌的锻炼，可使肌肉运动协调和肌力增强，有助于减轻关节症状，增强关节周围的力量和耐力及关节的稳定性，增加关节的活动范围及提高日常活动能力。骑车的最大好处是锻炼的同时不会给膝关节带来额外的负担，但骑车时要注意坐垫不能放得太低。

（5）跳舞： 轻松的舞蹈对身体大有好处。从某种意义上讲，舞蹈就是延展身体，把肢体的纤维肌练长，而相对使肌肉变小而延长。舞蹈会使人肢体的协调性和灵活性更好，关节放松。

另外，中老年人要经常改换坐姿，不要让膝关节长期固定在一个位置。适当做些股四头肌的锻炼：坐在椅子边缘，腿伸直向上抬高 15cm，保持 3～5秒，然后缓慢放下，每天 2～3 次，每次上抬 10～15 次。另外，还要注意保暖，不让冷风直吹膝关节。这些运动锻炼都能提高人体的下肢功能，提高人体的心肺能力，促进体内脂肪的消耗，配合饮食控制可促使体重减轻，对预防膝骨关节炎的发生和复发有重要意义。

271. 膝骨关节炎患者怎样锻炼股四头肌？

膝骨关节炎往往伴有股四头肌萎缩，股四头肌是伸膝的主要肌肉，此肌萎缩引起上下楼梯困难，蹲下后不能自主站起。股四头肌萎缩和本病互为因果关系。膝关节疼痛可导致和加重股四头肌萎缩，而此肌萎缩又能加重膝关节疼痛，这是一种恶性循环。在膝骨关节炎的功能锻炼中，股四头肌的功能锻炼是最主要的。股四头肌锻炼方法有两种。

（1）直腿抬高法： 病人仰卧位，将膝关节伸直，将整个下肢向上抬起，自 0°至 60°逐渐抬高，角度不超过 60°，否则由于重力的作用，股四头肌的收缩力量反而减弱。每分钟坚持做 4～6 次，每小时坚持做 5 分钟。在锻炼时，患者可用手触到股四头肌的收缩，练习到股四头肌肌力强壮以后，可以坐位将腿伸直，在足背上绑一个 1～2kg 的沙袋，将足在小腿伸直的状态下向上抬起，并最好能坚持 5～10 秒钟，然后放松，稍事休息后继续抬起，每小时坚持锻炼 5～10 分钟，此种方法适合于青年人，肌力足够强者。

(2) 病人坐位或仰卧位，将小腿伸直，保持膝关节伸直状态下，将大腿肌肉绷紧，将足尽量向背侧屈曲，同时绷紧小腿肌肉，每次坚持 3～4 秒，每分钟 10 次，每小时不少于 5 分钟，此方法较为平和，适合于老年人或患有心脏病的人。需要指出的是，锻炼要循序渐进，不能追求在短时间内使肌力强壮起来，只要坚持，膝关节的疼痛会减轻，上、下楼梯也会感觉到有力，蹲下也能起来。我们在临床中，还遇到一些患者朋友，他们过度锻炼，结果肌肉特别疲劳。有的将每小时需锻炼 5～10 分钟，误解为将 1 天内的锻炼集中在 1～2 个小时内完成，结果也导致肌肉疲劳，应避免这样做。对于严重股四头肌萎缩的人，除这种锻炼外，必要时应用电刺激治疗仪，选择性地练习股内侧肌，使锻炼治疗效果更佳。临床实践证明，这种锻炼是主动的，既能起到恢复膝关节功能的目的，又能增强患者战胜疾病的信心。

临床治愈后，可酌情每天慢走 30 分钟，不仅可防止复发，还有益于身心健康。

 272. 膝骨关节炎患者的哪些关节活动是错误的？

常见到一些中老年骨关节炎患者出现了膝关节疼痛，同时伴有上、下楼梯疼痛加重，蹲下起来时费力，需扶地或扶大腿才能站起来。于是怕膝关节残废，就开始了活动锻炼，忍着疼痛反复屈伸膝关节，摇晃、按摩髌骨，更有甚者，越是上下楼梯困难，越是练习上下台阶，问其道理，答："膝关节越痛越活动"，这种做法对吗？其实这些动作对膝骨关节炎是有害无益的。因为本病的关键是由于关节软骨退变，关节软骨磨损、骨质增生引起的，表现为膝关节疼痛、股四头肌萎缩、上下楼梯时疼痛加重，蹲下后不能自行站起，更有甚者出现膝关节腔内积液，屈膝挛缩畸形等。对于这种膝关节功能锻炼的目的，主要是减轻股四头肌萎缩，减轻和消除膝关节疼痛。屈伸膝关节、揉按髌骨、抖晃膝关节使髌骨软骨反复地与股骨髁的软骨面摩擦，使软骨磨损加重，其结果使膝关节疼痛加重，可诱发滑膜充血引起关节积液，而关节积液又加重肌肉萎缩，肌肉萎缩又会使原有的症状加重，形成恶性循环。上下台阶运动比反复屈伸关节的损伤还要严重。另外，还有不少膝骨关节炎患者，试图通过忍痛多走路把膝关节骨刺磨掉，结果却适得其反。因为反复负重刺激，会加快积液渗出，使炎症、疼痛越发严重。尤其是踩踏鹅卵石铺就的高低不平的健身路，对已有骨质增生、关节面不平整的老人，极易引起关节内损伤、扭伤及骨折等。所以，以上这些活动锻炼是错误的，不但不能起到锻炼作用，反而加重病情，使疼痛和关节积液加重。

273. 每天爬山或者爬楼梯对老年人的膝关节是否有益？

膝关节的负荷随人体的运动和步态方式有很大的变化，膝关节站立位的静态受力（双足着地）为体重的 0.43 倍，而行走时可达体重的 3.02 倍，上楼时则可达体重的 4.25 倍。经常看到有些老年人在登山时出现不能下山的情形，这是因为爬山时关节负重是正常时的四五倍，关节难以承受。中老年人必须走楼梯时，一定要扶着栏杆或者墙，不要跨步上楼梯，要等双脚全部在一个台阶上后，再走下一步，减少关节的承重。

274. 中老年人如何做颈部体操？

中老年人机体自身已发生了一系列生理性的退行性变，无论是在颈椎局部，还是全身其他器官、脏器，这种退变无所不在。而且往往除了颈椎病变之外，尚可伴发其他中老年病症。这些病症可能是与颈椎病变有关联的，也可能是有相互影响的，也可能虽与颈椎病变无一定关系，但对身体素质有一定影响。因此，对于中老年人活动颈部的体操应注意一定的运动强度和运动量，动作不宜选择过多，活动时间也不宜过长，以避免意外情况的发生。下面介绍几个中老年人活动颈部的动作。

（1）立姿，两手的拇指顶住下颚，慢慢往后抬，使头部保持仰伸状态，坚持 6~10 秒钟。此动作重复 6 次。

（2）立姿，用一手绕过头顶，置于对侧耳部，来回向左右方向扳头部，坚持 6~10 秒钟。此动作左右交替各重复 3 次。

（3）立姿，双手十指交叉抱头后部，用力将颈部往前拔，坚持 6~10 秒钟。此动作重复 6 次。

上述 3 个动作若每天能坚持 1~2 次，坚持数年不断，对中老年人放松颈部、减缓颈椎部位的退行性改变、预防颈椎病是极有帮助的。

275. "高枕"真的"无忧"吗？不用枕头好不好？

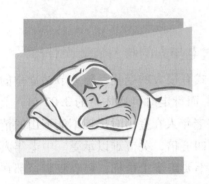

常言道"高枕无忧"，然而，从医学角度上来讲，高枕并非无忧。通过对既往史的询问，我们发现，有相当多的颈椎病病人有喜卧高枕的习惯。长期高枕而卧往往是导致颈椎病的一个重要原因。枕头是维持头颈部正常位置的主要工具，尤其是头颈段向前凸出的生理性弯曲的保持。因为这一生理曲度不仅是颈椎外在肌群平衡的保证，也能缓冲人体运动时从下肢向上传导的振荡，对颅脑有保护作用，对保持椎管内生理状态则更是不可缺少的条件。如果枕头过高，则易使头颈部过度前屈，致使椎管内外平衡失调，颈椎后方肌群与韧带在此状态下长期维持紧张状态而出现劳损，椎管内硬膜囊后壁被拉紧，并向前方移位而对颈髓形成压力。长此下去，一旦椎体后缘及劳损的相应部位有明显的骨刺形成，则易对颈髓、神经和血管产生压迫，从而出现颈背痛、上肢麻木等颈椎病症状。根据上述原理，颈椎病患者也罢，健康人也罢，都不应使用高枕睡眠，为了保持颈椎前凸的生理体位，预防和治疗颈椎退行性病理改变，选用高低适当的枕头是十分必要的。有些患者自觉自己的枕头使用后不舒服或听说用高枕不好，就把枕头撤掉，不用枕头。这样对颈椎正常的向前凸的生理性弯曲的保持也是很不利的，换句话说，这样做也不符合生理要求。

276. 怎样自制符合生理要求的枕头？

由于人类有 1/4~1/3 的时间是在睡眠中度过，因此人的一生中大约有20多年的时间要与枕头相伴。所以枕头无疑是人们日常生活中的重要必需物品。使用枕头的目的大概更多的是为了舒适安逸，有利于香甜入梦乡。从医学角度讲，枕头与人类的健康有着千丝万缕的联系，枕头更是人们生理上的一种需求。例如：颈背部的纤维组织炎，中医俗称"落枕"，从字面上就不难看出其病因与枕头有着密切关系。就此而言，枕头不仅要讲究高低符合生理要求，而且其硬度、形状、大小等也要注意是否会影响到颈椎的生理曲度。在市场上虽然也有一些药枕、磁疗枕等供大家选购，用以防病和治疗，但销售的绝大多数枕头型号单一，而每个人的颈椎长度形状等都不完全一样，因此长期使用这样的枕头并非有益。我们希望有一定制作能力的患者自己制作符合个人生理要求的枕头。

自制枕头可选用的枕芯原材料很多，有荞麦皮、蒲绒、木棉、绿豆壳、饮用后晾干的茶叶等。具体应用哪一种填充物，可根据当地物产情况和家庭经济条件而定，但基本要求是透气性能好，质地柔软不硬，而且有较好的可塑性。枕头的形状一般以中间低两端高的元宝形为佳。这种枕头可利用中间凹陷部分来维持颈椎生理曲度，两端高则对头颈部起到相对的制动与固定作用，以减少在睡眠中头颈部的异常活动。枕头的长度一般以超过自己肩宽10~16cm即可，高度以头颈部压下后与自己拳头高度相等或略低一些为宜。更简单方便且实用的自制枕头方法是买一条洗澡的浴巾，合理折叠后卷成圆柱状，枕于颈后，可以很方便地调节其高低和软硬度。刚开始可能一下找不到最适合自己的高度和硬度，大约经过一周左右的反复调整试用，就能找到最适合自身的高度和硬度，然后把多余的部分剪掉，用缝合线将自己"得意"的枕头进行固定。

277. 颈椎病患者怎样更好地使用枕头?

有了符合生理要求的枕头以后，又该如何很好地使用它呢? 这个问题对于颈椎病患者来说，显得更为重要。

常人所选择的卧位一般是仰卧位或侧卧位，但也有一些人睡眠时采用俯卧位。①俯卧位时由于人体趴着，为了不至于太影响呼吸，因头部枕着枕头，往往处于一种侧转的状态，这显然是不利于保持颈部的平衡状态的。②仰卧位一般将头颅颈部置于枕头中央凹陷处，使枕头的支点位于脖子的后正中处（这样看来"枕头"这一叫法并不合适，称"枕脖"更合适）。偏下位于背部和偏上位于后颅部都不合适。枕头的支点应是与项背弧度相适应，并要有一点弹性，与后脑勺相接触的部位要低一些、软一些，这样才能衬托项曲，以保持正常的生理曲线状态，即自然的仰伸位，而不至于过度仰伸或过度屈曲。③侧卧位时，仍应将头颅颈部置于枕头中央凹陷处，使枕头的支点位于侧颈部的中央处，该处也应是整个枕头的最高处，头侧部也要略低一点，整个枕头的高度基本上以保持侧卧时肩部、侧颈部和头部都有舒适感为佳。

278. 腰椎骨关节炎患者为什么要加强腰背肌锻炼？腰背肌如何锻炼？

由于腰椎间盘的退变及其他继发性的病变，使得椎节失稳、松动，刺激、压迫邻近的神经等重要组织，则引起相应的症状和体征。退变是不可逆转的，椎节失稳、松动则不可避免。减轻椎节失稳、松动的生理办法有两种：一为相应部位的骨质增生、骨赘形成，加大了相对椎间节的对应面积，使椎间趋稳；二为通过锻炼使椎节周围的肌肉强大，有力，稳固椎间。因此加强腰背肌锻炼是腰椎骨性关节炎患者最重要的锻炼。

加强腰背肌锻炼有两种常用方法：①飞燕式：俯卧位，抬头挺胸，双上肢向后上方伸直向上抬起，只有腹部着床，状似"飞燕"。尽量长时间维持这一姿势，累时放下，反复进行。一开始可能只维持数秒，渐可增加到1分钟以上。每日练习2～3次，每次20～30分钟。②五点支撑式：取仰卧位，以头枕部、双肘部及双足跟为支撑点，向上挺胸腹，尽量使腰和背离开床面。重复次数视患者一般情况及耐力而定，每日2～3次，循序渐进。

279. "退着走"对腰椎骨关节炎有好处吗？

"退着走"就是连续地向后退着走路。这一治疗方法有些类似太极拳中的"倒撵猴"动作。腰椎骨关节炎患者的腰痛在很大程度上是由于腰部的肌肉力量、韧带强度不够，腰椎的稳定性差引起的。进行"退着走"的锻炼能够加强腰背肌群力量，增强腰椎的稳定性及灵活性。而且，在退着走时，腰部肌肉有节律地收缩和放松，可使腰部血液循环得以较好改善，有助于腰部组织新陈代谢的提高，在一定程度上起到较好的治疗作用。

"退着走"动作较简单，容易掌握，尤其适合中老年人采用。运动量可根据自己的年龄和体质灵活掌握。一般以每次"退着走"以后，稍事休息，疲劳感即可逐渐消失为宜。具体的方法有以下两种：

(1) 叉腰式：预备姿势：直立，挺胸，抬头，双目平视，双手叉腰，拇指在后，其余4指在前。拇指点按腰部双侧"肾俞"穴（位于第2腰椎两侧，离开脊柱2横指宽处，上下位置与脐相平）。动作：退着走时先从左腿开始，左腿尽量后抬，向后退出，身体重心后移。先左前脚掌落地，随后全脚着地。重心移至左腿后，再换右腿，左右腿交替退着走。每退1步，用双手拇指按揉"肾俞"穴 1 次。

（2）摆臂式；预备姿势：直立，挺胸，抬头，双目平视，双臂自然下垂。动作：双腿动作同叉腰式，退着走时双臂配合双腿的动作做前后摆动。

"退着走"一般可每日早晚进行 2 次，每次 20 分钟，选择的场地也要平坦、无障碍物，锻炼时要尽可能挺胸并尽量后抬大腿。

280. 骨关节炎是否能致瘫？

一般来说骨关节炎不会致瘫。但是如果不做治疗，病情日渐严重，必然会导致功能受限，疾病发于下肢者，轻则跛行，重则不能直立行走甚至不得不坐轮椅度日。另外一些发生于颈腰椎部的骨关节炎，如果骨刺压迫脊髓或者神经，也可能致瘫。

六、调护

281. 骨关节炎的日常护理应注意些什么？

骨关节炎患者的日常护理应注意以下几点。①要建立合理的生活方式，如调整劳动强度、保护发病关节。②超重者应该进行适度地减肥，还可利用把手、手杖、护膝、楔形鞋等辅助设施以减轻患病关节的负荷。③晚间戴尼龙弹力手套可缓解部分手骨关节炎患者的晨僵和关节疼痛。④髋、膝骨关节炎患者，应选择高椅子，勿坐低凳或沙发。⑤膝骨关节炎患者可用弹力护膝套以加固关节的稳定性，应避免穿高跟鞋，避免跑步和球类等剧烈体育运动。睡眠时不要在膝下垫枕头，以免引起关节变形。⑥颈椎骨关节炎患者应避免长期伏案、仰头或转颈，必要时使用护颈。枕头的高度要适当。⑦腰椎骨关节炎患者可使用腰围；腹前突者可使用腹带，应睡硬板床。⑧足骨关节炎患者可通过鞋垫、硬底鞋等防止足部关节变形。⑨注意患病关节的保暖，经常洗热水澡有利于关节软骨的保护。

282. 骨关节炎患者能吹风扇、空调吗？能用凉水洗东西吗？

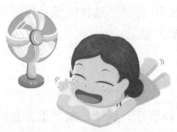

　　临床上，一些骨关节炎患者确因不注意保护而感受了风、寒、湿邪气使病情加重。对风、寒、湿邪气既不能不重视，又不能"谈虎色变"、过度紧张。不重视者往往在生活、工作过程中或整夜吹电扇、空调，当感到不适或疼痛时才关掉，或用较凉的水洗东西，当感到不适或疼痛时才停用等等，往往使病情加重。"谈虎色变"者往往在生活、工作中再热的天气都绝对不用电扇、空调并且刷牙都用热水。这两种做法都不正确。正确的做法应是既重视风、寒、湿又不对其过度紧张，在日常生活和工作中如何把握这个度呢？应以自身不感到不适为度，一旦感到不适甚至疼痛，就会对人体产生不利影响。

283. 骨关节炎患者的饮食应注意什么？

　　骨关节炎患者要合理的安排饮食，合理饮食对病人非常重要。

　　(1) 骨头汤：可用猪、牛、羊、狗等关节骨或脊椎骨熬汤、熬前放入几滴食醋，对骨质疏松有较好的补偿与调节作用。

　　(2) 以素食为主，饭后宜食用水果100g左右。蔬菜选用绿叶菜、西红柿、萝卜、芹菜、韭菜、香菜、木瓜、黄瓜、豆芽、土豆、紫菜、海带、黑木耳、洋葱等。动物肉类选用羊肉、牛肉、鱼肉等。适量多食动物血、蛋、鱼、虾等。

　　(3) 膳食营养要全面，不要忌口和偏食，一些食物应限量，但不是忌食，如牛奶、羊奶、奶糖、干酪、巧克力、花生、小米等，少食肥肉、高脂肪和高胆固醇食物，少食用甜食，少饮酒和咖啡、茶等饮料。

　　(4) 选用高蛋白、高维生素及容易消化的食物，经过合理的营养搭配及适当的烹调，尽可能提高患者食欲，使患者饮食中的营养及能量能满足机体的需要。

　　(5) 病人不宜服用于病情不利的食物和刺激性强的食品，如辣椒等，尤其是阴虚火旺型病人最好忌用。

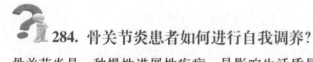

284. 骨关节炎患者如何进行自我调养？

骨关节炎是一种慢性进展性疾病，易影响生活质量，因此，患者的自我调养是非常重要的。首先，要增强信心、消除疑虑、勇敢地面对疾病。平时注意避免受外界不良刺激，如劳累及风、寒、湿等，病情可长期稳定在缓解期。第二，要适当增加户外活动、适度锻炼，尽量避免长期卧床休息。第三，适当进食高钙食品，以确保老年骨质代谢的正常需要。老年人钙的摄取量应较一般成年人多，宜多食牛奶、蛋类、豆制品、蔬菜和水果。必要时补充钙剂。第四，超体重者宜控制饮食，增加多种维生素的摄入，如维生素 A、B_1、B_6、B_{12}、C 和 D 等。

七、其他

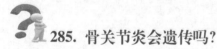

285. 骨关节炎会遗传吗？

骨关节炎是一种退行性疾病，一般认为与衰老、创伤、炎症、肥胖、代谢障碍和遗传等因素有关。研究发现，遗传因素与远端指关节骨关节炎的发生有关。也就是说，祖辈患远端指关节骨关节炎，那么下辈也容易患该病。

286. 骨关节炎与抗"O"、血沉、类风湿因子是否有直接的关系？

没有直接的关系。一般来讲，骨关节炎患者的实验室指标如抗"O"、类风湿因子、血沉、血常规、免疫复合物及血清补体等指标一般在正常范围。伴有滑膜炎的患者可出现 C – 反应蛋白和血沉轻度升高。继发性骨关节炎的患者可出现原发病的实验室检查异常。

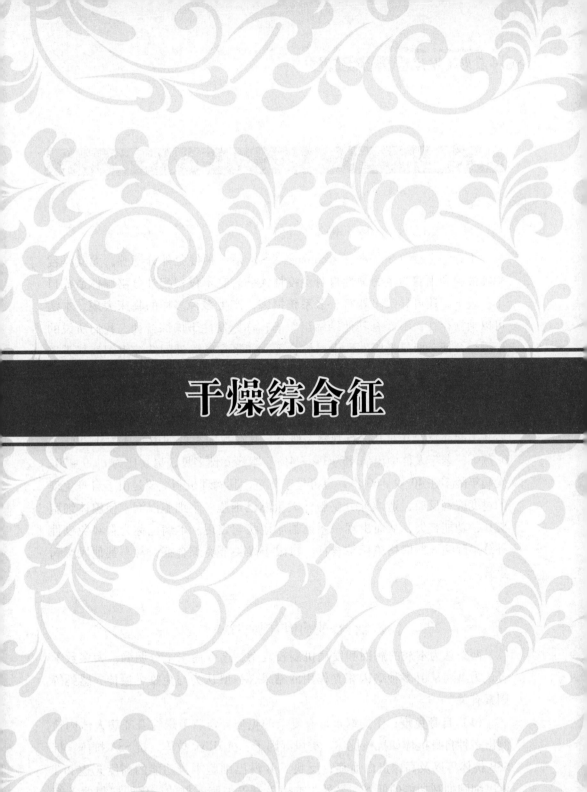

干燥综合征

一、简介

287. 什么是干燥综合征?

干燥综合征（Sjögren's syndrome，SS）是一种侵犯外分泌腺，尤其是侵犯唾液腺和泪腺为主的慢性自身免疫性疾病。它不仅侵犯外分泌腺体造成口干、眼干，还可导致多器官、多系统损害，产生多种多样的临床表现。本病可以独立存在，不伴有其他结缔组织病，称原发性干燥综合征，我们所说的干燥综合征一般是指原发性干燥综合征。如果在已确诊的结缔组织病如类风湿关节炎、系统性红斑狼疮、系统性硬化症等基础上出现干燥综合征，则称为继发性干燥综合征。干燥综合征属全球性疾病。在美国，干燥综合征的发病率仅次于类风湿关节炎。多年来，本病在我国一直较陌生，直至1980年以后才引起注意，并对其进行观察、研究，其在我国人群的患病率为0.29% ~ 0.77%，老年人群中患病率为3% ~ 4%。本病女性多见，男女比为1：9 ~ 20。发病年龄多在40岁 ~ 60岁，也可见于儿童。其病理机制主要是由于自身免疫的过度应答反应，造成外分泌腺体大量淋巴细胞、浆细胞浸润，使腺体细胞破坏，功能丧失，从而出现一系列临床症状与表现。本病也称为自身免疫性外分泌腺病、斯耶格伦氏综合征、口眼干燥关节炎综合征，常与其他风湿病重叠。

288. 干燥综合征的病因有哪些?

西医认为本病的病因和发病机制较复杂，迄今尚未十分明确。大多数学者认为本病是由多种病因相互作用的结果，一般认为与免疫、遗传、感染等因素有关。

（1）自身免疫：干燥综合征有复杂的免疫异常。干燥综合征病人体内检测出多种自身抗体如抗核抗体、类风湿因子、抗 rRNP 抗体、抗 SSA 抗体、抗 SSB 抗体等以及高球蛋白血症，反映了 B 淋巴细胞本身功能的高度亢进和 T 淋巴细胞抑制功能的低下。另外，本病 T 淋巴细胞亚群的变化即抑制性 T 细胞减少，反映了细胞免疫的异常。

（2）**遗传基础**：研究表明，12%的病人家属中有类似干燥综合征的病变。国外有人观察发现，干燥综合征的第一代亲属中有40%的泪液分泌功能减少，这说明干燥综合征的发病与遗传因素有关。专家在对一些有家族病史的人员进行研究发现，在干燥综合征患者家族的其他成员中，常发现有类似于干燥综合征的异常表现。原发性干燥综合征患者，$HLA-B_8$、DR_3基因的出现率很高；继发性干燥综合征患者，$HLA-DR_2$的出现频率很高，可能与$HLA-DR$基因的作用有关。$HLA-DR$基因还与单核-吞噬细胞系统清除免疫复合物的功能缺陷有关，因而使免疫复合物得以局限在唾液腺、泪腺等处，并激发免疫反应。在对免疫遗传的研究测定中，医学家发现人类白细胞抗原中，$HLA-B_8$、DR_3与干燥综合征密切相关，且这种相关又因种族的不同而不同，如西欧人与$HLA-B_8$、DR_3、DW_{52}相关，日本人与$HLA-DR_{53}$相关，这说明干燥综合征有遗传倾向。

（3）**病毒感染**：研究认为，干燥综合征发病与多种病毒感染有关，目前至少有三种病毒如EB病毒、巨细胞病毒、HIV病毒被认为与干燥综合征有关，EB病毒能刺激B细胞增生及产生免疫球蛋白。有医学家在原发性干燥综合征患者中的涎腺（唾液腺）、泪腺、肾脏标本中检测出EB病毒及其DNA基因。①EB病毒：原发性EB病毒感染常侵犯腮腺，但当时并不发生干燥综合征，然而从50%干燥综合征患者的腮腺液中可培养出EB病毒（正常人为20%）。病人腮腺内EB病毒DNA增加，说明病毒被活化，但此现象也见于其他免疫紊乱疾病，并非干燥综合征所特有。因此，EB病毒不是干燥综合征的直接病因，它是作为多克隆B细胞活化剂，可能延续或加重干燥综合征病人的免疫紊乱。②HIV-1病毒：人类免疫缺陷病毒HIV-1感染可产生口干、眼干，但与干燥综合征不同点在于腮腺高度肿大，是$CD8^+$而非$CD4^+$淋巴细胞侵犯组织，自身抗体（RF，抗SSA抗体，抗SSB抗体，抗核抗体）频率不增高，与$HLA-DR_5$、DR_6相关而不是同DR_3、DR_2相关。但干燥综合征患者血清与HIV蛋白-P24反应性增高。③HTLV-1（人T淋巴细胞病毒）：感染可导致口干、眼干及成人T淋巴细胞白血病。

289. 干燥综合征的发病机制是什么？

干燥综合征的发病机制尚不清楚，有人认为本病为自身免疫性疾病。原发性干燥综合征与$HLA-B_8-DRW_3$遗传表型有关，而伴类风湿关节炎的患者与$HLA-DRW_4$相关。患者血清中抗巨细胞病毒的IgM型抗体滴度增高，有某些证据支持 EB 病毒在干燥综合征合并类风湿关节炎发病中起作用。一定周龄的 NZB/NZW 小鼠唾液腺导管有大量淋巴细胞浸润，并出现一系列自身免疫现象，认为这种小鼠存在一种原发的 β 细胞过度反应，为多克隆性质，直接针对多种自身与非自身抗原决定簇，产生多种自身抗体和免疫复合物，包括对抑制性 T 细胞抗体的产生，使其功能缺陷，并延续 β 细胞的过度反应而发病。人类的干燥综合征可能有类似的发病机制，动物模型提供了关于本病的免疫发病机制的几点重要认识：①干燥综合征有较强的免疫遗传因素；②炎症浸润主要是由 T 细胞驱动；③病毒感染能促发自身免疫性唾液腺炎；④产生相对特异性的自身抗体；⑤调节凋亡的基因影响了慢性淋巴细胞浸润。

290. 哪些人容易患干燥综合征?

在医学上，容易患干燥综合征的人群即干燥综合征高危人群，包括以下人群。

（1）家族中有干燥综合征患者。

（2）血缘亲属患有其他的风湿病（如类风湿关节炎、系统性红斑狼疮、系统性硬化症、皮肌炎、混合性结缔组织病等）。

（3）年龄在 40 ~ 60 岁。

（4）长期精神压力过大，经常处于紧张劳累中。

（5）某些病毒感染，如人类疱疹病毒（EB 病毒）。

291. 哪些疾病可继发干燥综合征?

继发性干燥综合征是指在已确诊的结缔组织病如系统性红斑狼疮、类风湿关节炎、混合性结缔组织病、多发性肌炎/皮肌炎、硬皮病等基础上出现的干燥综合征。据不完全统计，几乎所有的自身免疫病均可出现继发性干燥综合征，但最为常见的是类风湿关节炎。病人类风湿关节炎诊断明确，有典型的关节肿痛、晨僵、骨侵蚀，在此基础上又出现了口干、眼干等症状，经口腔科、眼科检查及血液化验符合干燥综合征的诊断，有 35% ~ 55% 的类风湿关节炎病人会出现继发性干燥综合征，尤其好发于中老年类风湿关节炎病人。同样，系统性红斑狼疮、硬皮病、多发性肌炎/皮肌炎在已确诊后，病程中也可出现干燥综合征的表现。

292. 中医学对干燥综合征是怎样认识的?

中医学称本病为"燥痹",早在《内经》中已有论述,如《素问·痹论》曰:"痹或痛,或不痛,或不仁,或寒,或热,或燥……"说明古人早已认识到燥能致痹或燥是痹的表现之一。《素问·阴阳应象大论》中有"燥胜则干"的描述。《素问·至真要大论》中有"嗌干面尘,身无膏泽,足外反热"等燥象表现。

本病起因多端,机制复杂,病因言燥,非单指六淫之燥,既有外部原因,也有内部因素,涉及多脏器、多系统的病理变化。发病多与先天不足、后天失调、外邪侵袭以及饮食、情志等有关。

(1) 先天不足:先天禀赋不足,肝肾亏虚,精血不足,阴津亏耗;或素体为木形之人或火形之人,阴虚体质,内有郁热,血中伏火,多从热化、燥化使阴津亏虚;或先天不足,卫外不固,感受燥邪或风热邪气,使清窍失养,不能濡润筋脉关节、四肢百骸、脏腑而发燥痹。

(2) 后天失调:劳倦过度,或房劳过度,烦劳伤阴;或误治失治,内热津伤;或久病失养,精血内亏;或失血过多,或汗、吐、下后,均可致使津液耗伤,阴血不足而周身筋骨、关节、脏腑等组织失运、失荣,而成燥痹。

(3) 外邪致燥:外邪致燥,并非专指燥邪,与"春初温升""夏热炎炎"及"秋深初凉,西风肃杀"或"久晴无雨,秋阳以暴"有关,五气均可致燥,风暑燥火四邪为阳邪,阳热亢盛伤津耗液;风寒伤人能化热,风热伤人能化燥,热则耗液,燥则伤津;另外,外感温热毒邪,热毒炽盛,燔灼气血,伤津耗液,血脉瘀阻,也发本病。

(4) 情志因素:情志失调,如肝郁化火,或五志过极化火,火热伤津成燥;或情志不遂,气滞血瘀,津液失布而成燥;或思虑劳倦伤及脾脏,营阴受损,机体正常之津液不足,难以为继,也易发为燥痹。清·顾靖远《顾松园医镜》云:"劳倦伤脾,乃脾之阴分受伤者居多。"清·唐宗海《血证论》说:"有瘀血,则气为血阻,不得上升,水津因不得随气上升。"

(5) 饮食失调:饮食不节,过食或嗜食辛辣、香燥、火炙之品,以及膏粱厚味等,湿热内生,损伤脾胃。脾胃虚弱,湿热内蕴,津液不布;或脾胃阴亏,津液乏源;或过用刚烈燥热药物,或服金石药毒,积热酿毒,耗伤阴津,灼津炼液化燥引起本病。

(6) 大行燥邪:气运太过,燥气横逆,天行燥烈之气,如《素问·至真要大论》中"阳明司天，燥淫所胜，则木乃晚荣，草乃晚生，筋骨内变。民病左胠胁痛……草焦上首，心胁暴痛，不可反侧，嗌干面尘，腰痛"。阳明燥金司天，干旱燥盛，大地皴裂，沟河干涸，禾稼枯萎，人居其间，身受燥毒，津液失充并体液受燥毒之蒸而外泄，致津亏液涸，燥痹乃成。

本病所发，为先天禀赋不足，或阴虚或阳疏，津液化生无源，或过食辛燥之品，或感受外邪，多从燥化，或长期情志不遂化火，或因病耗阴失血伤精；津枯液涸，阴虚津液失布，或津少血运滞涩，瘀血内停，津失布达，痹阻脉络，肢体、关节、清窍及脏腑失于濡养，功能受损而致病。其基本病机为津液之化生、运行、敷布失常，五脏六腑及四肢百骸失于濡润滋养。燥邪是发病的关键，津亏是病理的基础。其病位在肢体、关节及口、眼、鼻、咽等孔窍，与肾、肺、心、脾（胃）、肝等脏腑密切相关。本病多为虚证，或虚实夹杂之证，属本虚标实之候，以阴虚津亏为本，以燥、热、毒、瘀为标。

燥邪延绵日久灼伤津血而成瘀，瘀血阻滞气机，气机升降失常，津布障碍，内燥更甚。瘀燥互用，形成恶性循环。燥邪煎灼阴津，日久损及肾、肺、脾（胃）、肝等脏腑，而脏腑本身病变又使气、血、津液不足或输布运行失常而致燥。津伤成燥，燥盛伤津，互为因果，致使多系统、多脏器损害，并多为器质性病变，故本病病程长久，缠绵难愈。

二、诊断

293. 如何早期发现干燥综合征?

干燥综合征是一种并不少见的疾病，其典型的临床表现是口干、眼干，但一部分病人在疾病早期无明显症状，同时一部分人没认识到口干、眼干也是一种病，以至于从起病到确诊往往少则几个月长可达10余年，并且常在出现明显内脏损害如肾小管酸中毒、肺间质纤维化后才确诊，丧失了治疗时机。因此，如何早期发现干燥综合征成为医生和病人关心的问题。一般认为，出现下列情况要考虑本病：①不典型的关节痛，尤其是老年女性，不符合类风湿关节炎诊断标准；②近几月或几年迅速出现龋齿或牙齿脱落；③成年人反复出现腮腺肿大；④眼睑反复出现化脓性感染；⑤不明原因的高球蛋白血症；⑥远端肾小管酸中毒，低钾软瘫；⑦不明原因的肺间质纤维化；⑧不明原因的肝胆管损害；⑨慢性胰腺炎。

 294. 干燥综合征有哪些临床表现？

本病起病多隐匿，并涉及多个系统和器官，如免疫、呼吸、消化、心血管、泌尿、神经系统、眼、口腔等，故临床表现多样。

（1）局部表现：

1）口干燥症：因唾液腺病变，使唾液黏蛋白缺少而引起下述症状。①口干，严重者因口腔黏膜、牙齿和舌发黏，以致在讲话时需频频饮水，进固体食物时必需伴水或流食送下。②猖獗性龋齿，是本病的特征之一。约50%的患者出现多个难以控制发展的龋齿，表现为牙齿逐渐变黑，继而小片脱落，最终只留残根。③成人腮腺炎，50%患者表现有间歇性交替性腮腺肿痛，累及单侧或双侧。大部分在10天左右可以自行消退，但有时持续性肿大。少数有颌下腺肿大，舌下腺肿大较少。④舌部表现为舌痛，舌面干裂，舌乳头萎缩而光滑。⑤口腔黏膜出现溃疡或继发感染。

2）干燥性角结膜炎：此因泪腺分泌的黏蛋白减少而出现眼干涩、异物感、泪少等症状，严重者欲哭无泪。部分患者有眼睑缘反复化脓性感染、结膜炎、角膜炎等。

3）其他：浅表部位如鼻、硬腭、气管及其分支、消化道黏膜、阴道黏膜的外分泌腺体均可受累，使其分泌较少而出现相应症状。

（2）系统表现：本病是一种结缔组织病，除具有口干、眼干外，又具有其他结缔组织病的表现，可出现全身症状如乏力、低热、关节痛、皮疹、淋巴结肿大以及肺、肾、血液、神经系统的损害等。约有2/3患者出现系统损害。

1）皮肤：皮肤干燥、瘙痒，常见的皮疹是紫癜，也有荨麻疹样皮疹，呈多形性、结节红斑。有口唇干裂，口腔溃疡，鼻腔、阴道黏膜干燥。

2）关节：关节痛较为常见，多不出现关节结构的破坏。

3）肾：约半数患者有肾损害，主要累及远端肾小管，可出现肾小管酸中毒。少部分患者出现较明显的肾小球损害，临床表现为大量蛋白尿、低蛋白血症，甚至肾功能不全。

4）肺：大部分患者无呼吸道症状。轻度受累者出现干咳，重者出现气短。肺部的主要病理为间质性病变，另有少部分患者出现肺动脉高压。有肺纤维化及重度肺动脉高压者预后不佳。

5）消化系统：可出现萎缩性胃炎、胃酸减少、消化不良等非特异性症状，患者可有肝脏损害。

6）神经：少数累及神经系统。以周围神经损害为多见。

7）血液系统：本病可出现白细胞计数减少或（和）血小板减少，血小板低下严重者可出现出血现象。本病淋巴肿瘤的发生率远远高于正常人群。

295. 干燥综合征的口腔表现有哪些?

约80%的干燥综合征患者有口干表现，另一些病人虽然唾液流量减少，但无自觉症状。严重口干者随身带水杯，讲话时需频频饮水，进固体食物困难需水送服，半夜醒来饮水解渴或从熟睡中干醒。由于唾液减少，可有味觉减退，出现口角炎等。口腔的另一个重要表现是牙齿的变化，约50%的病人出现多个不易控制的龋齿，先为牙齿逐渐变黑，继而小片脱落，牙齲洞迅速扩大至无法修补，最终只留残根，这称为猖獗齿，常常是干燥综合征的重要特点，这种表现对干燥综合征的特异性几乎达到100%。40%的病人有双侧或单侧腮腺、颌下腺的反复交替性肿大，有的伴疼痛或压痛，有时还有体温升高，多在1~2周内自行消退，腺体永久性肿大者少见。舌腺体受累后出现舌面干、皲裂、牛肉样舌，或舌面光滑、暗红，也可有舌痛、溃疡，还可发生口腔黏膜剥脱及口腔出血，这些变化都是因为唾液腺分泌减少、口干所致。

296. 干燥综合征的眼部表现有哪些?

干燥综合征病人由于泪腺萎缩，泪液分泌减少引起干燥性角结膜炎，出现眼干涩、疼痛、畏光、异物感、沙粒感或烧灼感。早期可有过度流泪，晨起后睁眼困难，内眦有过多黏稠分泌物等症状。检查可见球结膜血管扩张充血，眼睑下垂，轻度的角膜周围感染，结膜混浊，部分病人有血管翳形成，引起结膜皱缩，角膜溃疡、穿孔，葡萄膜溃疡，白内障，青光眼，泪腺肿大。化学性或感情性刺激反应差。发现上述眼部症状时，应及时到眼科检查，以确定是否有干燥综合征。

297. 干燥综合征会引起关节痛吗?

干燥综合征患者除口干、眼干、皮肤干痒等表现外，70%的病人还会出现关节痛，但出现关节炎的很少，有 10% 左右，多无滑膜增生肥厚，可有晨僵，但时间不如类风湿关节炎病人长，多数病人关节痛呈自限性，可反复出现，受累关节通常是大关节，多不对称，有时也可累及较小的关节，一般不造成永久性的关节损伤，很少引起关节间隙狭窄及骨质的侵蚀、破坏。部分确诊的类风湿关节炎病人多年之后可出现继发性干燥综合征，在原有疾病的基础上出现口干、眼干等症状，但较原发性干燥综合征症状轻。因此，诊断原发性干燥综合征应排除类风湿关节炎。有人报告，50% 的类风湿关节炎病人会重叠干燥综合征。

298. 干燥综合征会有皮肤黏膜的改变吗？

干燥综合征的早期病人常无明显的皮肤病变。随着病程的进展，影响汗腺及皮脂腺分泌，可出现皮肤干燥无光泽、环形红斑、多形性红斑和冻疮样红斑，皮肤损害不如系统性红斑狼疮病人那样突出。但是其表现多种多样，出现各种不同的皮疹，可有荨麻疹样皮疹，压之不退色的紫癜样皮疹，往往呈米粒大小、边界清楚的红点，或融合成片高出皮肤，好发于下肢，运动后出现。有的病人皮疹 1～2 周成批出现，以后颜色逐渐变浅，自行消退，留有色素沉着或溃疡。约 25% 病人有雷诺现象。除皮肤的一系列表现外，黏膜也会出现不同的症状，在口腔表现为口腔黏膜干燥，在阴道表现为阴道黏膜干燥，出现局部不适、烧灼感、疼痛，甚至外阴萎缩，性交困难。引起皮肤黏膜病变的主要原因为高球蛋白血症及免疫复合物在小血管或腺体沉积，或使腺体分泌减少，引起黏膜干燥。由于高球蛋白血症及免疫复合物沉积，导致继发性血管炎和非血小板减少性紫癜，局部有灼热和瘙痒感。可融合成片，最后变为褐色，常见于下肢。有些病人有经久不愈的小腿溃疡，有类似冻疮的干疤样皮肤表现。

299. 干燥综合征消化系统的表现有哪些？

干燥综合征在消化系统的表现较多，除因唾液少引起口干、口腔溃疡、牙齿脱落，影响食物的咀嚼外，还可出现环状软骨后食管狭窄，食管运动功能障碍，出现吞咽困难。因腺体分泌减少也易并发慢性萎缩性胃炎及浅表性胃炎，引起消化不良、食欲减退、上腹不适、腹痛腹胀、贫血等。少数还可并发急性或慢性胰腺炎，但多数无明显的临床症状，称为亚临床型胰腺炎，容易漏诊及误诊。因干燥影响胰腺的外分泌功能，使胰液分泌减少，也影响肠道的消化、吸收。干燥综合征还会引起肝功能损害，甚至出现黄疸。25%~28%的病人有肝损害，表现为不同程度的乏力、发热、上腹不适、皮肤瘙痒、肝脾肿大、肝硬化。可有出血倾向、腹水、高胆固醇血症、食管静脉曲张等，多为轻、中度改变。化验如有转氨酶、转肽酶升高，抗线粒体抗体阳性，要想到肝损害的可能，黄疸的轻重与肝损害的程度相平行，应及早发现、及时治疗，以免进展为肝硬化而预后不良。

300. 干燥综合征呼吸系统的表现有哪些？

干燥综合征可累及鼻、喉、支气管黏膜，32%的病人鼻黏膜干裂出血，半数病人鼻腔干燥结痂，鼻腔阻塞，黏膜萎缩，嗅觉不灵，可有鼻中隔穿孔。80%的病人咽喉干燥疼痛或声音嘶哑，黏液不易咳出，胸闷气喘，也可表现为慢性支气管炎、支气管扩张、间质性肺炎，常并发肺部感染，最终发展成肺间质纤维化，后期出现肺动脉高压，发展成肺源性心脏病，重者呼吸困难，可因感染而危及生命。有60%~70%的病人肺功能异常，主要为小气道受累，弥散功能和限制性功能异常，其中有50%~75%的病人可见X线片异常，呈肺间质病变、肺泡炎、纤维性肺炎等。血气检查发现血氧分压下降，血氧饱和度降低，肺高分辨CT可清晰显示肺间质纤维化的程度。干燥综合征对肺的影响是慢性、渐进性的，10~15年或更长时间才会形成，因此要定期进行肺部检查。

301. 干燥综合征有神经系统的症状吗？

10%的干燥综合征患者可有各种各样的神经系统症状，但不如系统性红斑狼疮多见，预后也较系统性红斑狼疮好。干燥综合征神经系统病变进展缓慢，主要为血管炎所致，可分为中枢神经系统病变和周围神经系统病变。中枢神经系统病变的发病率低，多为暂时性功能障碍，也可反复发生而致积累性神经损害，如癔症、躯体性精神病性焦虑－抑郁综合征、癫痫、共济失调、脑神经病变、偏盲、幻觉、猜疑、迫害妄想、木僵昏迷、脑梗死、脑出血，甚至可导致死亡。仅有5%的病人出现严重的中枢神经系统病变。周围神经系统病变较中枢神经系统病变多见，但易漏诊。常累及三叉神经及其他感觉神经和运动神经，导致感觉过敏、感觉缺失或运动障碍，如面神经麻痹、肢体麻木疼痛、腕管综合征等。神经系统病变主要是冷球蛋白血症和（或）高球蛋白血症及免疫复合物沉积造成的血管炎所致，因此，干燥综合征病人一旦有神经系统症状应及早进行脑 CT、磁共振等检查，及早诊断治疗，延误诊治往往使中枢神经系统病变不可逆转。

302. 干燥综合征有哪些肾损害的表现？

干燥综合征约 1/3 的病人有肾损害，主要为间质性肾炎，受累部位多为远端肾小管，可引起 I 型肾小管酸中毒，近端肾小管及肾小球受累少见。远端肾小管病变占 90% 以上，主要表现为肌肉软瘫无力，丧失自主活动能力。先从四肢开始，继而导致翻身、抬颈、坐起困难，甚至呼吸困难，补钾后症状消失，症状经常复发，易诊为周期性低血钾麻痹。远端肾小管受累后，对抗利尿激素的反应降低，水重吸收功能障碍，引起多尿、烦渴，尿量可达每天 3000ml 以上，尿浓缩功能下降，夜尿增多。严重的干燥综合征还可引起肾性骨病和泌尿系结石。少数病人有肾小球肾炎，表现为高血压、少尿、蛋白尿等。肾组织活检可见肾间质有大量淋巴细胞及浆细胞浸润，肾钙质沉着，肾小管上皮细胞退行性病变，并被浸润的淋巴细胞和增生的纤维结缔组织所代替。肾小管内可见到蛋白管型，基底膜有 IgG 和补体 C_3 的沉积，肾小球大多有系膜性改变，基质增多，偶可见新月体形成和肾小球纤维硬化。

303. 干燥综合征还有哪些症状？

约 10% 的干燥综合征患者有发热现象，发热可为本病的初发症状，亦可在发展过程中发生，常为不规则低热，在急性病例中热度可较高。肌肉和皮肤病变也是本病的两组常见症状，皮肤病变通常是干燥综合征患者首先应注意的症状。皮损往往先于肌肉数周至数年发病，少数先有肌病，随后出现皮损，部分患者肌肉和皮肤同时发病。骨软化症、佝偻病是干燥综合征合并肾小管酸中毒最常见的骨骼病变。另外，本病还可出现雷诺征、骨质疏松、甲状腺功能减退、心包积液、淋巴瘤等。有很多女性干燥综合征患者在患病之前，会出现全身性的疼痛和无力现象，阴道干涩让女性承受着巨大的痛苦。儿童和青年的干燥综合征患者起病较急，少数患者因肌痛而就诊。包涵体肌炎的病程可长达数年而就诊。

304. 干燥综合征晚期会出现哪些症状?

晚期干燥综合征患者身体的各个系统都会出现不同的症状。①口腔: 不能进干食, 舌红无苔, 吞咽困难, 可伴有牙龈炎、口角干裂、口臭等。②眼: 可见红眼病、眼睛内溃疡, 有的可以出现突眼等。③呼吸道: 可有气管炎、间质性肺炎、肺不张等。④消化道: 形成萎缩性胃炎, 也可以有胰腺炎及肝脾肿大。⑤泌尿道: 形成间质性肾炎、肾小管酸中毒、肾性糖尿、肾小球肾炎等。⑥神经系统: 中枢神经受累表现有精神障碍、抽搐、偏盲、失语、偏瘫、截瘫、共济失调等。⑦肌肉关节: 可以有肌肉疼痛、关节疼痛, 也可以出现周期性瘫痪。⑧皮肤黏膜及淋巴: 结节性红斑、紫癜、雷诺现象、皮肤溃疡、阴道干燥萎缩、淋巴结肿大等。⑨假性淋巴瘤及恶性淋巴瘤: 可能会出现。

305. 干燥综合征常用的眼部检查有哪些?

一般来说, 要想明确诊断是不是干燥综合征, 一些眼部的检查是需要的, 有助于对泪腺的损害程度作出判断。眼部检查一般有下列4项: ①滤纸试验 (Schirmer 试验): 即眼泪流量测定, 以 5mm×35mm 滤纸, 在 5mm 处折弯, 放入下结膜囊内, 5 分钟后观察泪液湿润滤纸长度, ≥15mm 为正常, 如 <10mm 则为异常, 表示有眼干; ②泪膜破裂时间 (BUT 试验) 测定: 短于 10 秒为异常; ③角膜染色试验: 1% 孟加拉红染色, 在裂隙灯下角膜染色点超过 10 个为异常; ④结膜活检: 凡结膜组织中出现灶性淋巴细胞浸润者为异常。

306. 干燥综合征需做哪些口腔检查?

干燥综合征的口腔检查有下列4项: ①唾液流率: 唾液腺有病变时未经刺激的自然唾液流率减少。各年龄组的正常值有差异, 平均为每分钟 ≥ 0.6ml, 老年人更低; ②腮腺造影: 经口腔腮腺开口注入造影剂, 腮腺有病变时导管及腺体有破坏现象。X 线片可见导管变形、扩张、狭窄或阻塞。此项检查简便易行, 副作用少, 易被接受, 敏感性、特异性均高, 对诊断干燥综合征有很大帮助; ③唇腺活检: 下唇的活检组织中可见腺体、导管周围有淋巴细胞、浆细胞浸润, 腺泡萎缩、导管扩张、小叶数量减少, 晚期腺体减少由脂肪代替，纤维组织增生，有时可见腺上皮细胞化生；④同位素造影：唾液腺功能低下时其摄取和排泄均低于正常。

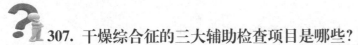

307. 干燥综合征的三大辅助检查项目是哪些？

（1）**泪腺功能检测**：滤纸试验，低于 10mm 为异常；泪膜破裂时间测定：短于 10 秒为异常；角膜染色试验：1% 孟加拉红染色，在裂隙灯下角膜染色点超过 10 个为异常。以上阳性符合干燥性角结膜炎，是干燥综合征常见的辅助检查项目。

（2）**组织病理**：主要是泪腺、腮腺和颌下腺的检测。其病理表现为泪腺、腮腺和颌下腺等体内呈大量淋巴细胞浸润，以 β 细胞为主，干燥综合征重症病例 β 细胞浸润可似淋巴结的生发中心，腺体萎缩，后期被结缔组织替代。腺外的淋巴样浸润可累及肺、肾或骨骼肌等引起其功能障碍。

（3）**唾液腺检测**：有唾液分泌量测定（含糖试验以蔗糖压成片，每片 800mg，放在舌背中央，记录完全溶解所需时间，< 30 秒正常；唾液流率测定以中空导管相连的小吸盘，以负压吸附于单侧腮腺导管开口处，收集唾液分泌量，正常 > 0.5ml/min）。腮腺造影，以 40% 碘油造影，观察腺体形态，有否破坏与萎缩，造影剂在腮腺内停留时间，腮腺导管狭窄或扩张，腮腺同位素 ^{131} 碘或 ^{99m} 锝扫描，观察放射活性分布情况，其排泌和浓集有否迟缓或降低以了解分泌功能。从唇腭或鼻黏膜活检观察腺体病理改变，以上两项阳性符合干燥综合征。

308. 干燥综合征有哪些实验室检查异常？

干燥综合征是自身免疫性疾病，约 70% 的病人血液中可检测出抗 SSA 抗体和抗 SSB 抗体，而且这些抗体的滴度较高，对干燥综合征的诊断有特异性。80% 左右的病人类风湿因子阳性，其滴度一般高于 1:32 时有意义，但因它可出现在多种自身免疫性疾病及非风湿性疾病，在干燥综合征中无特异性，只代表人体免疫功能的失调。干燥综合征还会有很多其他自身抗体，25% 的病人抗磷脂抗体阳性，20% 的病人抗线粒体抗体阳性，10% 的病人有低滴度的抗 dsDNA 抗体，有些病人也可以有抗 rRNP 抗体。80% 的病人出现循环免疫复合物，说明有网状内皮系统清除功能障碍。血清冷球蛋白阳性，代表有腺体外损害。95% 的病人 γ 球蛋白含量升高，可达 58%，IgG、IgM 也可增高。

血常规可见白细胞、血红蛋白、血小板偏低，但多为单系低，很少有两个系统都低的，出现临床表现者不多见。

309. 如何自我诊断干燥综合征？

重视干燥综合征的早期自我诊断，早期发现，以便能早期治疗，减少干燥综合征造成的伤害。是否患了干燥综合征，可以根据以下症状进行自我判断。

（1）口干症状出现：①感觉口干达3个月以上，并且喝水无法缓解；②进食干性食物（如饼干）一定要用水帮助才能咽下；③夜间睡后被口干干醒达3次以上。

（2）眼干症状出现：①有眼干的症状超过3个月以上；②无沙眼等明显眼疾的情况下，眼部有沙粒感；③每天必须使用眼泪替代品（滴眼液）超过3次以上用于润眼。

（3）辅助诊断干燥综合征：①有不明原因的关节痛；②反复或持续出现唾液腺（腮腺）肿大；③近几个月或几年逐渐出现龋齿或牙齿脱落。

310. 干燥综合征的诊断标准有哪些？

比较常用的标准有以下几个。

（1）国内标准：是常用的诊断干燥综合征的标准。主要标准：抗SSA抗体阳性和（或）抗SSB抗体阳性。次要标准9项：①眼干和（或）口干持续3个月以上；②腮腺反复肿大或持续性肿大；③猖獗齿；④滤纸试验≤5mm/5分钟或角膜荧光染色阳性；⑤自然唾液流率≤0.03ml/分钟或腮腺造影异常；⑥唇腺活检异常；⑦肾小管酸中毒；⑧高球蛋白血症或高球蛋白血症性紫癜；⑨类风湿因子阳性或抗核抗体阳性。必须除外其他结缔组织病、淋巴瘤、艾滋病、淀粉样变和移植物抗宿主病。一条主要标准和至少3条以上次要标准可诊断。本标准具有较高的特异度（98.2%）和敏感度（94.1%）。

（2）欧洲诊断标准：①有3个月的眼干涩感，或眼有沙粒感，或每日需用3次以上的人工泪液。凡有其中任意1项者为阳性；②有3个月的口干症，或进干食时需用水送下，或有反复出现或持续不退的腮腺肿大。凡有其中任意1项者为阳性；③滤纸试验≤5mm/5分钟，或角膜荧光染色指数≥4；④唇腺活检的单核细胞浸润≥$1/4mm^2$；⑤腮腺造影、唾液腺同位素扫描、唾液流率中有任意 1 项阳性者；⑥血清抗 SSA、抗 SSB 抗体阳性。凡具备上述 6 项中的至少 4 项，并除外其他结缔组织病、淋巴瘤、艾滋病、结节病、移植物抗宿主病可诊为原发性干燥综合征。有某些确诊的结缔组织病同时有上述①或②，另又有③、④、⑤中的 2 项阳性则诊为继发性干燥综合征。

（3）FOX 标准： ①口干症状及唾液流率减少；②滤纸试验及角膜荧光染色试验阳性；③唇腺活检每 4mm² 至少有 2 个灶性淋巴细胞浸润；④大于正常滴度的类风湿因子或抗核抗体或抗 SSA 抗体和（或）抗 SSB 抗体阳性。必须除外其他已分类结缔组织病、淋巴瘤、艾滋病、移植物抗宿主病。具备 4 条者可以确诊原发性干燥综合征，3 条为可疑原发性干燥综合征。

（4）目前公认的诊断标准是 2002 年干燥综合征国际分类（诊断）标准，具体如下：

干燥综合征分类标准的项目：

Ⅰ口腔症状：3 项中有 1 项或 1 项以上。①每日感口干持续 3 个月以上；②成年后腮腺反复或持续肿大；③吞咽干性食物时需用水帮助。

Ⅱ眼部症状：3 项中有 1 项或 1 项以上。①每日感到不能忍受的眼干持续 3 个月以上；②有反复的沙子进眼或沙磨感觉；③每日需用人工泪液 3 次或 3 次以上。

Ⅲ眼部体征：下述检查任意 1 项或 1 项以上阳性。①Schirmer Ⅰ试验（+）；②角膜染色（+）。

Ⅳ组织学检查：下唇腺病理示淋巴细胞灶≥1。

Ⅴ唾液腺受损：下述检查任意 1 项或 1 项以上阳性。①唾液流率（+）；②腮腺造影（+）；③唾液腺同位素检查（+）。

Ⅵ自身抗体：抗 SSA 或抗 SSB（+）（双扩散法）。

上述项目的具体分类：

1）原发性干燥综合征：无任何潜在疾病的情况下，有下述 2 条则可诊断：

a. 符合上述条目中 4 条或 4 条以上，但必须含有条目Ⅳ（组织学检查）和（或）条目Ⅵ（自身抗体），需至少 1 条阳性；

b. 条目Ⅲ、Ⅳ、Ⅴ、Ⅵ 4 条中任意 3 条阳性。

2）继发性干燥综合征：患者有潜在的疾病（如任意一结缔组织病），而符合条目Ⅰ和Ⅱ中任 1 条，同时符合条目Ⅲ、Ⅳ、Ⅴ中任意 2 条。

3）必须除外：颈头面部放疗史、丙肝病毒感染、艾滋病、淋巴瘤、结节病、移植物抗寄主（GVH）病，抗乙酰胆碱药的应用（如阿托品、莨菪碱、溴丙胺太林、颠茄等）。

 311. 儿童干燥综合征的症状表现有哪些？

（1）**眼干**：由于泪腺分泌减少所致的眼部干涩、烧灼感，严重者哭时无泪，严重的眼干可导致丝状角膜炎，引起严重的异物感、眼红、怕光及视力下降甚至失明。

（2）**皮肤黏膜**：可出现紫癜样皮疹，结节性红斑，外阴分泌腺常受累，外阴皮肤与阴道干燥及萎缩。

（3）**口干**：由于唾液减少所致，儿童患者虽有唾液量减少，却无自觉症状，严重者常频频饮水；部分儿童还会有牙齿逐渐发黑，呈粉末状或小片脱落；舌面干，有皲裂，舌乳头萎缩，使舌面光滑，舌痛，可出现溃疡；腮腺或颌下腺可反复，腮腺肿大为多见，此种表现儿童较成人多见。

 312. 更年期干燥综合征有哪些症状特征？

女性一旦进入更年期，身体各方面都会出现很大的变化，很容易受到干燥综合征的侵害。因此，了解和认识更年期干燥综合征的症状对于患者康复有着很关键的作用。更年期干燥综合征有以下症状。

（1）**口干**：63%有龋齿，40%口腔唾液腺肿大。

（2）**眼干**：有眼摩擦异物感或无泪，泪腺一般不肿大，或轻度肿大。

（3）**皮肤**：黏膜皮肤干燥，口腔溃疡，鼻腔、阴道黏膜干燥。

（4）**关节与肌肉**：70%～80%有关节痛，甚至发生关节炎，但破坏性关节炎少见。可出现肌无力，5%发生肌炎。

（5）**肾**：近半数并发肾损害，常见受累部位是远端肾小管，临床表现分为症状型和亚临床型肾小管酸中毒。前者表现为血 pH 低下和尿不能酸化（pH＞6）。亚临床型可通过氯化铵负荷试验测到。肾小管酸中毒的并发症有：①周期性低血钾性麻痹；②肾性软骨病；③肾性尿崩症。近端肾小管受累表现有氨基酸尿、磷酸尿、糖尿、β2－微球蛋白尿。肾小球受累者少见，但预后很差。

（6）**肺**：17%的患者有干咳，但不发生反复肺部感染。50%的患者支气管肺泡冲洗液中有过多的炎症细胞，表明有肺泡炎症存在，仅有少数病人发生弥漫性肺间质纤维化。肺功能检查常显示功能下降，但多无临床症状。

(7) 消化系统： ①萎缩性胃炎，胃酸分泌功能低下，胃酸缺乏；②小肠吸收不良；③胰腺外分泌功能低下；④肝大，血清转氨酶升高，有黄疸者肝病理活检常呈慢性活动性肝炎的改变。

313. 干燥综合征需与哪些疾病相鉴别？

(1) 类风湿关节炎： 两者有很多相似之处，如都有关节症状。75%的干燥综合征可有类风湿因子阳性，但关节症状少见，关节畸形更是罕见。类风湿关节炎以慢性、多发性、对称性关节炎为主要表现，常有特征性关节改变。病情迁延且病变较重的类风湿患者，尤其是中年女性，可重叠继发性干燥综合征。

(2) 系统性红斑狼疮： 两者确有很多相同的表现，如女性患者多见，关节症状不严重等。13%的干燥综合征患者也可出现 dsDNA 抗体阳性，但其阳性率多低于30%，而活动期系统性红斑狼疮多高于30%。系统性红斑狼疮多见于青年女性，常有发热、特征性皮疹、关节痛，病变从一个系统逐渐发展到多系统，脏器损害较为严重，常见肾脏病变，出现蛋白尿。而干燥综合征多发于 40~60 岁的女性，脏器损害并不常见。

(3) 系统性硬化症： 系统性硬化症病变累及食管时，也会出现吃东西时吞咽困难，易与干燥综合征的口干吞咽不利相混淆，但系统性硬化症的吞咽困难并不因为多喝水而能解决；且吞咽困难的部位也不一样，干燥综合征多发生在食管上端，系统性硬化症多在胸骨下水平。另外，其他表现也不相同，两者不难区别。

三、治疗

314. 干燥综合征治疗的目的和原则是什么？

干燥综合征治疗的目的是预防因长期口、眼等干燥造成的局部损伤；密切观察随诊病情的变化，防止系统性损害；而一旦出现系统受累，则应及时积极治疗，保护重要脏器的功能等。说到底，就是尽可能阻止病情的发展，减轻和预防干燥综合征所引起的局部和系统损害。

干燥综合征的治疗应遵循以下原则：本病的治疗虽然有一定共性，但也应该强调个体化治疗，不同的患者治疗方法不同，疾病不同阶段的治疗方案也可能不一样，病情轻重不同治疗也不一样。病情较轻且无明显内脏系统受累者，以对症治疗和替代治疗为主；而有内脏系统损害或处于活动期的患者，应该予以强有力的治疗；继发性干燥综合征，以治疗原发病为主。因此，本病的治疗应该在专科医生的指导下进行，并需要定期随诊、复诊，必要时根据病情调整治疗方案。

315. 干燥综合征的治疗方法有哪些？

干燥综合征的治疗是综合性的，包括一般治疗、局部代替治疗、全身或系统性治疗以及中医药等多种治疗方法。

（1）一般治疗：适当休息，保证睡眠充足，避免过劳，戒烟酒，室内保持一定湿度，预防呼吸道感染。

（2）局部代替治疗：眼干者给予人工泪液滴眼，以减轻眼干症状；口干者要经常喝水，或柠檬汁解渴，或应用药物刺激腺体的分泌。

（3）全身或系统性治疗：关节肌肉疼痛者可使用非甾体类抗炎药对症治疗；当病情严重时可考虑用激素及免疫抑制剂等。

（4）中医药治疗：包括中药辨证治疗，以及中成药、单验方、饮食治疗。

（5）其他治疗：如血浆置换疗法、干细胞移植或骨髓移植疗法以及生物制剂等，多用于难治性或危重病例，目前还在探索当中，不是很成熟。另外，还可根据病情选择中药外治、针灸推拿、物理疗法、运动疗法、心理疗法等。

316. 干燥综合征的西医治疗方法有哪些？

一般来说，干燥综合征病情严重者、病情处于活动期者，建议西医治疗为主。西医治疗又以药物为主，一般西药治疗干燥综合征遵循以下方案。

（1）尽量避免应用减少唾液腺、泪腺分泌的药物，以免加重口干、眼干等症状。

（2）对症替代治疗：眼干可用人工泪液，常用 0.5% ~1% 甲基纤维素眼液滴眼，0.5 ~3 小时一次，也可用硫酸软骨素滴眼液等，可使约50%的患者缓解症状，防止眼部并发症，对尚保存部分泪腺功能的患者，用电凝固法闭塞鼻泪管可使有限泪液聚积，缓解干燥症状。若有角膜上皮脱落及溃疡，可用抗生素类滴眼液或眼膏，如四环素眼膏等。除非有特殊指征，应避免局部使用皮质激素类药物如可的松眼膏，以免角膜变薄，甚至穿孔。口干可用人工唾液，也可用液体湿润口腔，缓解症状；口腔唾液减少易发生感染，常见念珠菌感染，局部用制霉菌素，平时注意口腔卫生，定期作牙科检查，防止或延缓龋齿发生，可服用溴己新（必嗽平）16mg，3次/日，有刺激腮腺分泌作用，若腮腺唾液减少，可发生化脓性腮腺炎，及早应用抗生素。鼻腔干燥可用生理盐水滴鼻，不可用含油剂润滑剂，以免吸入引起类脂性肺炎；皮肤干燥、阴道干燥等都要进行相应的专科治疗，使用润滑保湿的药物。

（3）伴有关节肌肉症状者，可用非甾体类抗炎药，如双氯芬酸钠、莫比可、布洛芬、塞来昔布、尼美舒利等。

（4）病情较轻者，尤其泪腺或唾液腺功能未完全丧失者，可用氯喹或羟氯喹。

（5）病情较重者，如出现血管炎、神经系统病变、间质性肺炎、肾小球肾炎、白细胞减少等系统损害时，可考虑用激素，如醋酸泼尼松片每日 10～60mg；对于病情进展迅速者可同时联合免疫抑制剂治疗，如甲氨蝶呤、环磷酰胺及硫唑嘌呤等。需要注意的是，激素和免疫抑制剂是不能随便应用的，具体的治疗方案应由专科医生根据病情制定。出现有恶性淋巴瘤者宜积极及时地进行联合化疗。

（6）继发性干燥综合征以治疗原发病为主，并辅以对症治疗。

（7）其他治疗：如各种内脏受累的对症支持治疗等。

317. 中医怎样治疗干燥综合征？

中医辨证治疗干燥综合征，首先应遵循"燥者濡之""燥者润之"的原则，扶正祛邪，调理脏腑气血阴阳，通达气机。法当滋阴润燥，益气养血，同时兼顾清热、祛瘀、通络，根据具体病理变化和个体差异不同而有所侧重。虚者扶正为主，滋阴润燥、补气生津、益气养血等；实者祛邪为主，清热解毒、活血化瘀等；虚实夹杂者，扶正祛邪兼顾，活血养血润燥等。滋阴润燥应以甘寒凉润为主，慎用苦寒，也不宜过用滋腻之品。在治疗中，要重视本病的双重性与复杂性，并注意顾护胃气。

（1）**阴虚热毒证**：口干，双目赤涩热灼，咽干咽痛，肢体关节热痛，肌肤红斑；发颐或瘰疬，口苦，口臭，齿龈肿痛，鼻干鼻衄，大便干结，小便黄赤；舌质干红，苔少或黄燥；脉弦细数。治法：清热解毒，滋阴润燥。方药：化斑汤（《温病条辨》）加减。

（2）阴虚血瘀证：口干目涩，孔窍干燥，肢体关节枯削刺痛，五心烦热，肌肤甲错、瘀斑瘀点；口干但欲漱水不欲咽，两目红赤或有异物感，面色晦暗，痛有定处，腰膝酸软，颧红盗汗，失眠多梦，发干齿枯脱块，大便干结，尿少黄；舌质暗红或有瘀斑点，苔光或薄黄燥；脉虚而涩，或沉细涩。治法：养阴润燥，活血化瘀。方药：桃红四物汤（《医宗金鉴》）合增液汤（《温病条辨》）加减。

（3）阴虚津亏证：为燥痹的基本证型，因燥邪所伤脏腑不同，可分为几个亚型。

①肺阴亏虚证：口干鼻燥，肢体关节枯削疼痛，咳嗽少痰，盗汗；咽喉燥痛，声音嘶哑失声，双目干涩，皮肤干燥，心烦、午后低热或手足心热，失眠多梦，大便秘结。舌质红，少苔；脉沉细数，或细数。治法：滋阴润肺，清热生津。方药：百合固金汤（《慎斋遗书》）合贝母瓜蒌散（《医学心悟》）加减。

②心阴亏虚证：口眼干燥，唇舌燥裂，心悸、怔忡，肢体关节枯削疼痛，胸闷胸痛；心烦躁扰不宁，惊惕多梦，或忐忑不安，低热，小便短少，唇色发绀；舌红少津，或无苔，或舌光剥；脉细涩，或结代。治法：滋阴润燥，补心安神。方药：天王补心丹（《校注妇人良方》）加减。

③胃阴亏虚证：眼干口燥，肢体关节枯削疼痛，时时饮水，胃脘隐痛；少泪少唾，进干食需水送服，齿浮齿衄，纳呆食少，干呕呃逆，大便干结；舌红少津，或有裂纹，苔薄净，或花剥苔，或镜面舌；脉细，或细数。治法：益胃生津，养阴润燥。方药：益胃汤（《温病条辨》）合玉女煎（《景岳全书》）加减。

④肝肾阴虚证：口干目涩，肢体关节枯削疼痛，头晕目眩耳鸣，腰膝酸软；视物模糊，胸胁隐痛，爪甲枯槁，五心烦热，骨蒸盗汗，筋脉挛急，夜寐不宁，男子遗精，女子月经量少，阴道干涩；舌质红，少苔；脉沉弦，或细数。治法：滋养肝肾，养阴生津。方药：六味地黄汤（《小儿药证直诀》）合一贯煎（《续名医类案》）加减。

（4）气虚津亏证：孔窍干燥，神疲乏力，肢体关节酸痛；七窍干涩，倦怠嗜卧，腹胀，食少纳呆，心悸气短，汗出，大便不畅或无力；舌质淡红或淡白，边有齿痕，苔少或无苔；脉沉细无力。治法：补气生津，增液润燥。

方药：补中益气汤（《脾胃论》）合增液汤（《温病条辨》）加减。

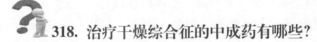

318. 治疗干燥综合征的中成药有哪些?

专门治疗干燥综合征的中成药是没有的。但是，根据病情及症状选用一些中成药制剂治疗是有效的。常用药物简单介绍如下，仅供参考。①枸杞地黄口服液：滋肾养肝，用于肝肾阴亏的眩晕、耳鸣、目涩畏光、视物昏花。一次 10ml，每日 2 次。注意事项：脾胃虚寒，大便稀溏者慎用。②知柏地黄丸：滋阴降火，用于肝肾阴虚，虚火上炎证：头目昏眩，耳鸣耳聋，虚火牙痛，五心烦热，腰膝酸痛，血淋尿痛，遗精梦泄，骨蒸潮热，盗汗颧红，咽干口燥，舌质红，脉细数等。每次 6g，一日 2 次。③活血生津丸：活血生津。主治气血瘀阻，腮腺部酸胀，口干咽燥，眼干目涩，头晕目眩，皮肤粗糙，色黯发斑，四肢关节疼痛不利，舌黯少津，或青紫有瘀点，脉细涩。其他如口干、眼干、皮肤干燥可服用虫草清肺胶囊、养血当归颗粒、六味地黄丸、芪苓益气颗粒、沙参麦冬颗粒、养阴清肺颗粒等。关节疼痛可用肿痛安胶囊、复方伸筋胶囊等。另外，雷公藤多苷片、昆仙胶囊、白芍总苷胶囊等中药提取物也可配合应用。

319. 治疗干燥综合征的单验方有哪些?

单方或者验方有时候能治疗一些疾病，但不具有普遍性。因此，应在正规治疗的同时，在医生指导下，根据病情可配合一些单验方治疗，有时可取得一定疗效。

（1）鲜芦根 30g，生甘草 6g。加水适量，煎汤代茶，频频饮之。

（2）麦冬 30g，桔梗 20g，甘草 6g。开水浸泡后，当茶饮或漱口。

（3）枸杞子 30g。嚼烂，每晚 1 次，坚持不断。可缓解口中干渴。

（4）生山药 30g。研细末，每早空腹开水送下，晚上临睡前取蜂蜜 60ml，开水冲服。

（5）梨汁、荸荠汁、鲜芦根汁、藕汁（或甘蔗汁）、麦冬汁各适量。和匀，代茶频饮。

（6）莲子心。开水沏，浓淡适宜，每日 2~3 次。可预防口干舌燥。

（7）蜂蜜 5ml，米醋 10ml。开水冲服，每天早晚各 1 次。

（8）生地、熟地、天冬、麦冬、山药、肉苁蓉各 15g。水煎去渣，加牛奶 250ml 冲服。适用于口干舌燥，皮肤干燥，大便秘结者。

（9）三紫汤：紫草、紫竹根、紫丹参。煎水代茶饮。

（10）健脾益气增液汤：太子参、生黄芪、党参、云苓、天花粉、麦冬、甘草等。水煎服，日1剂。

（11）润燥六黄汤：生地、熟地、黄连、黄芩、黄柏、当归、麦冬、天门冬、玄参、黄精。水煎服，日1剂。

320. 干燥综合征的食疗方法有哪些?

（1）菊花罗汉果饮： 白菊花、罗汉果。将以上两味放入茶杯中，用沸水冲泡代茶饮。每日1剂，不拘时频饮。清热润肺明目。主治：干燥综合征风热肺燥，口干咽燥，两目干涩，口渴，尿黄便结。

（2）杏仁露： 取甜杏仁10g，藕粉50g。将甜杏仁炒熟研粉，加入藕粉，开水冲成糊状即可。随时食用，可清肺润燥。

（3）枇杷膏： 枇杷叶、川贝、麦芽糖、蜂蜜。将枇杷叶放入砂锅内，加清水煎两次，去渣浓缩后，加川贝末、麦芽糖、蜂蜜收膏。每次取适量用开水冲服，每日2~3次。清肺化痰，润燥止咳。主治：干燥综合征阴虚肺燥，咽干口燥，干咳痰少，目涩而干，小便黄赤，大便干燥等。

（4）沙参心肺汤： 沙参、麦冬、猪心、猪肺。将沙参、麦冬用纱布包好，与洗净的猪心、猪肺及葱段同置砂锅内加水，先用武火煮沸后，改用文火炖约两个小时，视心肺熟透，稍加盐及调料即可。每次适量食用，可连用数日。滋阴润燥。

（5）菠菜鸭蛋汤： 取菠菜50g，鸭蛋2只。将锅中加水煮沸放入搅匀的鸭蛋，等蛋白凝固时，放入洗净的菠菜，稍煮，淋上麻油调味即可。佐餐食用，可清热润肺。

（6）菊花粥： 菊花50g煎汤，再与粳米100g同煮粥，具有清暑热、散风热、清肝火、明眼目的作用，对风热感冒、心烦、咽燥、目赤肿痛等有一定效果。

（7）麦门冬粥： 用麦门冬20~30g，煎汤取汁，再以粳米100g煮粥待半熟，加入麦门冬汁和冰糖适量同煮。麦门冬可养阴生津，对肺燥、干咳、少痰等症效果较好。

（8）梨子粥： 取梨2个，洗净后连皮带核切碎，加粳米100g煮粥。具有生津润燥、清热化痰的功效，可用做秋季保健食品。

（9）芝麻粥： 将黑芝麻适量淘洗干净，晒干后炒熟研碎，每次取 30g，同粳米 100g 煮粥。芝麻可润五脏、补虚气。

（10）花生粥： 连衣花生 45g，粳米 60g，冰糖适量，将花生连衣捣碎，与粳米、冰糖一同入砂锅，加水适量煮粥，每日晨起空腹食用，可健脾润肺。

（11）木耳粥： 将白木耳 5~10g 浸泡发胀，加粳米 100g，大枣 3~5 枚同煮粥。白木耳味甘性平，有滋阴润肺、养胃生津的作用。

（12）参竹肺： 沙参、玉竹，猪肺。将猪肺用清水洗净，切块，放入沸水内余出血水，将肺捞出，与沙参、玉竹同放砂锅内，加清水 2500ml，并放入葱、姜等，用武火烧沸后，打去浮沫，改用文火炖一个半小时左右，至肺烂熟即成。养阴润燥。主治：干燥综合征阴虚肺燥，口鼻咽干，口渴失眠，两目干涩，手足心热，尿少便干等。

（13）凉拌荸荠萝卜丝： 荸荠 100g，白萝卜 100g。白萝卜去皮切丝，用盐渍 10 分钟，冷开水冲洗。荸荠去皮切丝，与白萝卜丝、调料生拌食用。佐餐食用，可清热润肺。

（14）红花山楂糕： 红花 15g，山楂 500g，冰糖 500g，将红花煮汤取汁，加入去核山楂与冰糖，煮烂，冷却后凝结成块，即可食用。可活血生津。

321. 干燥综合征还有哪些其他治疗方法？

（1）针灸疗法： ①干燥综合征发热：针刺肺俞、大椎、三阴交、肾俞、神门、合谷等，发热较甚者加曲池、行间，以毫针浅刺，平补平泻法。②口眼干燥属肝肾阴虚：针刺肝俞、肾俞、百会、内关、阴陵泉。③腮腺肿大：针刺中渚、太冲、阳陵泉。④干燥综合征纳差：针刺中脘、脾俞、胃俞、三阴交等穴，毫针浅刺，平补平泻法。⑤清燥解毒通络针刺法：曲泽、太冲、血海、三阴交、太溪为主穴。⑥耳针主穴：肾、皮质下、内分泌、神门。口干加口；眼干涩加眼；腮肿加腮、脾；关节痛加肝及相应部位；外阴干涩加卵巢。方法：针刺留针 30 分钟，其间行针。

（2）推拿治疗： ①干燥综合征发热：点按大椎、曲池、三阴交、合谷，提拿肩井，拔十指关节，掐指甲根，再揉捏十指关节及指根部位，如此反复数遍。②干燥综合征纳差：取仰卧位，先揉上腹部，以鸠尾、中脘为重点，然后循序往下至少腹部，以脐周围天枢、气海为重点，同时用指振法在中脘穴和掌振法在上腹部振动，再用摩法顺时针和逆时针方向各 100 次，再令患者俯卧位，沿脊柱两侧膀胱经用轻柔的滚法，重点在第 6~12 胸椎两旁腧穴，然后在脾俞、肝俞、胃俞用较轻的手法按摩。

（3）中医外治法：①眼炎可用复方黄芩眼药水点眼；②关节肿痛者用骨科洗药外洗；③皮肤干燥者外用润肤药水。

另外，还有中药贴敷、拔罐、穴位注射、水疗、电疗、光疗等，不再一一列举。

322. 干燥综合征能根治吗？

随着风湿病学的不断发展，干燥综合征的研究及治疗有了很大的进步，新药不断涌现，治疗效果不断提高。然而，必须指出的是，干燥综合征的确切发病机制还不清楚，一般认为是多因素所致。因而现在主要还是对症治疗，控制症状，减缓病情的发展，还谈不上根治。但因为本病是一个慢性进展的全身性自身免疫性疾病，因此相对而言，疾病发展得比较缓慢。在正确的治疗下，控制病情的发展是可以做到的。其实很多患者病情达到缓解和稳定后，和正常人差不多，可以正常地生活和工作。但如果患了本病不去治疗，尤其是内脏受累的严重患者，预后可能较差，甚至危及生命。因此，作为患者是不应该放弃治疗的，而是要树立战胜疾病的信心，坚持正规治疗，尽快控制病情。

四、预防

323. 预防干燥综合征的措施有哪些？

（1）应有良好的生活习惯，按时作息，避免熬夜，定时定量进餐。

（2）饮食清淡，避免上火，忌吃油炸食品，多吃清火食物，如新鲜绿叶蔬菜、黄瓜、橙子、绿茶等。

（3）多吃一些胡萝卜，补充体内必需的维生素 B，避免口唇干裂。

（4）吃补药时不宜吃鹿茸、肉桂等燥热之品。

（5）保持平和心态，有利于气血通畅。

（6）多喝水，秋冬季每天补水量应达到 2000～2400ml。由于早上人体血浓度非常高，容易形成血栓，所以早上起床先喝 700ml 水，可起到稀释血液、清洗肠道的作用。

324. 秋季如何避免患干燥综合征?

秋季气候干燥,人体容易出现内分泌失调、自主神经功能紊乱等,表现出一些干燥的症状,称为"秋燥",秋燥易发干燥综合征。怎样预防呢? 可以从以下几个方面着手。补水为主辅以食疗,主要是预防,应从精神调养、饮食调整、加强锻炼等多方面去协调。首先,要注意补水。秋季宜多喝水、粥、豆浆,多吃萝卜、莲藕、荸荠、梨、蜂蜜等润肺生津、养阴清燥的食物。特别是梨,有生津止渴、止咳化痰、清热降火、养血生肌、润肺去燥等功能,很适宜有内热并出现肺热咳嗽、咽干喉痛、大便燥结的人食用。其次,秋季要尽量少食或不食辣椒、葱、姜、蒜、胡椒、烈性酒等燥热之品,少吃油炸、肥腻之物,以防加重秋燥症状。也可以用麦冬煎水代茶饮用。麦冬甘寒,有养阴润肺的功效,是预防秋燥的保健饮品。最后,秋气肃杀,邪气常犯肺引起咳嗽。这种干咳常无痰,但有胸闷气紧,常久治不愈,可用食疗防治。如用干银耳50g,温水浸泡后洗净,熬至烂熟,调入一个鸡蛋,加糖服用。早晚各1次。

325. 干燥综合征怎样"治未病"?

干燥综合征的"治未病"也包括如下四个方面。

(1) 未病先防:该项主要针对干燥综合征的易感人群。包括:①室内保持一定的湿度,防止六淫外邪的侵害,预防感冒。②睡眠充足,避免劳欲过度。③精神舒畅,树立信心,忌急躁大怒,避免长期的恶性情绪刺激。④保持口腔卫生,饭后应漱口或刷牙;注意眼睛卫生,减少摩擦。⑤日常多饮水,少量频服,不宜食冷饮;饮食宜清淡,稀稠结合食用,多喝汤类,多吃新鲜蔬菜与水果;忌食辛辣、香燥、烧烤、炙炸之品及烟酒。

(2) 既病防深(恶化):①早诊断、早治疗、合理用药及全程治疗非常重要。②积极正确治疗:对于没有合并内脏损伤的患者,应积极使用中医药辨证施治,必要时配合西药。如果有内脏损害,则以西医治疗为主,以遏制病情的进展。③综合治疗:综合治疗也是干燥综合征的重要治疗原则之一,除药物治疗外,还应配合传统中医疗法、物理疗法、心理疗法等。

(3) 慢病防残:干燥综合征致残的器官组织包括关节和脏器。①干燥综合征的关节破坏较轻，但也要预防，适当功能锻炼。②干燥综合征主要的致残因素是腺体和内脏的损害。为防止致残就需要积极主动地配合治疗，合理用药，全程治疗。建立一个健康自我管理系统，生活规律，合理饮食，健康生活。

（4）瘥后防复：经过积极的治疗，很多病人的病情可以缓解或稳定，而防止复发极其重要。稳定期或缓解期病人一定要避免过度劳累，睡眠充足，合理饮食；保持良好的心情，避免过度不良因素刺激。另外，还要避免药复、食复等。

五、康复

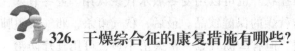

326. 干燥综合征的康复措施有哪些?

（1）口干、唾液少、龋齿和舌皲裂者要注意口腔卫生，防止口腔细菌增殖，有龋齿者要及时修补。每天早晚至少刷牙2次，选用软毛牙刷为宜，饭后漱口。

（2）眼泪少使眼干涩，防御功能下降，可引起角膜损伤，易发生细菌感染、视力下降及其他眼病，应注意防止眼干燥，少看手机和电脑屏幕。

（3）避免使用能使外分泌腺体分泌减少的药物。

（4）多吃滋阴生津的食物，忌食辛辣刺激性食物。

（5）戒烟酒，减少刺激，平日用中药泡水代茶饮保持口腔湿润。

（6）心情愉快，听从医嘱，定期复查。

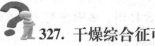

327. 干燥综合征可以进行锻炼吗?

很多干燥综合征患者认为锻炼是不适合自己的，认为锻炼会加重疾病或导致疾病的复发。这些想法并不正确，因为对于本病患者来说，必要的休息很重要，但过度的休息可引起骨质疏松、肌肉萎缩、关节强直、心肺耐力下降，甚至情绪上的影响，如抑郁或孤独感。所以一旦病情缓解，就可以逐步增加功能锻炼。研究发现，适当的定期体力活动和锻炼能使骨骼坚固有力，使软骨得到充分的营养，使肌肉和韧带变得强健有力，减轻疼痛、疲乏和抑郁。那么干燥综合征患者应该怎样锻炼呢？一般来说，病情较重、全身症状明显时，以休息为主；病情稳定后逐步加大锻炼。锻炼方式循序渐进，应遵循运动量由小到大，锻炼时间由短到长，锻炼次数由少到多的原则，以便逐渐适应。锻炼类型包括治疗性锻炼，即由医疗专业人员规定，针对特定的身体部位及身体状况而进行制定；第二种是娱乐性或一般康复活动，包括散步、跳舞、游泳及太极拳等。具体要根据病情、体质选择锻炼方法。

328. 干燥综合征可以进行哪些锻炼？

对于干燥综合征患者而言，无论有无系统受累，有氧运动都是一种很好的锻炼类型。所谓有氧运动是指运动时有充足的氧气供应，以有氧代谢为主要能量来源的运动。有氧代谢是人体内最彻底的代谢形式，只产生二氧化碳、水，几乎不生成对身体有害的物质。有氧运动可以改善心肺功能，预防和控制高血压、糖尿病、高血脂，减少多余脂肪，有效防止钙的流失，提高骨骼密度，改善心理状态和睡眠质量。生活中很多运动方式都属于有氧运动，如步行、慢跑、爬山、划船、游泳、广播操、骑自行车、打排球、打网球等。这些周期性有氧运动强度容易控制，简单易行，不需要特殊设备。患者可根据喜好和身体状况进行选择，但是需要注意的是，有氧运动是循序渐进的中等强度运动，而不是高强度的。因此，要由专业医生进行简单的 6 分钟步行测试，来决定运动锻炼的方式和时间。着重需要提及的是太极和瑜伽锻炼，不仅安全有效而且还结合了机体的认知成分。所谓机体认知锻炼是指涉及姿势、平衡、本体感觉、协调和放松等方面的活动。多项研究显示，太极和瑜伽锻炼能明显改善机体功能而不会出现不良反应。

六、调护

329. 患了干燥综合征应注意什么？

（1）减轻口干症状，保持口腔清洁，勤漱口，减少龋齿和口腔继发感染的可能。口腔溃疡者，用金银花、白菊花或乌梅甘草汤等漱口或代茶饮。继发口腔感染者可用多贝尔液漱口，有龋齿者要及时修补，平日用麦冬、沙参和甘草等中药泡水代茶饮保持口腔湿润，口腔念珠菌感染者可用制霉菌素。

（2）保护眼睛，应注意防止眼干燥；若眼泪少，眼干涩，异物感，可用人工泪液。

（3）鼻腔干燥者，用生理盐水滴鼻，不用油性润滑剂，以免吸入引起类脂性肺炎。

（4）饮食方面，多吃丝瓜、芹菜、黄花菜、藕等滋阴清热生津的食物；避免吃辛辣、油炸、过咸和过酸的食物，平时的营养品不能限制太严。

（5）忌烟酒，减少物理因素的刺激。

（6）保持精神愉快，睡眠充足，健康的生活方式。

（7）低钾性肾小管酸中毒者，注意长期补充20%枸橼酸钾和碳酸氢钠（小苏打），调整水和电解质平衡。

330. 如何对干燥综合征患者进行护理？

（1）口腔护理： 做好日常口腔卫生，餐后将食物残渣清除，并勤漱口，用含氟牙膏刷牙，可减少龋齿和口腔继发感染。定期做口腔检查，有龋齿者要及时修补。用液体湿润口腔是缓解口干的简便方法，也可用麦冬、沙参、金银花、甘草等中药泡水代茶饮，以保持口腔不干为宜。口干病人应禁烟酒，避免使用抑制唾液腺分泌的抗胆碱能作用的药物，如阿托品、山莨菪碱等。唾液腺的残存功能可以用无糖胶母（口香糖）刺激提高其功能。如果口腔黏膜出现疼痛性溃疡时，可先用生理盐水棉球擦洗局部，再用5%甲硝唑（灭滴灵）涂擦，避免使用甲紫（龙胆紫），以免加重口腔干燥症状。对口腔继发感染者，可采用制霉菌素等治疗常见的念珠菌感染；对唾液引流不畅发生化脓性腮腺炎者，应及早使用抗生素，避免脓肿形成。

（2）眼睛护理： 干燥综合征影响患者泪腺，使泪液分泌减少，导致眼睛发干、发痒以及有异物感。可使用人造泪液（5%甲基纤维素）滴眼和改善环境（如使用加湿器）以缓解眼干症状，减轻角膜损伤和不适，减少感染机会。

（3）呼吸道护理： 将室内湿度控制在50%~60%，温度保持在18℃~21℃，可以缓解呼吸道黏膜干燥所致的干咳等症状，并可预防感染。用生理盐水滴鼻以缓解鼻腔干燥，对痰黏稠难以咳出的病人可做雾化吸入。必要时可加入抗生素和糜蛋白酶，以控制感染和促进排痰。

（4）皮肤护理： 对汗腺受累引起的皮肤干燥、脱屑和瘙痒等，要少用或不用碱性肥皂，选用中性肥皂。勤换衣裤、被褥。一般情况皮肤干燥不需要处理；有皮损者应根据皮损情况予以清创换药，如遇感染可适当使用抗生素。有阴道干燥瘙痒、性交灼痛，应注意阴部卫生，可适当使用润滑剂。

（5）心理护理： 由于本病病程较长，病人往往情绪低落，因此，在做好基础护理的同时要做好病人的心理辅导，改善其忧虑情绪，消除悲观心理和精神负担，以积极态度对待疾病。此外，对病人进行健康教育也十分重要，倡导健康的生活和学习，是提高病人生活质量的重要因素之一。

 331. 干燥综合征的饮食护理措施有哪些？

干燥综合征患者的饮食护理非常重要，不仅能补充足够的营养，还可帮助治疗。本病基本的饮食原则是应食用具有滋阴养液、生津润燥作用的食物，如清淡、多汁、多维生素的新鲜瓜果蔬菜，宜吃酸甜的食物。但也不可太过滋腻，以免阻碍脾胃，影响食物的消化吸收。忌食辛辣、香燥、温热之品以及刺激性食物；少吃肥腻、油炸食物以防助燥伤津，加重病情。

（1）首先要注意补水，多喝豆浆、粥、汤类如赤豆汤、绿豆汤等；以及蜂蜜、蜂王浆，或常饮酸梅汁、柠檬汁等生津解渴饮料。

（2）宜食：豆豉、丝瓜、红梗菜、芹菜、鲜藕、百合、莲子、萝卜、胡萝卜、青菜、荠菜、茼蒿、菊花脑、莴苣、枸杞头、荸荠、西瓜、甜橙、鲜梨、黄瓜、丝瓜、菜瓜、冬瓜、香蕉、葡萄、草莓、柑、罗汉果、黄花菜、鸡蛋、甲鱼、蛙肉、蚌肉、牡蛎肉、西施舌、乌贼鱼肉、鳗鲡、青鱼、乌鱼、鲫鱼等。口舌干燥者可以常含话梅、藏青果等。

（3）忌食：酒、茶、咖啡、各类油炸食物以及姜、葱、蒜、辣椒、胡椒、桂皮、花椒、茴香等辛辣佐料之品，还有炒花生、炒米、人参、炒蚕豆、炒黄豆、荔枝、金橘、槟榔、龙眼肉、冬虫夏草以及羊肉、狗肉、鹿肉、麻雀肉等。

总之，干燥综合征的饮食要新鲜，少食多餐，荤素搭配，饮食以适合口味为宜，并保证充足的营养。由于本病病期较长，要正确对待饮食宜忌，亦不可忌口太严，不要挑食偏食，否则，长年累月反而影响营养的吸收，于病情不利。

七、其他

332. 干燥综合征的预后怎样？

干燥综合征是主要累及外分泌腺的慢性炎症性自身免疫性疾病，常有多系统受累。本病目前尚无根治方法，但大多数患者经过中西医正确及时的治疗，控制和延缓因免疫反应而引起的组织器官损害的进展以及继发性感染，改善症状，控制病情后，一般预后较好，可以像正常人一样生活。如果没有正确及时的治疗，或病情发展较快，导致多脏器受损，则治疗较为困难，预后较差。少数患者会留有后遗症或终身疾患，甚至因脏器功能衰竭而死亡。

333. 干燥综合征会遗传吗？

携带某些易感基因是易患干燥综合征的因素之一，研究发现，干燥综合征患者的亲属发生本病的危险性高于正常人群，这表明，干燥综合征发病与遗传有关。医学家在对免疫遗传的研究测定中发现人类白细胞抗原中，HLA－DR_3、B_8与干燥综合征密切相关，因此，干燥综合征具有一定的遗传倾向，特别是干燥综合征患者家属中的中年女性，应提高警惕。但其遗传率并不是百分之百，因此也不必过于担心、紧张。若有早期表现，及早就诊，早期治疗，预后还是很好的。

334. 干燥综合征患者可以怀孕吗？

怀孕是干燥综合征女性患者比较关心的事情。一般来说，本病患者是可以怀孕的，但是要注意以下两个问题：一是治疗本病的慢作用药可导致胎儿畸形，所以需要停服此类药物三个月以上才可怀孕。而停药的前提是经过系统治疗后病情已缓解，各种活动性指标恢复正常，症状基本消失，在医生指导下停药，停药一般是渐进性的，需逐步停服。另外一个重要问题是怀孕是否会加重病情，已有研究证实，雌激素水平上升会加重病情，但是不是怀孕一定能导致干燥综合征病情加重，相关报道并不多。

总之，建议具备以下条件的患者可以怀孕：①无重要脏器受累；②病情稳定缓解 1 年以上；③停用免疫抑制剂 6 个月以上；④如果使用醋酸泼尼松需小于每日 10mg。妊娠后应定期到妇产科和风湿科就诊，严密监测病情有无活动以及胎儿发育情况。需注意，怀孕时期的药物使用原则是：其益处超过潜在危险时才能用药。

痛　风

一、简介

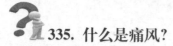

335. 什么是痛风?

痛风是一种慢性代谢疾病,是体内尿酸产生过多或肾脏排泄减少导致体内血尿酸升高而发生的一种以特征性急性关节炎、痛风石形成、痛风石慢性关节炎及肾脏病变等为主要临床表现的一类疾病。首发部位多见于大足趾,常在夜间急性发病,关节红、肿、热、痛,且疼痛剧烈,疼痛于 24～48 小时达到高峰,多一周内缓解,常间断发作。

336. 什么是原发性痛风和继发性痛风?

痛风分为原发性痛风和继发性痛风两类。原发性痛风除少数由于遗传原因导致体内某些酶缺陷外,大都病因未明,并常伴有肥胖、高脂血症、高血压病、冠心病、动脉硬化、糖尿病及甲状腺功能亢进等。继发性痛风可由肾脏病、血液病及药物等多种原因引起,且一般继发性痛风患者血尿酸浓度常较原发性者为高,尿路结石的发生率亦高。但由于病程不可能很长,关节症状不如原发性者典型,且往往被原发疾病所掩盖,不易被发现。通常所说的"痛风"一般都指原发性痛风。

337. 痛风的发病情况如何?

痛风多发于男性,占 78.1%～95%,女性仅占 5% 左右,男女比例为 20:1。女性常在绝经后发病,行经期和妊娠期的妇女几乎不得痛风。这与男女体内性激素水平的差异有关。痛风见于世界各地区、各民族。欧美地区高尿酸血症为 2%～18%,痛风患病率为 0.2%～1.7%。在我国,近 20 年来痛风的初发平均年龄下降了 6.3 岁,不足 40 岁初次发病者增加了 26.3%,痛风发病有明显的年轻化趋向,患病率亦大幅上升,已接近欧美,这可能与生活质量的提高和饮食结构的改变有关。

338. 痛风的诱因有哪些？哪些人群易患痛风？

痛风的诱因有高嘌呤饮食及饱餐、饮酒、饥饿、过度疲劳、精神紧张、关节局部受损伤、手术、受冷潮湿等。

发生痛风的人通常是生活富裕、体态肥胖、事业有成、应酬较多的 40 ～ 60 岁男性，这些人常伴有高血压病、糖尿病或高脂血症，因此，痛风又称"帝王病""富贵病""酒肉病"等。行经期的妇女几乎不得痛风，这是因为女性雌激素有促进尿酸排泄的作用。随着现代社会生活水平的提高，饮食结构的改变，痛风的发生率大大增加，尤其是 40 岁以上的男性和绝经期后的妇女更为多见。

339. 什么是嘌呤和尿酸？

嘌呤是生物体内的一种重要碱基，其在人体内的分解代谢产物就是尿酸。嘌呤与尿酸的代谢异常是痛风最重要的生物化学基础，是导致痛风的最根本的原因。嘌呤在人体内主要以嘌呤核苷酸的形式存在。人体内的嘌呤碱基主要包括腺嘌呤、鸟嘌呤、次黄嘌呤和黄嘌呤等，以腺嘌呤和鸟嘌呤为主，它们分别与磷酸核糖或磷酸脱氧核糖构成嘌呤核苷酸。

尿酸是嘌呤代谢的最终产物，嘌呤代谢紊乱、能量代谢异常及肾脏对尿酸的排泄障碍均可引起血清尿酸浓度升高。目前认为，尿酸测定是诊断嘌呤代谢紊乱所致痛风的最佳生化指标。而尿酸盐的溶解度较低，在生理情况下（体温 37℃，血 pH 7.4）男性尿酸盐在血中的饱和度为 420μmol/L。当高尿酸血症时即血中尿酸盐达到或超过其饱和度，尿酸盐将析出结晶沉积于肾小管间质部位，引起高尿酸性肾病；尿酸盐如沉积在肾盂、肾盏及输尿管内则形成结石，阻塞尿路；尿酸盐也可沉积于关节、软骨中形成痛风性关节炎。

340. 中医学对痛风是怎样认识的？

痛风属于中医学"痹病""痛风""白虎风"等范畴。中医学认为，痛风的发生多因先天脾肾功能失调。脾之运化功能减低，痰浊内生，肾司二便功能失调，湿浊排泄缓慢量少，以致痰浊内聚，此为痛风发病的内因。此时外感风、寒、湿、热之邪等外因，复加劳累过度、七情所伤、酗酒厚味或复受外伤等诱因，加重并促使痰浊流注关节、肌肉、骨骼，气血运行不畅而发为红肿热痛、屈伸不利等症状而形成痛风。病久甚则可伤及肝肾使气血瘀滞加重，引致病情反复发作，缠绵不愈以致关节畸形，伴生多种并发症。

二、诊断

 341. 早期如何发现痛风？

由于痛风是体内血尿酸升高而发生的一种疾病，故早期发现痛风最简单有效的方法就是检查血尿酸浓度，及时发现高尿酸血症，这样对早期发现及预防痛风有十分重要的意义。

 342. 痛风性关节炎的临床特点有哪些？

痛风性关节炎的临床特点：①高尿酸血症；②特征性急性关节炎反复发作；③痛风石：痛风反复发作，形成慢性则见痛风石形成，其典型部位在耳郭，也可见于手指、足趾、腕、踝、肘等关节周围软组织，隆起于皮面呈黄白色赘生物；④肾脏病变：长期患病者可出现肾脏损害；⑤血脂异常。

 343. 痛风临床分为几期？

临床上一般可将痛风分为四期：①无症状的高尿酸血症；②急性痛风性关节炎；③发作间期；④慢性痛风性关节炎。

 344. 急性痛风性关节炎有哪些症状？

急性痛风性关节炎发作快，多无前驱症状及全身表现。常于午夜、凌晨突然发病，关节明显红、肿、热、痛，痛如刀割样或咬噬样，伴有明显触痛，可有关节积液。首次发作多为单关节。疼痛于24~48小时达高峰，多于一周内自行缓解。多见于大足趾，其次为踝、膝、指、腕、肘等关节，很少累及中轴关节。

345. 什么是痛风石？痛风石的好发部位有哪些？

痛风石，又称痛风结节。病程较久的痛风病人，尤其是血尿酸长期升高得不到及时的控制，超过其饱和度而在身体某部位析出白色晶体，高出于皮面的黄白色结节，临床称之为痛风石。就像一杯盐水中的盐量超过一定限度，杯底就会出现白色的沉积物一样。有些痛风石用肉眼不能看到，这些微小的晶体可以诱发痛风性关节炎的发作，还可造成关节软骨和骨质破坏，周围组织纤维化，导致慢性关节肿痛、僵直和畸形，甚至骨折。有些痛风石沉积在体表，如耳轮和关节周围，其特征为：①突出皮面、芝麻到鸡蛋大的黄白色结节；②质地较坚硬；③表面菲薄，破溃后排出白色糊状物（尿酸盐结晶），虽经久不愈，但很少继发感染，因尿酸可抑制细菌生长；④随着病情的发展和病程的延长，数目多少不等，可由最初的1~2个逐渐增多至十几个以上，并波及多个关节周围；⑤时间长久的痛风石，其表面皮肤可由黄白色转为褐黄色或褐色，质地亦可变得更硬。还有些痛风石沉积在肾脏，引起肾结石，诱发肾绞痛。

痛风病人除中枢神经系统外，其他任何组织和器官，都有可能发生痛风石。体表痛风结节好发于关节伸侧、肌腱和骨突表面。常见部位是外耳，尤其是耳轮（典型）和对耳轮多见；其次是足部第一跖趾关节、踝、指、腕、尺骨鹰嘴、膝关节囊和跟腱等处。

346. 什么是高尿酸血症？

血液中尿酸浓度过高就是高尿酸血症。每个医院或检验室的正常参考值略有差异，一般来说，血液中尿酸男性 > 420μmol/L（7mg/dl），女性 > 350μmol/L（6mg/dl）就是高尿酸血症。女性的正常参考值约比男性低60~70μmol/L（约1mg/dl）。

347. 血尿酸测定对诊断痛风有何意义？

血尿酸测定对痛风诊断最有帮助，痛风患者血清中尿酸常增高。急性发作期绝大多数病人血清尿酸含量升高。缓解期间可以正常。男性 > 420μmol/L（7mg/dl），女性 > 350μmol/L（6mg/dl），具有诊断价值。有2%~3%的病人呈典型痛风发作而血清尿酸含量小于上述水平。

348. 血尿酸升高的关节炎都是痛风吗？

高尿酸血症为痛风发生的最重要的生化基础，然而在血尿酸持续增高者中，仅有 5%～12% 患痛风，大多为无症状的高尿酸血症；而大约三分之一的痛风患者在急性关节炎发作期血尿酸不高。因此高尿酸血症与痛风是两个不同的概念。

349. 尿尿酸有何临床意义？

尿尿酸对急性痛风性关节炎诊断意义不大。有许多痛风患者尿尿酸排出正常或排泄不足，通过尿液检查可了解尿酸排泄情况，对合理选择降尿酸药物及鉴别尿路结石是否由尿酸增高引起有所帮助。根据尿尿酸测定，可将痛风或高尿酸血症分为产生过剩型和排泄不良型。在一般饮食情况下，以每天由小便排出 800mg 作为标准，如果大于 800mg，称为产生过剩型；若小于 800mg，称为排泄不良型。（如果采用低嘌呤饮食 5～7 天之后再检查，则以 600mg 为区分标准。）

350. 痛风为什么要检查关节液？

急性痛风性关节炎发作时，肿胀关节腔内可有积液，关节穿刺可见滑液或白细胞内有尿酸盐结晶，其阳性率高达 90%，具有极其重要的诊断意义。即使在无症状期，亦可在许多关节液中找到尿酸盐结晶。

351. 痛风骨关节损坏的影像学有何特点？

尿酸盐易于在小关节内及其附近沉积，引起慢性炎症反应和软骨、骨皮质破坏。这些部位摄片，可见关节面或骨端皮质有透光性缺损阴影，呈穿凿样、虫蚀样、蜂窝状或囊状，病变周边骨质密度正常或增生，界限清晰，这些特点有利于与其他关节病变鉴别。

352. 痛风的诊断标准是什么？

（1）关节液中有特征性尿酸盐结晶。

（2）用化学方法或偏振光显微镜证实痛风结节中含尿酸盐结晶。

（3）具备以下12条中6条或6条以上者：①急性关节炎发作多于1次；②炎症反应在1天内达高峰；③急性单关节炎发作；④患病关节可见皮肤呈暗红色；⑤第一跖趾关节疼痛或肿胀；⑥单侧关节炎发作，累及第一跖趾关节；⑦单侧关节炎发作，累及跗骨关节；⑧有可疑痛风结节；⑨高尿酸血症；⑩X线片检查显示不对称关节内肿胀；⑪X线片检查显示不伴侵蚀的骨皮质下囊肿；⑫关节炎发作期间关节液微生物培养阴性。

符合以上（1）、（2）、（3）条中任何一个条件者即可诊断为痛风。

353. 什么是痛风肾？

高尿酸血症引起的慢性肾脏损害称为高尿酸性肾病，也称痛风性肾病，简称痛风肾。20%左右的痛风病人有进展缓慢的肾脏损害。常伴有高血压病、肾动脉硬化、泌尿系结石和感染等。

354. 痛风患者易患肾结石吗？

痛风患者肾结石的发生率较正常人高200倍，占痛风病人的35%～40%。其中84%为单纯性尿酸结石，4%为尿酸和草酸钙结石，余为草酸或磷酸钙结石。肾结石的发生率随血尿酸盐浓度的增高、尿尿酸排出量的增多而增加。当血尿酸盐 > 713.5μmol/L（12mg/dl）或24小时尿酸排出 > 65480μmol/L（1100mg）时，半数病人有肾结石。

355. 高血压、糖尿病、肥胖与痛风有关联吗？

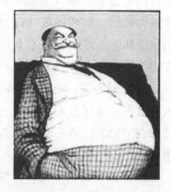

有关联。痛风大多发生在中老年男性中。中老年常常在开始发胖时，易发生动脉粥样硬化，常伴有高血压。糖尿病的发生率也在中老年多见。肥胖者，通常是进食过多、消耗少，造成过多的脂肪在皮下、腹部或内脏器官积贮。每当劳累、饥饿时，动用存积的脂肪来产生热量供机体活动的需要，此时脂肪"燃烧"产生的酮体阻碍了血尿酸的排泄，间接地使血尿酸水平增高，而诱发痛风。患高血压病的人，常用利尿剂来控制血压，利尿使得细胞外液丢失，导致肾小管对尿酸盐的重吸收增加；而且长期高血压造成肾动脉的硬化，又会导致肾功能下降，使血尿酸排泄减少，从而使血尿酸浓度相对增高而诱发痛风。有学者研究发现，高血压、糖尿病、高尿酸血症有相近的遗传基因，痛风和高脂血症都有家族遗传性，并且均有胰岛素抵抗综合征，从而产生糖、脂肪、嘌呤代谢的紊乱，使痛风、肥胖、高血压病、糖尿病集于一身。

356. 痛风的并发症有哪些？

痛风对患者的影响是很严重的，痛风患者多数有一种或多种并发症，常见的并发症主要包括高血压病、高脂血症、糖尿病、肥胖、动脉硬化、冠心病、脑血管疾病等。

(1) 高血压病：痛风患者常伴高血压病。有学者认为，高尿酸血症与高血压病可能有相关性，并认为高尿酸血症是高血压病的一个危险因子，有高尿酸血症者易患高血压病。其原因尚不清楚，可能是痛风的反应，也可能与高尿酸血症有关。

(2) 高脂血症：高脂血症或高甘油三酯血症明显与血尿酸增高有关。60%～80%的高脂血症患者伴有高尿酸血症。血尿酸与甘油三酯数值有显著的正相关。有学者认为，高甘油三酯可降低肾尿酸排泄是痛风的原因之一。

(3) 糖尿病：痛风患者常合并糖尿病。痛风与糖尿病两者有许多共同的影响因素，如年龄、肥胖等。人类尿酸值像血糖一样，随着年龄的增加而有升高倾向。有学者认为，过高的血尿酸浓度可直接损害胰腺 J3 细胞，而诱发糖尿病。甚至部分痛风患者存在胰岛素抗体而加重糖尿病。

(4) 肥胖：痛风多见于肥胖者。肥胖的定义是人为的，目前多数以标准体重为依据。标准体重（kg）= 身高（cm）－105，或身高（cm）－100后再乘于0.9（男性）或0.85（女性）。体重超过标准体重的20%为肥胖症，在10%～20%之间为超重。

(5) 冠心病：有学者将高尿酸血症视为冠心病的危险因素之一。甚至有人称之为"痛风性心脏病"。但高尿酸血症是否可以作为冠心病的危险因素还是存在争论的，另有学者认为尿酸与冠心病的发生、心血管病病死率并无因果关系。

(6) 脑梗死：痛风合并脑梗死较少见，仅占2.1%。高尿酸血症可能通过对小动脉的影响而使脑梗死易于发生。

357. 痛风应与哪些疾病相鉴别?

(1) 急性期的鉴别诊断

1) 急性风湿热:病前有 A 族溶血性链球菌感染史,病变主要侵犯心脏和关节,下述特点可资鉴别:①青少年多见;②起病前 1~4 周常有溶血性链球菌感染,如咽炎、扁桃体炎病史;③常侵犯膝、肩、肘、踝等关节,并且具有游走性、对称性;④常伴有心肌炎、环形红斑和皮下结节等表现;⑤抗溶血性链球菌抗体升高,如 ASO > 500U,抗链激酶 > 80U,抗透明质酸酶 > 128U;⑥水杨酸制剂治疗有效;⑦血尿酸含量正常。

2) 假性痛风:由焦磷酸钙沉积于关节软骨引起,尤以 A 型急性发作时,表现与痛风酷似。但有下述特点:①老年人多见;②病变主要侵犯膝、肩、髋等大关节;③X 线片见关节间隙变窄和软骨钙化灶呈密点状或线状,无骨质破坏改变;④血清尿酸含量往往正常;⑤滑液中可查见焦磷酸钙单斜或三斜晶体;⑥秋水仙碱治疗效果较差。

3) 化脓性关节炎:主要为金黄色葡萄球菌所致,鉴别要点为:①可发现原发感染或化脓病灶;②多发生于大关节如髋、膝关节,并伴有高热、寒战等症状;③关节腔穿刺液为脓性渗出液,涂片镜检可见革兰阳性葡萄球菌并可培养出金黄色葡萄球菌;④滑液中无尿酸盐结晶;⑤抗痛风药物治疗无效。

(2) 慢性期的鉴别诊断

1) 类风湿关节炎:本病常呈慢性过程,约10%的病例在关节附近有皮下结节,易与不典型痛风混淆。但本病:①指、趾小关节常呈对称性梭形肿胀,与单侧不对称的痛风关节炎截然不同;②X 线片显示关节面粗糙、关节间隙变窄,有时部分关节面融合,骨质普遍疏松;③活动期类风湿因子阳性;④关节液检查无尿酸盐结晶。

2) 银屑病关节炎:本病亦以男性多见,常非对称性地侵犯远端指、趾关节,且20%的病人血尿酸含量升高,故需与痛风鉴别。其要点为:①多数病人关节病变发生于银屑病之后;②病变多侵犯指、趾关节远端,半数以上病人伴有指甲增厚、凹陷、成脊形隆起;③X 线片可见严重的关节破坏,关节间隙增宽、指趾末节骨端骨质吸收缩短如刀削状;④关节症状随皮损好转而减轻或随皮损恶化而加重。

三、治疗

358. 痛风的治疗目的是什么?

原发性痛风缺乏病因治疗，因此不能根治。痛风治疗的目的是：①迅速控制痛风性关节炎的急性发作；②预防急性痛风性关节炎复发；③纠正高尿酸血症，以预防尿酸盐沉积造成的关节破坏及肾脏损害等；④手术剔除痛风石，对损毁关节进行矫形手术，以提高生活质量；⑤预防和治疗糖尿病、肥胖、高血压病、血脂异常等并发症。

359. 痛风的防治原则是什么?

每个痛风患者都应长期不懈地坚持综合防治。防治的原则包括以下几个方面。①合理控制饮食：此项是痛风防治的基础，即所有的防治措施都应该在此基础上进行，才能取得好的效果。包括患者总热能的维持以糖类为主，适当地限制高蛋白、高热能食物的摄入，控制脂肪的摄入，坚持低嘌呤饮食，戒除烟酒。提倡和鼓励患者多饮水，保持每天尿量在 2000ml 以上，可促进尿酸排泄。②科学的生活方式：按时起居，劳逸适度，避免过度疲劳、紧张与激动。适应季节气候变化，避免湿冷与感冒。鞋袜要舒适，避免关节损伤。在避免过度劳累与损伤的前提下，适当参加体育活动，如打太极拳、散步、慢跑、跳舞、做体操等，以保持体形，增强体质。③有效的药物治疗：在医生的指导下，坚持服药以控制痛风的发作或反复发作，维持血尿酸在正常范围内，防止肾脏与关节的损害。④定期的健康检查：坚持给中老年人做定期健康检查，以便及时发现无症状性高尿酸血症患者。对无症状性高尿酸血症及痛风间歇期患者，更应加强定期检查，以便及时掌握病情进展和科学评价治疗效果。⑤广泛开展痛风方面的防治知识教育。

360. 何谓治疗痛风的"五先五后"原则?

治疗痛风一般要遵循"五先五后"原则。

(1) 先用食疗，而后用药：俗话说"是药三分毒"，所以，能用食疗的先用食疗，食疗后仍不见效，再选择用药物治疗。

（2）先用中药，后用西药： 中药多属于天然药物，其毒性及副作用一般比西药小，除非是使用西药确有特效。老年人多患慢性病或有老病根，一般情况下，最好是先服中药进行调理。

（3）先以外用，后用内服： 为减少药物对机体的毒害，用外用法能取效的疾病，应先用外治法如外敷药、理疗、针灸等，最好不用内服消炎药。

（4）先用口服，后用注射： 有些中老年人一有病就想注射针剂，以为用注射剂病好得快，这是违背治疗规范的。用内服药能缓解的，就不必注射针剂。

（5）先用老药，后用新药： "老"药即经过临床长期使用且目前仍在广泛使用的药物，"新"药即未经过临床长期应用而是刚应用于临床的药物。近年来新药、特药不断涌现，一般地说，它们在某一方面有独特疗效，但大多数新药由于应用时间较短，其缺点和毒副作用，尤其是远期副作用还没被人们认识，有些甚至经不起时间考验而最终被淘汰。因此，中老年人患病时最好先用"老"药，确实需要使用新药、特药时再使用，使用时也要慎重，特别是对进口药物尤其要慎重。

361. 无症状的高尿酸血症如何处理？

无症状的高尿酸血症通常被认为不必治疗，但也不等于不去管它，因为高血尿酸也是不正常的。持久的高血尿酸可能会造成尿酸结晶和尿酸盐结晶在肾盂、输尿管或在肾小管及肾间质沉积，造成肾损害，引起肾结石。所以应该寻找高血尿酸的原因，如药物因素（利尿剂、降压药、化疗药）、饮食方面（高嘌呤食物、嗜酒）、某些疾病（肾病、血液病、糖尿病）或肥胖等。找出原因，降低血尿酸有益无害。如果有下列情况时，高血尿酸者应定期或开始治疗：①上述一些原因排除后仍有高血尿酸（ $>420\mu mol/L$ ）；②痛风家族史；③出现关节症状。

362. 急性期的痛风如何处理？

无症状高尿酸血症期之后，急性痛风性关节炎可以突然发作。这时，迅速而适当的处理，常能获得终止发作的显著效果。这个时期的治疗，主要强调以下特点：务求早期服药，在急性发作征兆刚出现时，即给予非甾体类抗炎药，只要常规剂量即可控制急性发作，越早越好，必要时选用秋水仙碱作诊断性治疗；控制急性发作的治疗应直至炎症完全消退，过早停药或恢复体力劳动常可导致复发；尿酸排泄药和生成抑制药均会延长痛风急性发作的病程，故在这个时期不宜使用。禁用影响血清尿酸排泄的药物，如青霉素、噻嗪类及呋塞米等利尿剂、维生素 B_1、维生素 B_2、胰岛素、乙胺丁醇、吡嗪酰胺、左旋多巴等。

 363. 间歇期的痛风如何处理？

此期处理的目的在于预防急性发作，使血清尿酸值维持在一个正常的范围之内，防止尿酸盐在组织中沉积，最终起到保护肾脏的作用。同时应该避免各种诱发因素。本期除严格遵守饮食治疗原则外，还要使肥胖者逐渐达到理想体重，这是一项艰巨而具有实际意义的任务。医生应该给予充分的辅导和鼓励。

对于 1 年内仅有 1~2 次急性痛风性关节炎发作，而且发作后血清尿酸水平和肾功能正常者，一般无需预防用药。应该让病人了解，在有急性发作先兆时，应尽早选用非甾体抗炎药。对血尿酸持续在 $420\mu mol/L$ 以上、发作频繁、有肾脏或其他组织损害及痛风结节者，均需适当选用尿酸促排药和尿酸生成抑制药，并需要预防性应用痛风炎症干扰药，且应在专业医师的指导下用药。尿酸促排药在下列情况中多优先采用：年龄 <60 岁者；内生肌酐清除率 >80ml/分钟者；尿尿酸排泄 <41mmol/d（70mg/d）且无泌尿系结石者。对于采用排尿酸治疗的病人，尤其应该强调保障尿量的充沛和碱化尿液。

实践证明，长期应用降低血清尿酸药和预防性应用痛风炎症干扰药，能够有效地控制或明显减少痛风急性发作，维持血清尿酸水平在一个正常范围之内，还能减少尿酸盐在肾脏和其他组织中的沉积，使尿路结石停止和不再发作，痛风结节明显缩小，以至完全消失。

 364. 慢性期的痛风如何处理？

慢性期痛风的特征是血清尿酸含量持续升高，关节损害或轻或重地持续存在，且常伴有骨质破坏、肾脏损害和痛风结节。可以做如下处理。

（1）降低血清尿酸药的应用：对有永久性关节改变和慢性症状、X 线检查显示有尿酸块沉积、肾功能有明显损害、痛风结节形成或每年有 2 次以上急性痛风发作者，均应在饮食治疗的基础上，长期给予抑制尿酸生成药治疗，也可酌情采用或并用促尿酸排泄药。

（2）痛风炎症干扰药的应用：虽然本期急性发作已经减少，而且程度较轻，偶尔会在慢性病变基础上突然加重，以致侵犯新的关节，故当出现上述情况时，应服用炎症干扰药如秋水仙碱等。为了减少或控制慢性症状，常需要服用本类药，甚至在不出现毒性反应前提下也需长期应用。

（3）碱化尿液：尿酸在尿中的溶解度与下述因素有关：①尿液 pH 值：pH 值越高，越容易溶解；②尿酸离子化程度：尿酸离子化程度越高，越易溶解。碱化尿液，升高尿液 pH 值，有利于尿酸的离子化、溶解和排泄，尤其对于痛风肾和尿酸性肾结石具有重要意义。但尿液过分碱化，钙盐易于沉淀，有发生磷酸钙、碳酸钙结石的危险。故以维持尿液 pH 值为 6.2 ~ 6.5 最适宜。碱化尿液常用碳酸氢钠 1 ~ 2g，每日 3 ~ 4 次；或枸橼酸钠 3.0g，每日 3 次，或碱性合剂（枸橼酸 140g，枸橼酸钠 98g，加水至 1000ml）30ml，每日 3 次；复方枸橼酸合剂（碱性合剂内加枸橼酸钾 49g）30ml 每日 3 次，或 5% 碳酸氢钠 125 ~ 250ml 静滴，每日 1 次。另外，多食新鲜蔬菜、水果及 B 族维生素亦具有碱化尿液的作用。

（4）物理疗法：为了减轻慢性症状，改善关节功能，可以采用透热疗法、离子透入疗法、矿泉浴、泥疗及按摩等。

（5）中医治疗：慢性期，关节疼痛反复发作及灼热症状明显减轻，此时以关节僵硬、畸形、活动受限为主。治宜调理气血，补益肝肾，酌加通经活络、活血化瘀疗法，方用黄芪桂枝五物汤加味。若出现痛风石瘘，治以济生肾气丸内服，每次 1 丸，每日 2 次，外敷回阳玉龙膏，以暖血生肌。合并尿路结石，可取具有碱化尿液和促进尿酸结晶溶解作用的青皮、陈皮、金钱草煎汤内服，同时加用鸭跖草，兼有降尿酸和利尿作用。

（6）手术治疗：下述情况应进行手术处理：摘除影响功能或压迫神经的痛风结节；处理伴有窦道的皮肤溃疡；除去巨大的尿酸盐沉积物，以减轻肾脏负担；固定疼痛关节，特别是负重关节；切除无法挽救的坏死指（趾）或矫正畸形指（趾）。手术宜在血清尿酸正常后施行。为了防止手术激发急性痛风，手术前 3 天至手术后 7 天，可给予秋水仙碱 0.5mg，每日 2 次，或布洛芬 0.2g，每日 3 次。

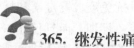

365. 继发性痛风如何处理？

继发性痛风的处理要注意三点：①积极妥善处理原发疾病，如血液病化学方案个体化，药物干扰肾小管排泄者，需要停用强力利尿剂等；②用治疗原发性痛风的方法进行治疗，通常采用尿酸生成抑制药；③保持充足的碱化尿液。

对有肾实质损害的继发性痛风，宜酌情减少别嘌呤醇用量，因其代谢产物氧嘌呤醇会加重肾损害。另外，肾实质受损，肾小球滤过率 < 25ml/分钟时，肾皮质与髓质的尿酸盐梯度已消失，因而尿酸盐的肾毒性及形成结石的可能性很小，故一般不用别嘌呤醇治疗。如出现痛风性关节炎、尿酸性结石或血尿酸大于 420μmol/L，仍需要用别嘌呤醇治疗；严重肾损害者可进行透析治疗。

366. 治疗痛风的西药有哪些?

（1）**急性发作期**：①秋水仙碱：可抑制炎性细胞趋化，对制止炎症、止痛有特效。②非甾体抗炎药：双氯芬酸钠、吲哚美辛、吡罗昔康、布洛芬、芬必得、尼美舒利等。③糖皮质激素：可选用醋酸泼尼松，症状缓解后逐渐减量直至停药。

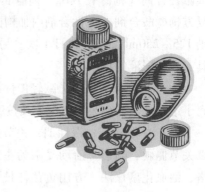

（2）**间歇发作期和慢性期**：①抑制尿酸合成药：如别嘌呤醇。②促尿酸排泄药：如丙磺舒、磺酰吡唑酮、苯溴马隆等。

367. 顽固性口腔溃疡是别嘌呤醇引起的吗?

药物性溃疡和药疹一样是人体对药物的一种过敏反应，服用治疗痛风的药物别嘌呤醇所致的顽固性溃疡均发生在口腔和龟头处黏膜，多在服别嘌呤醇数月后出现，别嘌呤醇引发的溃疡约为 3‰。

368. 急性痛风一定要用激素治疗吗?

急性痛风不一定用激素治疗。激素具有抗炎、抗免疫、抗毒素和抗休克作用。对于痛风患者而言，激素仅用于痛风关节炎急性期，而且仅在以下两种情况时可以使用：①急性痛风反复发作且十分严重者；②不能耐受秋水仙碱和非甾体类抗炎药物，或对这两种药物无效者。值得注意的是，激素停用后易发生"反跳"现象，使原有症状加重，加之激素长期使用可产生较多的副作用，故不能长期使用。在痛风发作的间歇期或慢性期则不主张使用激素进行治疗，而应该以降低血尿酸为主要治疗方法。总之，痛风性关节炎急性期应尽量避免使用激素，以免对以后的治疗和恢复产生影响。

369. 治疗痛风何时用"碱"性药?

"碱"性药指碳酸氢钠，俗称小苏打。一般来说，在急性痛风性关节炎发作时及其前后、血尿酸明显增高、用促排尿酸药时、肾结石形成时、肾排尿酸量为 1.8～4.4mmol/L、尿 pH 值明显下降时可在医生指导下使用。必须明确，用碱性药的目的并非只是提高尿液的 pH 值，而是提升全身体液的 pH 值，体液 pH 值明显下降时都会使尿酸结合状态增加，形成尿酸盐结晶。这些尿酸盐结晶体可以阻塞排尿系统，使肾功能下降；如血液中形成大量尿酸盐，可影响血管的微循环系统，造成血管硬化，出现高血压、心脑血管疾病、股骨头坏死等并发病；关节液 pH 值降低，可以形成骨关节及周围软组织结石，破坏骨关节的正常结构。所以痛风病人用碱性药不单对肾脏有益，也是防治其他并发症的方法之一。至于用药剂量，应视尿 pH 值高低决定，pH 值保持在 6.2～6.8 最理想。此类药尽量饭后服，空腹服用可中和胃酸，产生大量 CO_2，使病人出现腹胀、食欲减退等症状。如尿 pH 值过低，除用药外，还可多吃新鲜蔬菜及水果，以利于提升体液 pH 值。

370. 痛风结节溃破后该如何处理?

首先应保持局部的清洁，每日用生理盐水或其他消毒液如新洁尔灭（苯扎溴铵）、双氧水（过氧化氢）等清洗创面，并用酒精及碘酒涂抹表面。尽可能地将结节内的尿酸盐清除干净，可加快伤口的愈合。较小的痛风结节溃破经过如此处理后，可能会彻底治愈。较大的痛风结节，特别是溃破范围广、溃破时间较长者，很难自行愈合，应考虑手术切除治疗。

371. 中医如何治疗痛风?

中医是根据临床常见症状，将痛风分为湿热蕴结、瘀热内阻、痰浊凝滞和肝肾阴虚四种证型进行辨证论治。

（1）湿热蕴结证：多因嗜食肥甘厚味，湿热蕴结，痹阻经络。表现为发热口渴，头重脚轻，心悸心烦，关节红肿，疼痛剧烈，局部灼热，便秘尿黄，舌质红，苔黄腻，脉滑数。治以清热利湿、活络散结。方用薏苡仁汤加减。

（2）瘀热内阻证：多因病邪缠绕，瘀热互结，阻滞经络。表现为关节痛如针刺刀割，固定不移，局部肿胀变形，屈伸不利，皮色黯紫，出现结节聚块，舌质紫暗或有瘀斑，苔薄黄，脉弦涩或沉涩。治以化瘀散结、泻浊通络。方用桃红四物汤加减。

（3）痰浊凝滞证：多因久病伤气，脾虚失运，痰浊内阻。表现为关节肿胀、畸形、僵硬，活动受限，局部出现较大结节聚块，甚者溃烂，流出膏脂状物；颜面虚浮，头晕目眩，舌淡胖苔白腻，脉沉缓而滑。治以健脾益气、祛痰化浊。方用六君子汤加减。

（4）肝肾阴虚证：多因病程迁延，肝肾阴亏，虚火内扰。表现为关节肿胀，隐隐作痛，昼轻夜重，病久屡发，局部关节畸形，筋脉拘急，屈伸不利，步履不便，肌肤干涩，面色晦黯，颧红口干，头晕耳鸣，腰膝酸软，盗汗遗精，舌边发红少苔，脉细数。治以滋阴降火，益精填髓。方用杞菊地黄汤加减。

372. 治疗痛风常用的中医外治法及物理疗法有哪些？

目前，中医药治疗痛风在内服中药的基础上，外治法也在不断推陈出新，中药外敷、熏洗、针灸等治疗痛风性关节炎，疗效确切，安全性好。中医外治与内治结合能达到互相补充、互相促进的目的。痛风性关节炎急性发作期患肢休息1~2天有助于症状控制。局部冷敷有助于缓解疼痛，而热敷则可能加剧炎症，疼痛加重。痛风患者还可以运用物理疗法，对于缓解患者受累关节的症状有明显的效果。主要方法有：超短波电疗法、渐加温浴、直流电水浴、蒸汽浴、药浴、矿泉浴等。一般来说，痛风急性期不适合针灸及理疗，以慢性期使用为宜。

另外，痛风皮下结节通过理疗或外敷不能变小或吸收吗？因为痛风皮下结节就是痛风结石，由尿酸盐结晶形成。理疗或外敷能缓解痛风结节引起的红、肿、热、痛等症状，但不能使痛风结节变小或消失。

373. 急性痛风的控制标准是什么?

(1) 临床治愈标准: ①临床症状消失; ②血及尿液中尿酸含量正常,肾功能正常; ③连续随访两年以上无复发。

(2) 好转: ①在服药情况下,症状缓解; ②血及尿液中尿酸含量接近正常,肾功能好转。

374. 痛风能根治吗?

原发性痛风发病原因不明,和高血压病、糖尿病等一样,是终生性疾病,目前尚无彻底治愈的方法。治疗以控制症状、控制反复发作为目的。继发性痛风由原发病引起,有效的控制原发疾病便可根治本病。

四、预防

375. 怎样预防痛风?

首先是人群预防:对有关节炎的中老年男性应考虑有痛风性关节炎的可能,可检测血清中尿酸的含量进行筛选。其次是个体预防:饮食控制,避免诱发因素,提高身体素质。再次,长期关节痛,莫忘痛风病。有些关节疼痛的病人,常以为患了类风湿关节炎,于是自行服用抗风湿的中西药消除病痛,也有人喝药酒来除"风湿",但往往事与愿违,服药喝酒后疼痛反而加重。此时不要忘记痛风一病。由于一般人对它缺乏认识,甚至少数医生警惕性也不高,以致长期误诊。因此,要对痛风有所认识,以便早发现、早诊断、早治疗。

376. 痛风病人如何防止复发?

首先,养成良好的饮食习惯,定时定量进食,避免高嘌呤饮食,饮食宜清淡,多饮水保持尿量,并要注意保持理想体重。其次,居住环境宜阳光充足、温暖、干燥,忌寒冷、潮湿。同时,加强身体锻炼,增强机体抗病能力,生活规律，戒除不良嗜好，如吸烟酗酒等。要定期复查血尿酸。此外，避免诱发因素，劳累、饥饿、精神紧张、感染、创伤、手术等。

377. 急性期痛风患者应注意些什么?

①休息：在痛风急性发作期间，患者卧床休息几天，有助于保护疼痛的关节，避免大小关节负荷过重而导致损伤。②戒酒：饮酒是痛风急性发作的重要诱因。禁止饮酒有助于控制症状，缓解病情。③补水：多饮水有利于尿酸的排出。每天饮开水至少3000ml，使尿量保持在2000ml左右，可以减少结石在肾脏和输尿管的形成。④药物：本病患者发作时疼痛剧烈难忍，应在专科医生的指导下用药。同时不要放弃治疗并发症如高血压病、动脉硬化、糖尿病和高脂血症等。⑤限食：在饮食方面，痛风患者尽量少吃动物内脏（如心、肝、肾）和虾、鱿鱼等海鲜类食物，对重症患者要给予低蛋白饮食。

378. 间歇期痛风患者应该注意些什么?

对于痛风间歇期，应使血尿酸维持在正常水平。除了避免过度劳累、紧张，遵循合理的生活规律外，还应该控制体重、忌烟、忌酒。因为酒本身除含有一定的嘌呤外，主要能减少尿酸从肾脏排泄。每日饮水大于2000ml并服用碱性药物，有利于尿酸溶解排泄。对高尿酸血症的患者，应食用低嘌呤食物，定期检查尿酸，如已发现痛风石或肾结石，需服用降尿酸药物。对肾功能不全者应选用抑制尿酸形成药物，如别嘌呤醇。若肾功能正常，无痛风石、肾结石者，宜选用排尿酸药物，如丙磺舒或苯溴马隆。痛风目前仍无根治办法，尚未有免疫的方法来治疗痛风。

379. 痛风患者旅游出差应如何注意避免急性关节炎发作?

（1）**早准备**：要对痛风发病的可能性做充分的评估，包括：①近期有否发病，发病的频度；②工作轻重、环境好坏、活动及精神所承受的压力等对痛风发病的影响；③检查血尿酸，血尿酸水平越高，痛风发作的可能性越大；④带齐药品，包括降尿酸药和抑制炎症的药物。

（2）**早预防**：如果血尿酸浓度增高，要尽快将其降至正常或近于正常值；即使血尿酸正常，也要坚持常规量服降尿酸药。另外，严把饮食关，严禁酗酒，不食用富含嘌呤的食物，避免暴饮暴食，注意劳逸适度。

（3）早治疗：如果发病，大发作数小时之前多有先兆，如关节隐痛、发胀、活动不灵活等。此时应马上服用秋水仙碱，首次 1～2mg，其后间隔 8～12 小时服 1mg，共 2～3 次；或用常规剂量的非甾类抗炎药 2～3 天，也能达到类似防治效果。

 380. 痛风患者日常如何选择自己的饮食？

（1）限制高嘌呤食物的摄入，对于防治痛风十分重要。含嘌呤较高的食物（每 100g 含嘌呤 100～1000mg）包括动物的脑、心、肾、肝及鹅肉、鸡肉、肉末、肉汤、小鱼干、乌鱼皮、乌贼鱼、鲨鱼、鳕鱼、海鳗、海参、带鱼、沙丁鱼、蛤蜊、牡蛎、干贝、蚝、鲢鱼、鲤鱼、鱼子、豆苗、黄豆芽、芦笋、菜花、紫菜、香菇、鸡汤、酵母及酒类。这类食物对痛风患者来说，无论处于急性期还是缓解期，均属禁用。

（2）含有中等量嘌呤的食物（每 100g 中含嘌呤 50～100mg）包括鱼、肉、禽、贝类、虾、螃蟹、干豆类、扁豆、豆腐以及笋干、金针菜、银耳、龙须菜、菠菜、蘑菇、芦笋、花生、腰果、芝麻等。痛风的缓解期，可从这类食物中选用一种动物性食物和一种蔬菜，但食用量不宜过多。

（3）含少量嘌呤的食物（每 100g 中含嘌呤小于 50mg）包括五谷类的大米、大麦、小麦、燕麦、面包、面条、高粱、玉米、马铃薯、甘薯、通心粉、淀粉，蛋类的鸡蛋、鸭蛋、皮蛋，奶类的牛奶、乳酪、冰激凌，饮料类的汽水、巧克力、可可、咖啡、麦乳精、果汁、茶、蜂蜜、果冻，以及杏仁、核桃、榛子、糖、果酱、蜂蜜、植物油、咖啡、菜、可可、苏打水、汽水，以及各种除上面两条提及的水果、蔬菜和油脂等。这类食物痛风病人可随意选食，不必严格控制。

 381. 普通人群如何预防痛风？

由于痛风目前尚无根治的方法，因此预防痛风的发生显得尤为重要，该如何预防呢？①要加强身体锻炼，增强机体抗病能力；②合理饮食，避免暴饮暴食和大量进食高嘌呤食物，严格戒酒，多喝碱性饮料；③保持精神愉快，避免过度劳累、精神紧张、寒冷潮湿、关节损伤等诱发因素；④防止肥胖，保持理想体重，有高血压、糖尿病、冠心病、脑血管病、白血病、多发性骨髓瘤、慢性肾病等原发病的人群应积极治疗原发病;⑤中年以上普通人群每年做健康检查,并注意检测血液的尿酸浓度,特别是对有痛风家族史、肥胖以及有高血脂、高血压、糖尿病者定期检查血尿酸,以期尽早发现高尿酸血症,及时诊断和治疗。

382. 痛风患者的亲属需要做血尿酸检查吗?

痛风患者有家族遗传史,10% ~ 25%的原发性痛风患者有痛风家族史,各国报道范围为8% ~30% 。痛风病人近亲中,15% ~25%有高尿酸血症。很多因素可影响痛风遗传的表现形式,如年龄、性别、饮食及肾功能等。因此,作为痛风患者的亲属,在目前尚无条件进行大规模血尿酸检测的情况下,至少对下列亲属成员而言,应主动定期进行血尿酸的检测。①60 岁以上的老人。②较肥胖的中青年男性和绝经后的女性。③高血压病、动脉硬化、冠心病、脑血管病患者。④糖尿病(主要是 2 型糖尿病)患者。⑤原因未定的关节炎,尤其是中年以上的患者,以单关节炎发作为主要特征者。⑥肾结石、尤其是多发性肾结石及双侧肾结石患者。⑦长期嗜食肉食,并有饮酒习惯的中年人。凡属于以上所列情况中的任意一项亲属,均应做有关痛风的实验检查,以便及早发现高尿酸血症与痛风,如果首次检查尿酸正常,也不能排除痛风及高尿酸血症的可能。以后应定期复查,至少应每年健康检查两次。这样可使痛风高危人群的早期痛风发现率大大提高。

383. 关节受外伤也会患痛风吗?

任何的外伤,均可以使痛风发作。即使一些轻微的创伤,有时甚至是不被觉察的损伤,比如行走、扭伤、鞋履不适,可致急性发作。这可能是与局部组织损伤后,尿酸盐易形成结晶有关。第一跖趾关节是全身各关节中单位面积受力最大的关节,常有慢性损害倾向,极易受损,如长距离步行、打高尔夫球等,均有可能引起痛风急性发作。因此,第一跖趾关节是首次发病及发作频率最高的关节。一些特殊职业的特殊关节的慢性损伤,可引起某些关节外伤的反复发作,比如汽车司机的右膝关节、操作机器的特定手指关节等。因此,防止外伤也是预防痛风发生的一项重要措施。

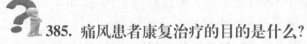

384. 痛风患者的"治未病"包括哪些内容？

"治未病"是中医学重要的学术思想，简言之，让人不得病或得病后不深入恶化。"治未病"在痛风的防治中有重要意义，大致可有四个方面：①未病先防：即怎么才能不得病，主要针对易感人群；②既病防深：即患病后怎么防其恶化、深重，要积极有效地综合治疗；③慢病防残：即反复发作长期不愈怎么防止残疾，如关节损害、肾损害等，除积极治疗外，还要配合功能锻炼；④瘥后防复：即病情缓解后怎么防止其再次发作。要防止食复、药复、劳复等，避免一切复发因素。

五、康复

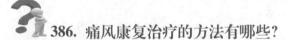

385. 痛风患者康复治疗的目的是什么？

痛风康复治疗的目的是：急性期要控制或终止急性发作；恢复期要通过抑制尿酸生成和促进尿酸排泄防止再发作；晚期要结合手术治疗，刮除痛风石，重建关节功能，提高患者生活质量。

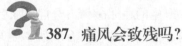

386. 痛风康复治疗的方法有哪些？

痛风的康复治疗的目的在于缓解患者疼痛，改善关节功能及日常活动能力。慢性期使用中药、中频电疗、针灸、理疗等；间歇期可配合肢体的功能锻炼保持患者的健康状态。

387. 痛风会致残吗？

痛风的急性关节炎和慢性关节炎期，可使全身多关节受累，急性期关节红肿热痛和活动受限，随着急性关节炎的反复发作和关节内痛风石的增大，关节结构可被破坏致关节畸形和功能障碍，所以说痛风会致残。

六、调护

388. 痛风患者日常生活中的"三低""三忌"是指什么?

（1）三低：①低嘌呤饮食。低嘌呤食物如牛奶、鸡蛋、水果、植物油、蔬菜等应作为首选，但嘌呤摄入量也应控制在每日150g之内。②低蛋白、低脂肪饮食。蛋白质可控制在每日40~65g，以植物蛋白为主，动物蛋白可选用牛奶、鸡蛋，尽量不吃肉类、禽类、鱼类等。脂肪可减少尿酸的正常排泄，故应控制在每日50g左右。③低盐饮食。钠盐有促使尿酸沉淀的作用，加之痛风患者多合并有高血压病、冠心病及肾病，所以痛风患者每日食盐摄入量不得超过6g。

（2）三忌：①忌酒。乙醇代谢使血乳酸浓度增高，乳酸可抑制肾脏对尿酸的排泄作用，如果血液中乳酸水平较长期持续高于20~25mg/dl以上，则肾对尿酸的排泄量明显减少。啤酒中嘌呤含量亦很高，因此必须严格戒酒，以防痛风发作。②忌服用降低尿酸排泄药物，如利尿剂、阿司匹林、免疫抑制剂等。因这些药物均可加重高尿酸血症，引起痛风发作，加快痛风结石的形成。③忌肥胖。肥胖不仅加重高脂血症、高血压病、冠心病及糖尿病等，而且可使血尿酸升高。因此，体胖者要多动、少吃，每日热量摄入较正常人减少10%~15%，以降低体重。

389. 为什么食用低嘌呤食物痛风仍会发作?

首先要明确，血尿酸浓度的升高，不仅有外源性，即由食物分解代谢所造成，而且还有内源性尿酸生成，即体内正常生理代谢过程中的氨基酸、磷酸核糖、核酸分解亦产生血尿酸。食物来源产生的血尿酸只占全部血尿酸的20%，而80%的血尿酸则由内源性产生。内源性血尿酸增高有下列三个方面原因：①正常生理过程中细胞死亡，核酸分解，使尿酸增高；②反复发作的痛风患者，由于尿酸结晶沉积在肾脏，造成的肾功能下降，使得肾排泄尿酸能力下降；③由于痛风患者常合并肥胖、高血压和动脉硬化等疾患，治疗高血压的药物，如利尿剂，使肾小管重吸收尿酸盐增加而排出减少；肥胖人节食减肥时，机体动用了积存的脂肪以供能量，脂肪代谢中产生的大量酮体也可阻止尿酸的排泄；④某些药物，如小剂量阿司匹林，它可抑制尿酸盐在肾小管的排泄，从而使血尿酸浓度增高。抗结核药中的吡嗪酰胺和乙胺丁醇可降低肾对尿酸的清除。烟酸和华法林一方面降低肾对尿酸的清除，另一方面可促进尿酸盐的合成。环孢素 A 能降低肾脏对尿酸的排泄；⑤剧烈运动所致的肌肉收缩以及外科手术治疗和放射性治疗，都可使能量代谢中的三磷腺苷急剧增加，其代谢产物（次黄嘌呤和黄嘌呤）的明显增加导致转换不平衡，使血尿酸增高而诱发痛风。

390. 痛风患者每天应该喝多少水？为何不宜饮用纯净水？

痛风患者宜多喝水，食用含水分多的水果和食品，液体量维持在每日2000ml 以上，最好能达到 3000ml，以保证尿量，促进尿酸的排出；患者也可根据自己的尿量来调节饮水量，掌握饮水规律，并根据气候变化和生活习惯对饮水量进行调整，饮水以白开水为最好。当然患者肾功能不全时水分宜适量，过量饮水反而会造成水中毒及水肿加重等不良反应，此时应及时就诊，请医生安排治疗方案。

痛风患者每天需大量饮水，才能保证足够尿量，才有利于尿酸从尿液中排出。据研究，尿酸的排出与尿液的酸碱度有关，酸性尿不利于尿酸排出。我国生活饮水卫生标准规定 pH 值为 6.5~8.5，而目前市场上供应的纯净水，其制取方法广泛应用反渗透法，pH 值一般为 6.0 左右，偏向弱酸性，对痛风病人来说，这无疑是一个缺点，不利于尿酸排出。因此，痛风患者不宜饮用纯净水。

391. 痛风患者吃水果有何讲究？

绝大多数水果的主要成分是水分、糖类、维生素、纤维素及少量矿物质与蛋白质，而嘌呤含量较少，故对痛风病人来说，水果不属于禁忌之列。痛风患者每日进食 1~2 种水果（如苹果、梨等），对病情并无影响，也不至于引起痛风性关节炎的发作。如果同时合并糖尿病，水果的摄入要受到限制，因为水果中常含有较多的果糖和葡萄糖，进食后可造成血糖升高，不利于糖尿病的控制，甚至使病情恶化。如果伴有重症糖尿病或者血糖控制不满意，则不宜吃水果。轻、中型糖尿病，血糖控制又比较理想者，每日进食一个水果，是没有问题的，但应以含糖量较低的水果为宜，如杏、梨、草莓、西瓜等。含糖量较高的水果如葡萄、水蜜桃、蜜橘、荔枝、菠萝、鲜枣、鲜桂圆、香蕉等，应尽量少吃，或在适当减少主食量的情况下进食。几乎所有的水果中嘌呤含量都比荤菜低。与某些蔬菜相比，水果中嘌呤含量也较少。所以水果对痛风病人来说，是一种值得推荐的副食品，当痛风病人在需要严格控制饮食的情况下，它是一种良好的营养补充剂。

392. 蔬菜嘌呤含量知多少？

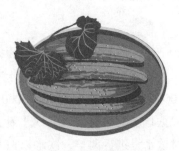

痛风患者都知道多吃素少吃荤，但事实上有些蔬菜也是不宜多吃的。根据测试，豆苗、黄豆芽、绿豆芽、菜花、紫菜、香菇，这几种蔬菜中，每100g含嘌呤高达150～500mg，属于高嘌呤食物，其嘌呤的含量与鲨鱼、带鱼、鸡汤、肉汤、鸭汤、海鳗及沙丁鱼等相仿，而高于虾、蟹、鸡肉、猪肉、牛肉、羊肉、豆类和豆制品等。医生通常要求许多荤菜不能吃，于是患者便想到吃些口味好的蔬菜，如香菇、菜花、豆芽等，殊不知恰恰把大量的嘌呤吃进了体内，可引起痛风的发作。

393. 痛风患者应该选用什么样的维生素和矿物质？

应供给痛风病人足量 B 族维生素和维生素 C，还有含较多钠、钾、钙、镁等元素的食物。多吃蔬菜、水果等碱性食物，蔬菜每天1000g，水果4～5个。在碱性状态下能提高尿酸盐溶解度，有利于尿酸排出。并且蔬菜和水果富含维生素 C，能促进组织内尿酸盐溶解。痛风病人易患高血压病和高脂血症等，应限制钠盐，通常每天2～5g。

394. 怎样给痛风患者制定食谱？

痛风急性期要严格限制嘌呤的摄入，应以牛奶（每日250g）、鸡蛋（特别是蛋白）、谷类为蛋白质的主要来源。鸡蛋与牛奶中均含有丰富的蛋白质，可提供人们必需的氨基酸以及其他多种营养成分，且它们所含的嘌呤量较低，远远低于肉类、鱼类，所以鸡蛋与牛奶是痛风病人最适宜的营养补充剂。一般来说，痛风患者的食谱要包括以下内容：

（1）**碳水化合物**：主食应以碳水化合物为主，碳水化合物应占总热量的 50%～70%。可选用大米、玉米、面粉及其制品。

（2）**蛋白质**：以牛奶和鸡蛋为主，可适量食用河鱼，也可适量食用瘦肉、禽肉，但最好是切成块煮沸，让嘌呤溶于水，然后去汤再吃。

（3）**脂肪**：摄入的脂肪品种应以植物性油脂为主。

（4）**盐**：每日不超过 6g 为宜，一般控制在 2～5g。

（5）**蔬菜、水果**：蔬菜中除含嘌呤较多的香菇、豆类、紫菜和菠菜不宜大量食用外，其他都不必严格限制，多吃水果。

（6）**水**：每日饮水量应保持 3000ml 左右，多饮水具有促进尿酸排泄及避免尿路结石形成的作用。

（7）**酒**：痛风患者须禁酒，尤其是啤酒最容易导致痛风发作，应绝对禁止。

七、其他

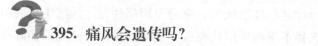

395. 痛风会遗传吗？

原发性痛风是一种代谢缺陷性疾病，其遗传因素是存在的。临床上 20% 的患者有明确的家族史。继发性痛风则多不遗传。

396. 血尿酸是观察预后的唯一指标吗？为什么痛风患者要定期检查血尿酸？

血尿酸是观察预后的指标之一。定期检测血尿酸，对痛风病情的变化起着重要的监控作用。但是患者在日常生活中，生活习惯、进水、利尿药物应用等因素均可影响血尿酸水平。所以千万不能把血尿酸水平作为观察痛风预后的唯一标准。

血尿酸升高则称为高尿酸血症，高尿酸血症可以说是痛风的前奏，但尚未演变成痛风，而痛风则多伴有高尿酸血症。痛风病人血尿酸升高常常表现为间歇性，即有时升高有时则正常，某次检查痛风患者血尿酸正常时，不能认为他没有高尿酸血症存在。因此可以把高尿酸血症和痛风看成一个疾病发展过程中的两个不同阶段，它们之间没有严格的界限，很难预测高尿酸血症何时能演变成痛风，也无法预测高尿酸血症会不会演变成痛风。所以，定期检查血尿酸，及时发现高尿酸血症，采取有效措施纠正高尿酸血症，以防止痛风发作。

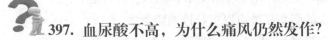

397. 血尿酸不高，为什么痛风仍然发作？

有20%~30%的病人呈典型痛风发作而血清尿酸含量不高。有三种可能：①中心体温和外周关节温度梯度差较大，尿酸的溶解度有差异；②身体处于应激状态，分泌较多的糖皮质激素，促进血清尿酸排泄，而远端关节内尿酸盐含量仍相对较高；③已用排尿酸药或激素治疗的影响。

398. 降糖降压药物可以诱发或加重痛风吗？

资料显示，痛风伴高血压病、糖尿病、高脂血症及肥胖症者分别约为50%、30%、70%和75%。这些伴发病的存在，会加重痛风的病情，所以对这些伴发病，要像治疗痛风一样，坚持长期不间断地治疗，甚至终生用药。治疗高血压病、糖尿病、高脂血症等病的很多药又会对痛风病人产生不良影响，促使痛风发作。所以在治疗这些伴发病时，应避免用那些促进尿酸生成或阻碍尿酸排泄的药物，而选择不影响尿酸代谢或加速尿酸排出的药物。如降压药有6大类，其中4类可对痛风产生不同程度的影响，且还会影响糖和脂质的代谢，所以痛风伴发高血压病、糖尿病、高脂血症、脂肪肝等患者，都应慎用此类药。又如口服降糖药加注射用胰岛素，有半数可以影响痛风。痛风伴发糖尿病，如果必须长期用胰岛素时，必须合用降尿酸药物，以防痛风加重。除了上述降压药、降糖药外，抗结核药中的吡嗪酰胺、乙胺丁醇及酒精、小剂量阿司匹林、贝诺酯，利尿药中的氢氯噻嗪，免疫抑制剂中的环孢素、巯嘌呤，抗菌药中的青霉素等，过量的维生素C和B_1，抗肿瘤药中的环磷酰胺、白消安、阿糖胞苷等都有明显的升尿酸作用。所以，痛风病人如伴有代谢综合征的其他病时，应尽量不用对尿酸代谢有负面影响的药，在用药过程中，必须经常检测血尿酸，保证维持其正常水平，才能避免痛风发作。

399. 痛风患者减肥时，是不是体重减轻得越快越好？

痛风患者往往合并有肥胖，限制热量、降低体重是治疗痛风的综合措施之一。但也有些患者，操之过急，减重过快，反而可诱发痛风的急性发作。这是因为减重过快，促进脂肪分解，体内酮体产生过多，尿酸排泄减少，血尿酸水平增高。所以切忌减重过快，应循序渐进。保持理想体重，防止过胖，体重最好能低于理想体重 10% ~ 15%。流行病学调查发现，血清尿酸盐水平与肥胖程度、体表面积和体重指数呈正相关。临床观察表明，肥胖病人体重降低后，血清尿酸盐水平降低，痛风发作减少。

400. 痛风会导致性功能障碍吗?

(1) 痛风对性功能和性欲的影响：病状本身或者说高尿酸血症对男子性功能不存在不良影响，患者是有正常的性功能和生育能力的。但是当痛风性关节炎已经发展到关节畸形的时候，会给生活带来不便，如果病人有了泌尿系统痛风石，出现尿流不畅，很容易导致尿路感染，性生活正是这种感染的诱因之一。以后若病人发展至肾功能不全，对性功能的影响更是不言而喻的。

(2) 性生活对病状的影响：有痛风病史的男性，如果纵欲过度，痛风发作次数频繁，病情较重的现象是非常常见的。因此在重视药物治疗、控制饮食、控制饮酒的同时还应适当节制性生活。

(3) 性生活指导：痛风病人必须坚持服药，并且节制过频的性生活。中年男子一般以每周不超过 1 次为度。如果病情已发展至有关节畸形、肿痛，应采取女上男下位的性交姿势以保护患者疼痛的关节，避免其承受重压，否则会造成关节损伤。合并尿路结石的病人，应注意性卫生，避免尿路感染。当病人有明显的肾功能损害时则不宜进行性生活。

肩关节周围炎

一、简介

401. 什么是肩关节周围炎?

肩关节周围炎简称肩周炎,是由肩关节及其周围软组织退行性改变所引起的肌肉、肌腱、滑囊、关节囊等肩关节周围软组织的广泛慢性炎症反应的一种疾病。其特点为肩部疼痛和肩关节活动受限,是中老年人的常见病、多发病。本病是一种自限性疾病,即使不治疗也多在半年至 2 年内自愈,但病程长、痛苦大,还会留下一些功能障碍,故应强调早期积极治疗。本病多于40 ~ 50 岁以上的中、老年人。女性多于男性,男女比例约为 1 : 3。由于以 50 岁左右发病者居多,所以又称"五十肩";又因为患病后肩关节僵硬,功能活动受限,好像被冻结了一样,故又有"冻结肩""肩凝症"等称谓。

402. 什么原因容易导致肩周炎?

肩周炎发病的原因很多,有内外因素。①内因主要是:年老体衰,缺乏锻炼,血流缓慢,代谢产物堆积。②外部原因有:受凉受寒、外伤和劳损。由于局部出现炎性渗出、疼痛、肌肉痉挛和外固定过久等,可引起肩关节囊和肩关节周围软组织的粘连,从而引起肩部疼痛及功能障碍。

403. 肩周炎是肩关节感染吗?

肩周炎不是肩关节感染,它是肩关节周围的关节囊、肌腱和韧带等组织的无菌性炎症。与细菌感染所引起的炎症不同,没有体温升高,没有局部红、肿、热的表现,也没有外周的白细胞计数增高、中性粒细胞增高等征象,但它有慢性炎症所具有的局部软组织充血、渗出、增生、后期机化、粘连等病理过程。

404. 肩周炎与外伤有关系吗?

肩周炎与外伤有关系。外伤后由于局部出现炎性渗出、疼痛、肌肉痉挛和外固定过久等，局部血液循环较差，导致肩关节周围软组织的粘连，从而引起肩部疼痛，导致肩周炎的发生。

 405. 为什么女性患肩周炎的较多？

这主要和女性特殊的生理特点有关。女性因经常劳作家务，缺乏必要的休息和功能锻炼，易使肩关节局部劳损；又因年老女性多体弱，易感风、寒、湿等外邪，致局部血液循环较差，而易致本病。现代研究表明，女性在 50 岁左右因雌激素分泌减少，会导致高密度脂蛋白的减少（高密度脂蛋白能代谢体内多余的血脂），血脂大量沉积在血管内壁，造成关节组织的血管阻塞，加重炎性反应，发为本病。以上因素导致本病女性患者较多。

 406. 中医学对肩周炎是怎样认识的？

《内经》最早提及本病，在《灵枢·经筋》中称"肩不举"。汉·张仲景《金匮要略》称"肩不遂"。清·高秉钧《疡科心得集》则明确提出"漏肩风"之病名。临床中依其发病特点，还有不同称谓，如"露肩风""五十肩""肩凝症"等，但总属于痹病中的"肩痹"。本病是以肩关节及其周围的肌肉筋骨疼痛、酸沉和功能障碍等为主要表现的风湿病。多因肝肾亏虚，肩部感受风寒或损伤所致。其病因病机如下。

(1) 体虚感邪： 年老体弱，气血不足，腠理空疏，若睡时露肩，易受外邪，风、寒、湿、热邪留滞筋骨、血脉，气血不通，以致肩痛。由于寒为阴邪，主收引，湿性黏滞，故肩痛夜间尤甚，且缠绵不愈。如隋·巢元方《诸病源候论》提出"邪客于足太阳之络，令人肩背拘急也"。

(2) 情志不畅： 过怒伤肝，肝气失于疏泄则气滞，久则血瘀不行，经络阻塞，气逆而上发为肩背疼痛；或者气郁久则化火，灼津伤液成痰，流注肩背，故见疼痛。如宋·陈自明《妇人大全良方》提出"肩背痛不可回顾，此手太阳气郁而不行"。

(3) 痰瘀阻络： 脾失健运，运化失司，水湿内停，聚而生痰，或外伤气血运行不畅，瘀血痹阻，痰瘀互结于肩，筋脉关节失于濡养，故而疼痛、活动受限。

(4) 肝肾亏虚： 年老体虚，劳损过度，或痹久内舍肝肾，"肝主筋，肾主骨"，肝肾已虚，气血亏虚，筋骨失于濡养，故筋脉不舒，肩痛难举。

综上所述，本病病因不外"虚、邪、瘀"。其病位在肩，内因多与肝肾有关，外因以感受外邪、劳损多见。年老体弱，肝肾亏损，气血不足，筋失濡养，关节失于滑利，或风寒乘虚侵入，寒凝经脉，或外伤闪挫，局部瘀血，经络闭阻，筋脉关节失荣等而致肩痛。病性多虚实夹杂，初病以实证为主，久病多以虚证为主。

二、诊断

407. 如何判断自己是否患了肩周炎？

50 岁左右的中老年人，如有肩部冷痛、酸痛、钝痛或刺痛，并且昼轻夜重，肩关节的活动受限，影响到刷牙、洗脸、穿衣、系裤带、梳头等日常生活，都要警惕自己是否患了肩周炎。另外需注意，肩周炎的特点有：压痛广泛、夜间加重、局部无红肿热痛，了解这些都有助于自我判断是否得了肩周炎。

408. 肩周炎的主要临床表现有哪些？

肩周炎的特征性表现为肩部疼痛和肩关节活动严重受限，多发生在一侧肩关节，有时发生在两侧。许多因素可导致此病，所以肩周炎又是一组疾病。本病有其特殊的临床表现与典型的病程，疼痛和僵硬程度缓慢增加。一段时间以后，疼痛可逐渐消失，功能也慢慢恢复。导致关节活动受限的原因主要是疼痛和痉挛。其起病隐匿，大多无外伤，少数有轻微肩部或上肢外伤。疼痛持续，常影响睡眠，并可放射至枕部、腕部及手指，有的放射至后背。病人常因疼痛或害怕损伤患处而将上肢垂于体侧。当做肩部活动时，早期缓慢地逐渐进行时，疼痛可以忍受；而病情较重时，病人由于疼痛，活动受限严重，手举过头顶困难，不能梳头，穿衣时需先穿患肢，而脱衣时则最后脱患肢衣袖。至晚期，可见肌肉萎缩，肩关节几乎无活动，但即使接近强直，仍有矢状面上的（前后方向的）少许活动度，就像肩关节冻结一样。此病早期逐渐加重，至一定程度后可维持数月至数年，以后逐渐缓解，疼痛也减轻，肩关节经锻炼后功能逐渐恢复，甚至完全康复。

409. 肩周炎为什么会引起活动受限？

肩周炎引起活动受限最主要的原因是疼痛和粘连。肩周炎的起因往往是较轻的损伤，损伤后局部创伤反应引起疼痛和软组织炎性充血渗出，疼痛反应导致肩关节不敢活动，久之容易引起肩关节周围软组织的粘连，粘连后活动时会更加疼痛。如此恶性循环，则关节活动度越来越小，疼痛也越来越明显。

410. 为什么肩周炎患者活动病变部位时会有响声？

有些肩周炎患者在活动肩关节时会出现"喀啦喀啦"或"窸窣窸窣"的声音，这是因为肌腱与韧带或骨发生撞击摩擦而发生的，也可能是肌腱在骨面上滑动发生的弹响。冈上肌肌腱炎中冈上肌在喙肩韧带及肩峰下穹隆内，肱二头肌肌腱炎中肱二头肌长头腱在结节间沟内有时会发生嵌顿卡压，一旦脱离卡压肌腱，就会发出"喀啦喀啦"音。而"窸窣窸窣"的声音是由肌腱与骨或韧带摩擦引起的，钙化性肌腱炎、骨赘增生、肩峰下滑囊炎都会出现这种声音。

411. 为什么肩周炎患者的疼痛夜间比白天重？

中医认为，肩周炎患者多有瘀血内停，而瘀血证的一个重要特点即是昼轻夜重。西医认为，一种原因是白天由于学习或工作，患者的注意力分散，而夜晚环境对患者的影响小，使患者的注意力集中在肩部的疼痛上，因而觉得夜晚的疼痛更加明显；另一种原因是夜晚睡眠时患者的姿势固定，肩关节囊或其他肩关节周围组织可能长时间受压或牵拉，加上血液循环不畅，故疼痛会更明显。

412. 肩周炎患者需要拍 X 线片吗？

一般不需要。因为绝大部分肩周炎患者的肩部 X 线片都是正常的，个别病人肩关节周围肌腱、韧带或滑囊有密度淡而不均匀的钙化斑影，有局部骨质增生或骨质疏松等改变。但如果是老年人，拍片还是必要的，可以及早发现肩关节本身的肿瘤或者转移到肩部的肿瘤等。

413. 肩周炎的诊断依据有哪些?

肩关节周围炎在理化检查方面尚无特异性指标，所以临床表现常作为该病的主要诊断依据。具体的诊断要点为：①多发于中老年人，尤其是50岁左右者，一侧肩关节无明显外伤出现疼痛、活动受限，且逐渐加重；②压痛点多在肱骨大结节、结节间沟、喙突等处；③活动受限以外展、外旋、后伸方向为重；④X线检查及实验室检查无异常；⑤短者数月，长者1～2年病情可自行减轻，甚至自愈。

414. 肩周炎临床分为几期?

肩周炎病程较长，可迁延反复数月，甚至2年左右，可在不同阶段停止，疼痛症状消失，肩部功能活动逐渐恢复。根据不同的病变过程，临床可将肩周炎分为急性期（粘连前期）、慢性期（冻结期）和缓解期（恢复期）三个阶段。

(1) 急性期： 为肩周炎发生的初期，病期为1个月左右，有时可延续2～3个月。主要临床表现为肩周部疼痛，可为钝痛、刺痛、冷痛、酸痛，夜间加重，甚至影响睡眠，肩关节功能活动正常或轻度受限。本期由肩关节滑膜水肿、炎性细胞浸润，关节周围血管增生，组织液渗出，引起肩周软组织的紧张、痉挛所致。

(2) 慢性期： 本期病程2～3个月。肩痛较前减轻，但仍疼痛、酸重不适，肩关节功能活动受限严重，各方向的活动范围明显缩小，以外展、外旋、后伸等运动障碍最为显著，甚至可以影响日常生活，如穿衣、梳头、吃饭、掏衣兜、系腰带等可有不同程度的困难。外展可小于45°，后伸小于30°，内、外旋小于20°，三角肌可出现失用性萎缩。此期由关节囊滑膜及周围软组织纤维性粘连增厚、缺乏弹性、肌肉萎缩、韧带挛缩硬化等所致。

(3) 恢复期： 本期病程6～18个月。肩痛明显减轻，甚至只出现酸楚不适感，肩关节活动度逐渐增加，病人可出现自愈倾向。本期多通过治疗或由于日常生活、劳动等使肩周血液代谢得以流畅重建、软组织微细结构不断恢复，肩周的挛缩、粘连等逐渐消除。

415. 肩部疼痛就是肩周炎吗?

并非所有的肩部疼痛都是由肩周炎引起的。引起肩部疼痛的原因可以有许多,肩关节的各种感染、损伤都可引起肩关节疼痛,而胆囊、心脏、颈椎病变也可反射性引起肩部疼痛,应与肩周炎的肩部疼痛相区别。

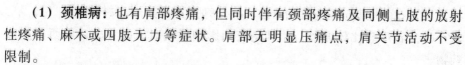

416. 肩周炎应与哪些疾病相鉴别?

颈肩背部有一些疾病在临床表现上容易与肩关节周围炎相混淆,应加以鉴别。

(1) 颈椎病:也有肩部疼痛,但同时伴有颈部疼痛及同侧上肢的放射性疼痛、麻木或四肢无力等症状。肩部无明显压痛点,肩关节活动不受限制。

(2) 颈背部筋膜炎:疼痛范围广泛,除肩部外还涉及颈背部。压痛点多在肩胛骨的内侧缘以及与之相对应的上胸段棘突边缘处。肩关节活动无障碍。

(3) 化脓性肩关节炎:起病急,局部有明显的红、肿、热、痛,伴有发热、恶寒、口渴、舌苔黄厚、便干、溲黄等全身症状。实验室检查可见有白细胞及中性粒细胞增高、血沉增快等变化。

(4) 肩关节结核:多见于儿童及青少年,中老年人少见。肩关节呈弥漫性肿胀,常伴有倦怠、乏力、低热、盗汗、颧赤、消瘦等全身症状。关节液检查可查出结核菌。重者 X 线片可见有关节间隙变窄及关节面的破坏影。

(5) 肩袖损伤:多伴有明显的外伤史。疼痛向三角肌止点处放射。压痛点局限在大结节处。活动障碍主要表现在外展受限。在主动外展 60°～120°之间出现疼痛弧。被动外展时无明显疼痛及障碍。

(6) 肱二头肌长头肌腱炎:疼痛局限在肩前部,仅结节间沟走行压痛。抗阻力作肩关节前屈及肘关节屈曲诱发疼痛加重。

三、治疗

417. 肩周炎的治疗方法有哪些?

肩关节周围炎是一种最终可自愈的疾病,但在病重期间会给病人带来很大的痛苦及行动不便,所以不能消极地等待其自愈,而应该积极地治疗。肩关节周围炎的治疗方法很多,尤其中医方面有许多独到之处。临床中常根据病情的不同而选择适当的疗法。对于早期疼痛较重的病人,要适当减少活动,以药物治疗为主,并进行合理的功能锻炼;对中、后期以活动障碍为主的病人,可给予理筋手法配合病人的主动功能锻炼,还可配合针灸、热熨、拔火罐等治疗方法。

(1) 在急性期应避免提抬重物,减少肩膀的活动,以减轻疼痛。

(2) 若疼痛比较剧烈,尤其是夜间影响睡眠时,可考虑口服西药止痛药物。

(3) 中医辨证治疗,根据具体情况可配合针灸、推拿、拔罐及物理疗法等。如肩膀局部可行热敷或进行轻柔的按摩,或者理疗等,以促进局部血液循环,缓解肌肉痉挛,减轻疼痛。

(4) 平时应注意气候变化,注意肩部保暖。

(5) 如关节僵硬应主动锻炼肩关节功能。肩周炎有其特殊的临床病程,疼痛和僵硬程度缓慢增加,达到某种程度后,在不能确定的一段时间(通常为1年左右)以后疼痛逐渐消失,功能慢慢恢复,但可能留有关节活动障碍,应在发病时就开始加强功能锻炼。

418. 肩周炎如何进行分期治疗?

肩周炎属于一种自限性疾病,大部分病人于发病6个月~2年期间内能自然痊愈。其自然痊愈的病程时间漫长,且部分病人可能会留有功能受限的后遗症,如能早期合理治疗,将可促使其早日康复,在1个或2个月内即有可能治愈。

(1) 急性期的特点是以剧烈疼痛为主,治疗应重点缓解疼痛,可服用中西药,也常予以盐酸利多卡因加醋酸泼尼松痛点封闭。针灸疗法不失为简单和速效的方法，于痛点针刺，能迅速止痛。红外线辐射理疗、低频电疗、音乐电刺激、磁疗、中草药熏洗等均有良好的疗效。在家里可采用热水袋外敷的方法，也能较快缓解疼痛。但重要的是肩关节的功能锻炼。这种锻炼，必须在能忍受疼痛的情况下进行，有规律的锻炼，可从最小的活动范围做起，如先将手举过头顶，用对侧的健手牵拉患手，或手背后，双手交叉牵拉，或在胸前双手交叉牵拉，目的是健侧帮助患侧手活动，以带动肩关节活动。每次坚持 10 分钟左右，疼痛逐渐缓解后，可用手做画圆、爬墙运动，并增加活动范围，直至达到缓解疼痛，恢复肩关节活动的目的。要牢记"坚持就是胜利"。急性期患者及时正确、积极治疗，可直接进入恢复期。

（2）慢性期以关节各方向功能受限为主，治疗的方法主要是恢复关节功能。在鼓励病人自己进行功能练习的基础上，采用针灸、理疗、按摩、体育疗法等。必要时可采用局部麻醉下的粘连松解术。

（3）恢复期疼痛基本缓解，功能逐渐恢复。此期在继续进行有效的康复治疗的同时，病人要主动进行功能练习，这对功能恢复的程度有关键性的影响。

419. 治疗肩周炎的常用西药有哪些？有什么副作用？

（1）**非甾体抗炎药**：阿司匹林、双氯芬酸钠、吲哚美辛、吡罗昔康、尼美舒利、塞来昔布等。本类药物的副作用主要有：胃肠道症状，容易出现胃肠黏膜糜烂、溃疡，甚至出血；肾毒性，用药后可引起血清肌酐增高；抗凝作用，会引起出血倾向；肝毒性，可使转氨酶增高；另外，还可引起皮疹及哮喘发作等。

（2）**糖皮质激素**：醋酸泼尼松或地塞米松等。激素常见的副作用有：①向心性肥胖、满月脸、水牛背、多毛、痤疮、高血压、糖尿病、高血脂、低血钾、骨质疏松；②胃肠道反应，可诱发或加重胃、十二指肠溃疡；③饮食增加、失眠，个别可诱发精神病；④诱发或加重感染，使体内潜在感染灶扩散；⑤眼内压升高，诱发青光眼。

总之，治疗肩周炎选择西药时，要注意药物的副作用，以免造成不良的后果和影响。

420. 中医怎样辨证治疗肩周炎？

中医治疗肩周炎有许多独到之处，且疗效好、副作用小等。中医将肩周炎分为风寒湿证、瘀滞证、虚损证三型进行辨证论治。

(1) 风寒湿证：表现为肩部窜痛，遇风寒痛重，得温热痛缓，畏风恶寒，或肩部有沉重感。舌苔薄白或白腻，脉弦滑或弦紧。治则：祛风湿、通经络。方药：三痹汤或独活寄生汤。

(2) 瘀滞证：表现为肩部针刺样疼痛、拒按，夜间痛甚。舌紫黯或有瘀斑，脉弦或细涩。治则：活血祛瘀，舒筋活络。方药：筋骨痛消丸、小活络丹、舒筋丸或大活络丹。

(3) 虚损证：表现为肩部酸痛，劳累后加重，可伴有头晕目眩，少气懒言，四肢乏力，心悸失眠等症状。舌质淡或黯红，苔白或少苔、无苔，脉弦细或沉细弱。治则：调气血、补肝肾。方药：六味地黄丸或当归鸡血藤汤。

421. 患了肩周炎一定要吃药治疗吗？

患了肩周炎可以吃药，但不一定都要吃药，要根据具体病情来决定。有些肩周炎病人通过应用针灸、推拿、拔罐、小针刀、康复运动等手段也可解决问题。有些病人则需要配合口服药物，适当的药物、理疗与运动锻炼结合进行综合治疗，效果也比较理想。但药物治疗品种不要太多，时间不要太长，以免产生副作用，也有部分病情较轻、体质较好的患者，不做特别治疗也可康复。

422. 肩周炎的物理疗法有哪些？

肩周炎的物理治疗方法较多，常见的有蜡疗、水疗、磁疗、远红外、超短波、超声波、中频电疗、激光疗法等。这些治疗项目效果都不错，可根据患者的具体病情选取 2 ~ 3 项进行有机组合，可以达到满意的疗效。

423. 针灸、推拿治疗肩周炎的效果如何？哪个效果会更好一点？

针灸治疗肩周炎，如果采用合理的治疗思路，加上治疗中的准确定位，一般对改善症状效果会很好。针灸治疗肩周炎具有疏通经络、行气活血、协调阴阳等作用，从而达到治疗疾病的目的。

除外伤急性期外，推拿治疗各期的肩周炎效果都较好。有研究表明，推拿治疗肩周炎比单独使用其他疗法有效。在治疗应用中首先要仔细辨证，然后根据"扶正祛邪"或"祛邪存正"的原则，确定推拿治疗的部位、手法，这样才能取得更好的疗效。推拿治疗肩周炎可改善局部血液循环，促进新陈代谢，解除粘连，滑利关节，扩大关节活动范围。

两种方法都可以选择。不同的是在具体的应用中，需要有目的的择期选用。针灸可以依据中医辨证选择处方，治疗范围甚广，具有补虚泻实、调整阴阳之功能，对于肩周炎的各个时期都可以选用针灸疗法，来达到祛风散寒、除湿、通经活络、活血止痛的目的。推拿在肩周炎的早期即急性期一般不宜使用，在后期重点以恢复关节运动的功能为目的，可以采用。严重的病人必要时可采用麻醉状态下用推拿的方法。在恢复期，利用推拿配合主动运动能达到全面康复和预防复发的目的。

424. 推拿治疗肩周炎有几种手法？

治疗肩周炎的推拿手法可谓多种多样，归纳起来有以下几大类。

（1）分筋、拨筋手法：主要用于以肩周筋腱退变、粘连为主要病变的病人。病变部位多在肱二头肌长头腱、短头腱或冈上肌腱处。操作者用拇指或再辅以食指对病变肌腱加以分拨。用力要由轻渐重，要从肌腱的一端一点点地向另一端分拨，范围应包括整个肌腱，甚至包括少部分与之相连的肌腹。还可以通过肩关节的被动活动使病变肌腱被轻度拉紧，此时进行分拨操作，作用更直接。

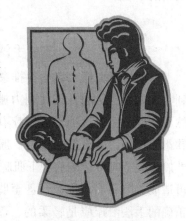

（2）松解手法：该法针对肩关节周围广泛性的粘连、挛缩等病理变化，通过外力予以松解。具体又可分为逐渐性松解和一次性松解两种。①逐渐性松解：通过每日1次的松解手法治疗，逐渐使肩关节周围粘连等病变得到缓解。操作时让病人取坐位。操作者站于病人的患侧，一手按住患侧肩部，另一手握住患侧肘部，交替做肩关节的前屈、外展、后伸各方向活动。范围由小到大，并要以外展、后伸动作为主。在做到可能范围的最大限度之后，再做肩关节的回旋动作，活动角度越大越好。②一次性松解：作一次松解常常需要有麻醉的配合。可以做高位硬膜外麻醉，也可以将麻醉药物直接注入肩关节腔。待麻醉生效后，通过做肩关节前、外、后等各方向的动作，一次性松解开肩关节周围各软组织之间的粘连性病变。在操作完毕后，可行肩关节穿刺。抽出关节内积血，然后取醋酸氢化可的松 25mg 加 1% 普鲁卡因 5 ~ 10ml 注入。休息 3 天后开始做主动的功能锻炼，以保持松解手法所恢复的肩关节活动度。上述两种松解方法的最终目的相同，但在临床应用时要有所选择，尤其是一次性松解法，具有创伤大、易引起关节内积血、有造成肩部骨折的危险性等弊端，对于年老体弱、合并有冠心病或血液系统疾病的病人不宜使用。

（3）按压法： 有报道通过单纯按压患侧喙突的方法也能收到良好的治疗效果。每次按压 3 ~ 5 分钟，每日 1 ~ 2 次。

以上各种理筋手法，在应用之前都应向病人交代下面几个问题：①在治疗操作时会有一定的疼痛感，应适当忍耐、配合；②使用本方法要长期坚持，短期内是很难治愈的；③在本方法治疗期间，病人应积极地开展功能锻炼以巩固治疗效果。

425. 强力推拿手法治疗肩周炎好吗?

一些肩周炎病人喜欢找推拿医生帮助功能锻炼，而有些推拿医生为了达到立竿见影的目的，往往用力搬、扭，强力活动肩关节。这样做合适吗? 当然不合适。因为这种手法治疗有危险，不论什么样的手法，都会造成或加重软组织损伤，甚至造成骨折、脱位，这对患有骨质疏松的患者尤为危险。如外旋肩关节时可造成肩胛下肌腱及其肌纤维不同程度的撕裂；外展肩关节时，可造成关节囊下部撕裂，甚至肱二头肌腱断裂，甚或肱骨外科颈骨折。所以正确的手法治疗应是轻柔的、逐渐进行的。有时需在麻醉状态下进行，也要缓慢、逐渐活动肩关节，达到松解粘连而又最大限度地避免或减少损伤其他结构。所以患肩周炎的朋友一定不要接受不合理的强力手法治疗。

426. 拔罐可以治疗肩周炎吗?

除外伤急性期外，及早使用拔罐法对预防肩周炎及防止其进一步加重有一定的疗效。传统的拔罐法，具有祛风散寒、行气活血、通经活络的功效。通过拔罐的吸拔作用，可以引导营卫之气始行输布，鼓动经脉气血，濡养脏腑组织器官，同时使虚衰的脏腑功能得以振奋，畅通经络，平衡阴阳，调和气血，从而达到治疗保健的目的。

427. 肩周炎可以用小针刀治疗吗？

针刀疗法是安全有效的治疗手段，一般在肩周炎治疗中不会有痛苦。术后对治疗点可以做局部按摩，以促进血液循环和防止术后粘连。一般 1～3 次即可痊愈，两次相隔时间为 5～7 天。

428. 肩周炎做蜡疗有效吗？配合中药外敷效果会更好吗？

肩周炎做蜡疗效果较好，配合中药外敷效果会更加理想。蜡疗属于热疗的一种，散热慢，持续时间长，有伸缩性，在变凉的过程中可产生机械压迫作用，能促进血液及淋巴液的循环，促进细胞的通透性和机体的新陈代谢，对皮肤和结缔组织有润滑、软化及恢复弹性的作用。对各种慢性炎症、术后粘连、瘢痕挛缩有良好的疗效，且还有镇痛解痉作用。蜡疗配合中药外敷可将两种疗法的疗效综合，外敷药在温热作用下可以更好的透皮吸收，进一步提高局部的药物浓度，使疗效更加理想。

429. 肩周炎有必要手术治疗吗？

肩周炎患者多数没必要手术治疗，应用药物、针灸、推拿、拔罐、理疗、小针刀、康复运动等手段，大多数可以取得很好的疗效。而手术造成的新的损伤又可以导致肩周炎的发生和加重。特殊情况需要手术治疗的，要符合以下手术指征：①肩周炎经过 6 个月以上正规非手术治疗（包括药物、理疗、体疗、按摩、封闭疗法等各种方法），肩关节功能障碍无明显改善者；②肩部持续性顽固疼痛，特别是夜间持续疼痛而不能入睡，严重影响睡眠，影响日常生活和工作，时间超过 6 个月以上者；③肩关节挛缩状态严重，活动范围上举角度小于 120°，旋转小于 150°者；④X 线片上可见肩峰和肱骨大结节密度减低或囊性改变，肩关节造影可见关节囊明显缩小者。手术方法有肱二头肌长头肌腱固定或移位术、喙肱韧带切断术。麻醉状态下的一次性松解也可以归为手术治疗。

四、预防

430. 如何预防肩周炎？

防止肩关节过度疲劳，避免受凉。肩关节活动度很大，而劳动时肩关节负荷也很大，长期反复同一动作，对肩关节损伤更大，所以一些特殊工种如打字员、运动员等要适当休息、改变劳动姿势及工间操训练，如挺胸抬头、扩胸运动等。肩关节受凉后可造成肩关节周围的肌肉痉挛及滑膜、滑囊的炎症，所以不要在寒凉、潮湿的地方睡觉。对一些卧床病人，夜间将被角塞好，不要将肩露在外面，枕头高度应合适，床及枕的硬度要适中，过软、过高枕头可造成肩颈肌劳损，引起肩部疼痛和功能障碍。避免外伤和及时治疗外伤也是预防的重要措施。肩部外伤后应及时找医生诊治，确保给予适当的治疗和功能锻炼。

431. 怎样运动可以预防肩周炎？

运动可以预防肩周炎，如打太极拳、做肩关节操等。肩关节操方法如下。

（1）**画圆法**：患肢由前向后做圆圈式画5～10次，然后由后向前画5～10次。

（2）**摇肩法**：两手叉腰，两肩分别按顺时针和逆时针方向各转动20～30次，转动由慢到快，由弱到强。

（3）**梳头法**：以患肩手臂的五指当梳，用健康手托住患肘，做梳头动作10次。要求逐步做到手能放置于枕后及摸到对侧耳尖。

（4）**拉手法**：双手伸向背后，健侧手握住患侧手，将患侧手向健侧的斜上方反复牵拉。

（5）**擦汗法**：屈肘，前臂外侧接近前额，做肘向前额的擦汗动作，反复10次。要求肘能逐步触及前额。

（6）**摸颈法**：双手分别交替摸自己的后颈部位，摸到最大限度时停5～10秒，再放下，共重复做30～50次。

（7）**双臂展翅法**：双手手指交叉，放于头部，双肘关节处先尽量内收，然后外展并轻轻向后扩展，同时挺胸，以扩大双肩关节活动的范围，每次做

10 ~ 15 遍。

上述方法任意选 2 ~ 3 种，关键是坚持。

432. 预防肩周炎是不是运动越多越好？

预防肩周炎是不是运动越多越好？不是，运动强度不宜过大。肩关节运动过度，会导致其周围软组织的劳损，积损成劳、积劳成疾，久而久之，还会诱发肩周炎的发生或加重。在肩周炎的早期应循序渐进地进行肩关节各个方向的运动。在急性期应用吊带固定肩部，使其充分休息，可适当进行自主运动，保持关节功能。急性期过后可加强锻炼。同时要注意以下三点：①要根据自己的年龄、体质、病情选择适宜的方法和运动量；②要掌握运动要领，保证运动的准确和效果；③运动量应由少到多，幅度由小到大，时间由短到长，要严格掌握循序渐进的原则，以练习稍有轻微反应而能忍受为标准，切不可急于求成。

433. 肩部保暖是否可以预防肩周炎？

肩部保暖可以预防肩周炎。受风、寒、湿外邪入侵是肩周炎发生的主要原因之一，风、寒、湿外邪入侵，寒湿留滞于筋脉，而血受寒则容易凝滞，会导致肩部经络不通，气血不畅，从而引起肌肉、筋骨、关节疼痛，或屈伸不利等肩周炎症状。避免肩部外露，注意保暖可以防止风、寒、湿邪侵入人体，有助于该病的预防、治疗和康复。

五、康复

434. 肩周炎患者应做什么样的康复锻炼呢？

在肩关节周围炎的康复治疗中，医生和病人都应该认识到功能锻炼所起到的重要作用。一般来说，康复锻炼以自主锻炼为主，被动运动和器械体操为辅。被动运动最好在专业人员指导下进行。也可利用体操棒、哑铃、吊环、滑轮、爬肩梯、拉力器、肩关节综合练习器等进行锻炼。常用锻炼方法有以下几种。

（1）**抢臂法**：病人取坐位或站位。患侧肩臂部衣服尽量减少。依次连续做患侧肩关节的前屈、上举、后伸、还原四个动作，为正抢臂法。还可以相反依次连续做后伸、上举、前屈、还原四个动作，为反抢臂法。两种方法可交替使用。开始抢臂时，活动范围可能仅局限在肩关节的外下区域。随着练功的进展，会逐渐扩大到外侧、后侧及外上部区域。

（2）**爬墙法**：病人面朝墙站在距墙 30cm 处。患肢向前伸，用手掌扶住墙，然后通过各手指的倒换，使手掌贴着墙面向上爬行，以带动患肢的上举。举至肩部出现严重疼痛时可暂停 2 分钟，待疼痛有所缓解后再继续上爬，到最高点时，在中指尖部墙面处画一横线作为标记，保留该体位 10 ~ 15 分钟后放下。根据情况每日做几次或几十次。并且争取每次爬行高度要超过前次。

（3）**悬臂法**：此法适于活动障碍较重者。病人仰卧于木板床上，患侧肩关节探出床边缘，该患侧上肢自然下垂，可用健肢适当托扶患侧上肢，然后逐渐下放，当达到疼痛难忍时暂停下放，但尽量不要抬起，应在该位置保持 10 分钟左右，然后继续下垂，直至不能再增大下垂度时为止。按照这种方法，也可以做俯卧位患肢向前方下垂。两种悬臂方法交替使用效果更好。采用此种靠患肢重力的锻炼方法，患肢最多能下垂 90°。对于前屈已达 90° 的病人，可以在上述的体位下做摆臂动作，以进一步扩大活动度。

（4）**担压法**：病人站在一个与自己肩关节高度相近的平台旁。将患肢外展，肘部及前臂担于平台上。然后使肩关节用力下压，或做下蹲动作，靠自身体重下压，角度越大越好。到疼痛难忍时，暂停 5 ~ 10 分钟，待疼痛缓解后再继续下压。按此方法也可以作肩关节前屈位的锻炼。

（5）**锥摆法**：弯腰 90°，患侧胳膊自然下垂，做旋转运动，范围由小到大，方向相互交替。每日 2 ~ 3 次，每次 15 分钟。

上述几种锻炼方法，应在医生的指导下靠病人自己来施行，既可以单独使用，也可以配合作用。在锻炼时要讲究质量，在动作上、角度上、力度上按要求做，不能因为有些疼痛而马虎行事或半途而废，还要随着活动度的改善而随时加大活动角度。

435. 肩周炎患者主动锻炼好，还是被动锻炼好？急性期能做功能锻炼吗？

主动锻炼和被动锻炼两种方式对于肩周炎的预防、治疗和康复都有积极的意义，但在疾病的不同时期正确选择不同的锻炼方式更为重要。急性期或早期，最好对病肩采取一些固定和镇痛的措施，让肩关节充分休息，解除病人疼痛，如用三角巾悬吊，并对病肩做热敷、封闭、理疗等治疗，可采取一些主动运动的练习，以保持肩关节活动度。在急性期过后，方可进行一系列的被动锻炼，以达到改善血液循环、促进局部炎症消退、增大肩关节活动度的目的。如果患者在急性期由于疼痛不敢活动，则肩关节囊挛缩和周围韧带的炎症和粘连就会越来越重，最终会造成关节功能的进一步受限。

436. 肩周炎患者治愈后还要做功能锻炼吗？

肩周炎在治愈后，主要以继续加强功能锻炼为原则，增强肌肉力量，恢复在先期已发生失用性萎缩的肩胛带肌肉，恢复三角肌等肌肉的正常弹性和收缩功能，以达到全面康复和预防复发的目的。经常地适当运动，可做柔软体操、太极拳、八段锦等，可以预防或减少肩周炎的发生或加重。

六、调护

437. 如何才能缓解肩周炎患者的疼痛？

急性活动期以治疗为主，尽快减轻疼痛，要注意减少活动，使肩关节得以充分休息。慢性缓解期在采用理疗、推拿、针灸、小针刀等多种措施的同时，扩大肩关节运动范围，恢复正常肩关节活动功能。

438. 肩周炎患者能吹风扇或空调吗？

一般来说，肩周炎的发生除了与年老正气不足关系密切外，主要是因为肩部受到风、寒、湿邪的侵袭，如久居湿地、夜寐露肩受风寒，以致外邪痹阻造成血脉、筋肉气血不畅。因此，应特别注意避免风寒和直吹空调、风扇凉风而诱发肩周炎或加重病情，延长恢复时间。

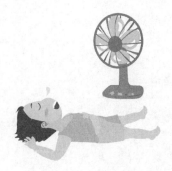

439. 肩周炎患者在饮食上需注意什么?

肩周炎患者饮食上一般应注意以下几个方面: ①多吃具有理气、活血、通络作用的食品如黑木耳、蛇类等,以及强壮筋骨的食物如驼肉、怀山药、豆类、白木耳、菜心、海参、枸杞子、芝麻、番薯、鱼翅、核桃、银鱼、蛋、鱼鳔、海带、乳酪、白瓜子、鸡爪、紫菜、羊奶等;②食品宜温,不宜生冷;③可少量饮低度酒或黄酒。

七、其他

440. 肩周炎的预后如何?

肩周炎一般预后良好。如果给予一定的重视,做到主动预防,早发现、早治疗,一般都能很快治愈。但是如果不积极治疗,病久迁延不愈,反复发作,疼痛和粘连可引起活动受限,导致生活不能自理,如梳头、洗脸、刷牙、穿衣、系扣等日常动作不能完成。因此,要积极治疗和锻炼,部分病情较轻、体质较好的患者,单靠坚持功能锻炼也可康复。另外,治愈后如果不积极的预防,或者受到致病因素的影响则还会复发。